中华传统医学养生丛书

国医特效偏方单方

大全

柳书琴◎主编

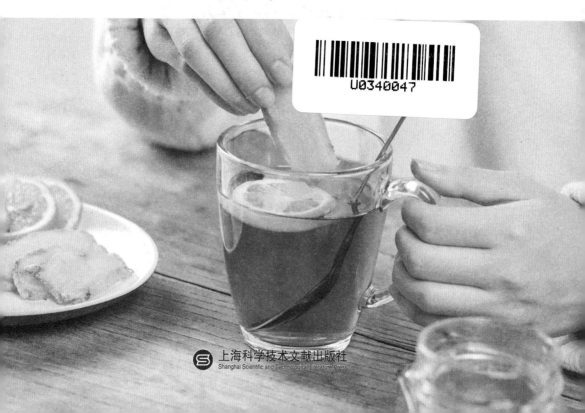

U0340047

上海科学技术文献出版社

Shanghai Scientific and Technological Literature Press

图书在版编目（CIP）数据

国医特效偏方单方大全 / 柳书琴主编. —上海：上海科学技术文献出版社，2016（2023.4重印）

（中华传统医学养生丛书）

ISBN 978-7-5439-7079-3

Ⅰ.①国… Ⅱ.①柳… Ⅲ.①土方—汇编②单方（中药）—汇编 Ⅳ.①R289.5

中国版本图书馆 CIP 数据核字（2016）第 150748 号

责任编辑：张 树 王 珺

国医特效偏方单方大全

GUOYI TEXIAO PIANFANG DANFANG DAQUAN

柳书琴 主编

*

上海科学技术文献出版社出版发行

（上海市长乐路 746 号 邮政编码 200040）

全 国 新 华 书 店 经 销

唐山玺鸣印务有限公司印刷

*

开本 700×1000 1/16 印张 20 字数 390 000

2016 年 9 月第 1 版 2023 年 4 月第 2 次印刷

ISBN 978-7-5439-7079-3

定价：78.00 元

http://www.sstlp.com

前　言

单方、偏方疗病是伟大的中华医药宝库中的一朵奇葩，其历史源远流长，在世界上也享有盛誉。"小偏方治大病"之说，几乎有口皆碑，深入民心。

单方、偏方指药味不多，但对某些病症具有独特疗效的方剂。例如，治风湿性关节炎，用雪莲花浸入黄酒数日后饮用，可达到温中散寒、活血通络、祛湿消炎的理想疗效等单方和偏方。正因为中华医学的博大精深，使得许多当代著名的中医学家辛勤不倦，遍收古今、广采博引、集腋成裘，荟以成集，为本已浩瀚如海的中医文献添砖加瓦。笔者研习中医多年，独爱单方、偏方，本着"撷取精华、重在实效"的原则编撰成书。本书的特点如下：

1.此书共分九章，包括常见急症、内科、外科、骨科、妇科、儿科、皮肤科、五官科、美容科和长寿滋补食谱。

2.书中共收集 1000 多味方剂，多数方剂下皆分组成、用法、功效、主治、来源等几项内容。

3.对一些单方、偏方的特殊用法、注意事项均在"注"中做了说明。

4.诸药方富实践之经验、寓医理于其中，通俗易懂、方微药简、广泛易行。

本书仅为抛砖引玉之作，希望藉此引起医界同仁的重视，共同发掘、继承、光大中医之单方偏方。由于笔者学识浅薄，水平有限，书中难免有不当之处，恳请行家里手不吝垂教斧正！

编者
2016 年 8 月

目 录

常见急症

内 科

外 科

妇　科

儿 科

皮肤科及其他疾病

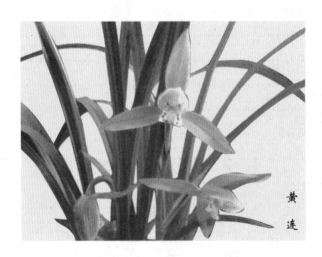

黄连

五官科

美容科

长寿滋补食谱

常见急症

外感高热

外感高热是由于感受外在致病的因素，导致体温骤然升高，或由低热骤然转成高热为主症的疾病。包括现代医学的急性上呼吸道感染、大叶性肺炎引起的高热征候。

梅翁汤

【组成】 岗梅根 31 克，水翁花 15 克，倒扣草 12 克，鱼腥草 31 克，大青叶 15 克，野菊花 12 克，银花叶 15 克，连翘 15 克。

【用法】 水煎，每日 2 剂，早、晚各 1 剂（第 1 剂煎后的药渣留下，与第 2 剂药同煎，为第 2 次服）。

【功效】 疏风清热，轻清解毒。

【主治】 外感风热所致发热。

【来源】 广州市东山区人民医院老中医刘瑞霖验方。

清肺六二汤

【组成】 活水芦根 60 克（去节），白茅根 30 克，桑白皮 9 克，地骨皮 9 克，桑叶 9 克，枇杷叶 9 克，浙贝母 9 克，知母 9 克，北沙参 9 克，苦杏仁 9 克，冬瓜仁 9 克。

【用法】 水煎服，每日 1 剂。

【功效】 清宣苦泄，甘润养肺。

【主治】 大叶性肺炎（风温外感高热）。

【来源】 浙江魏长春主任医师验方。

清肺化痰汤

【组成】 麻黄 6 克,生石膏 30 克(先煎),杏仁 9 克,甘草 9 克,桔梗 9 克,薏苡仁 15 克,蔻仁 2.4 克(后下),泽泻 30 克,蒲公英 30 克。

【用法】 水煎服,每日 1 剂。

【功效】 清热宣肺,化痰去湿。

【主治】 外感高热,邪由卫入气,热恋于肺,灼津为痰之高热证。

【来源】 上海张伯臾教授验方。

凉膈增液汤

【组成】 连翘 8 克,银花 8 克,栀子 5 克,黄芩 5 克,生地黄 6 克,元参 8 克,麦冬 8 克,芦根 8 克,蝉蜕 5 克,板蓝根 8 克,大黄 2 克,竹叶 3 克。

【用法】 先将上药浸泡 20 分钟,再以文火煮 25 分钟,每日 1 剂,分 3～4 次温服。

【功效】 清热解毒,养阴润下。

【主治】 外感风热之邪引起的发热,咽喉红肿疼痛,便秘溲赤。

【来源】 太原市中医研究所著名老中医张刚验方。

四清汤

【组成】 锦纹(大黄)8 克,炒枳壳 9 克,生石膏(先煎)30 克,葛根、连翘、银花各 9 克,菊花 6 克,生黄芩、生山栀、滑石(包)各 9 克,鲜竹叶 40 片。

【用法】 水煎服,每日 1 剂。

【功效】 解毒清热,通腑泄下。

【主治】 温热病高热、停食、神昏惊厥。

【来源】 原北京中医学院著名中医学家余无言教授验方。

清气汤

【组成】 淡豆豉 9 克,连翘 9 克,生石膏 30 克,杏仁 9 克,金荞麦 9 克,甘草 3 克。

【用法】 水煎,每日 2～3 剂。

【功效】 辛寒清气,透表散邪。

【主治】 大叶性肺炎之高热证。

【来源】 南京部队总医院沙星垣主任医师验方。

蚤休汤

【组成】 蚤休(草河车)30 克,败酱草(苦益菜)30 克,大青皮 30 克,鱼腥草 30 克,黄芩 18 克,虎杖 30 克,桃仁 12 克,茜草 12 克,瓜蒌 29 克,芦根 30 克。

【用法】 水煎服,每日 1 剂。

【功效】 清热解毒化痰。

【主治】 大叶性肺炎之高热证。

【来源】 重庆市中医研究所黄星垣研究员验方。

卒 中

卒中,是以猝然昏仆、不省人事,伴见口眼㖞斜、语言不利、半身不遂,或不经昏仆而仅以半身不遂为主症的一种疾病。相当于现代医学的脑出血、蛛网膜下隙出血、脑血栓形成、脑栓塞等病。

通脉汤

【组成】 黄芪 30 克,当归 15 克,白芍 15 克,桃仁 10 克,生地黄 15 克,川芎 10 克,丹皮 10 克,桂枝 10 克,茯苓 10 克。

【用法】 水煎,每日 1 剂,分 3 次温服。

【功效】 益气活血,逐瘀通络。

【主治】 卒中,半身不遂,口眼㖞斜,语言蹇涩,口角流涎,脉迟缓或浮弱,舌苔薄白。

【来源】 湖北中医学院杨百茀教授验方。

3

两救固脱汤

【组成】 赤人参 15 克,附子 10 克,龟胶 15 克,山萸肉 20 克,玳瑁 15 克,鹿胶 10 克,阿胶 15 克,鸡子黄 1 个,胆南星 5 克。

【用法】 水煎服,每日 1 剂。

【功效】 摄纳真阴,固护元气。

【主治】 卒中之阴阳两脱证。

【来源】 吉林省任继学教授验方。

发郁通络汤

【组成】 羌活 3～6 克,葛根 15～30 克,川芎 15～30 克,地龙 10～15 克,白附 6～12 克。

【用法】 水煎服。

【功效】 发郁化痰,通络祛瘀,熄风解痉。

【主治】 风眩、风厥、风瘫等卒中各期之症,包括心脑血管系统疾病。

【来源】 河北医学院邯郸分院田成庆教授验方。

通脉舒络汤

【组成】 黄芪 30 克,红花 10 克,川芎 10 克,地龙 15 克,川牛膝 15 克,丹参 30 克,桂枝 6 克,山楂 30 克。

【用法】 水煎服,每日 1 剂。

【功效】 益气活血、通脉舒络,排滞荡邪,祛瘀生新。

【主治】 卒中、痹症等偏于气虚血瘀者。

【来源】 陕西中医学院张学文教授验方。

育阴柔肝汤

【组成】 生、熟地黄各 15 克,赤、白芍各 15 克,桑寄生 30 克,木瓜 12 克,络石藤 12 克,天麻 9 克,威灵仙 12 克,桃、杏仁各 9 克,地龙 12 克,鲜九节石菖蒲 12 克(和凉开水捣汁兑入,无鲜者可用石菖蒲 9 克)。

【用法】 水煎服,每日 1 剂。

【功效】 育阴柔肝,开窍豁痰,通便达络。

【主治】 卒中症属阴不敛阳,挟痰上拢清窍者。

【来源】 北京曲溥泉副主任医师验方。

偏瘫汤

【组成】 当归 9 克,川芎 6 克,红花 6 克,桃仁 9 克,半夏 9 克,胆南星 9 克,豨莶草 30 克,伸筋草 10 克。

【用法】 水煎服,每日 1 剂。

【功效】 活血化瘀通络。

【主治】 卒中,偏瘫。

【来源】 上海市万希文主任医师验方。

化痰开窍汤

【组成】 青蒿 12 克,黄芩 12 克,陈皮 12 克,半夏 15 克,茯苓 15 克,竹茹(竹皮)12 克,枳壳 12 克,青黛 3 克,滑石 15 克,石菖蒲 15 克,白芷 12 克。

【用法】 水煎服,每日 1 剂。

【功效】 化痰开窍,清热利湿。

【主治】 卒中,肝胆蕴热,蒙蔽清窍。

【来源】 北京方和谦主任医师验方。

伸筋草汤

【组成】 伸筋草 30 克,透骨草 30 克,红花 30 克。

【用法】 上药加清水 2 升,煮沸 10 分钟后取用。药液温度以 50~60℃为宜,浸泡手足 15~20 分钟。汤液温度降低后再加热浸泡 1 遍,同时手足应尽量做自主伸屈活动。1 个月为 1 个疗程,连用 2 个疗程。

【功效】 活血化瘀,舒筋通络。

【主治】 卒中后遗症手足拘挛。

【来源】 河北中医学院著名老中医薛芳验方。

通腑化痰汤

【组成】 法半夏 12 克,制南星 12 克,茯苓 15 克,陈皮 9 克,枳实 9 克,石菖蒲 9 克,栀子 6 克,黄连 6 克,远志 6 克,瓜蒌 30 克,生大黄 9～15 克,芒硝 6～9 克。

【用法】 水煎服,每日 1 剂。

【功效】 通腑化痰,清心开窍。

【主治】 卒中(脑血栓形成)。

【来源】 张家口医学院第一附属医院老中医王俊国验方。

豨莶至阳汤

【组成】 九制豨莶草 50 克,黄芪 15 克,天南星 10 克,白附子 10 克,川附片 10 克,川芎 5 克,红花 5 克,细辛 2.5 克,防风 10 克,牛膝 10 克,僵蚕 5 克,苏木 10 克。

【用法】 水煎,每日 1 剂,分 2 次服。

【功效】 益气温阳,化瘀通络。

【主治】 卒中之阳虚证。

【来源】 北京中医学院任应秋教授验方。

桑钩温胆汤

【组成】 法半夏 9 克,陈皮 9 克,茯苓 15 克,甘草 6 克,竹茹 12 克,炒枳壳 9 克,桑寄生 15 克,钩藤 9 克。

【用法】 水煎服,每日 1 剂。

【功效】 除湿化痰,平肝熄风。

【主治】 卒中先兆、卒中发作、卒中后遗症。

【来源】 全国著名老中医赵金铎教授验方。

胸　痹

胸痹是指胸部闷疼,或以胸疼彻背、短气喘息不得卧为主症的一种疾病。本病轻者仅感胸闷如窒,呼吸欠畅,重者可有胸疼,甚者心疼彻背,背疼彻心。现代医学的冠心病、心绞痛、心肌梗死等病,属于胸痹范畴。

愈梗通瘀汤

【组成】 生晒参 10～15 克,生黄芪 15 克,紫丹参 15 克,全当归 10 克,玄胡索 10 克,川芎 10 克,广藿香 12 克,佩兰 10 克,陈皮 10 克,半夏 10 克,生大黄 6～10 克。

【用法】 水煎服,每日 1 剂。也可制成丸剂康复期应用,1 日 3 次,1 次 3 克。

【功效】 益气行血,活血通瘀,化浊定疼。

【主治】 胸痹(急性心肌梗死)。在急性期及康复期应用可以促进愈合,消瘀抗栓,改善心功能,延长寿命。

【来源】 中国中医研究院西苑医院陈可冀教授验方。

强心饮

【组成】 党参 15 克,黄芪 15 克,丹参 15 克,益母草 30 克,附块 9～15 克,淫羊藿 9～12 克,黄精 12 克,麦冬 15 克,甘草 6 克。

【用法】 水煎服,每日 1 剂。

【功效】 温阳益气,活血强心。

【主治】 胸痹(冠心病)。

【来源】 上海市著名老中医朱锡祺教授验方。

冠心通痹汤

【组成】 全瓜蒌 30 克,桂枝 18 克,炙甘草 10 克,枳壳 10 克,川朴 10 克,熟附块 10 克,川、象贝母各 6 克,法半夏 10 克,党参 18 克,生牡蛎 30 克。

【用法】 煎服。头汁取 400～600 毫升,分 2～3 次服。如煎 2 汁,应与头汁混合后分服。

【功效】 温通阳气,开胸顺气,散结聚、化痰浊。

【主治】 胸痹(冠心病属痰气交结,胸阳痹阻多虚少)症见心悸、胸闷、胸疼、头晕、神疲乏力、少气懒言、苔腻、脉弦,或有停搏、血压不高者。

【来源】 上海中医学院柯雪帆教授验方。

化痰愈心汤

【组成】 法半夏 9 克,云苓 12 克,橘红 4.5 克,枳壳 4.5 克,甘草 4.5 克,竹茹 9 克,党参 15 克,丹参 12 克。

【用法】 水煎服,每日 1 剂。

【功效】 去痰化瘀,理气活血。

【主治】 胸痹(冠心病,心阴虚或阴阳两虚者均须随症加减用药)。

【来源】 广州中医学院邓铁涛教授验方。

益气温通方

【组成】 党参 20 克,桂枝 12 克,丹参 18 克,川芎 15 克,赤芍 18 克,荜茇 12 克,细辛 3 克,良姜 10 克,陈皮 10 克,香附 15 克,红花 3 克。

【用法】 水煎服,每日 1 剂。

【功效】 益气温通,理气活血。

【主治】 气虚血瘀之胸痹心疼。

【来源】 北京名老中医郭士魁教授验方。

温阳通痹止疼汤

【组成】 桂枝、法半夏、薤白、杏仁、茯苓、枳实、橘红、羌活、川芎、郁金、沉香粉各适量。

【用法】 上方前 10 味各常规量,煎汤热服,每次宜少不宜多,但可当饮料频服。吞服,每次 1 克,1 日 3～4 次。

【功效】 温阳化痰通痹。

【主治】 冠心病、心绞痛。

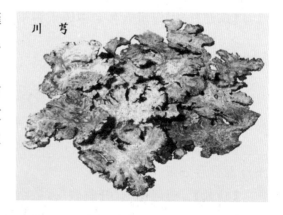

川芎

【来源】 湖北中医学院朱曾佰教授验方。

活血化瘀方

【组成】 党参 12 克,瓜蒌 20 克,薤白 12 克,桂枝 9 克,红花 9 克,川芎 6 克,郁金 9 克,玄胡索 9 克,丹参 12 克,鸡血藤 30 克。

【用法】 水煎服。

【功效】 活血化瘀。

【主治】 胸痹属瘀者。

【来源】 北京中医研究院岳美中教授验方。

强心回厥汤

【组成】 熟附片 6 克,党参 15 克,炮姜 5 克,白术 10 克,炙甘草 5 克。

【用法】 水煎服。

【功效】 温阳强心,回厥救逆。

【主治】 心肌梗死。

【来源】 南京中医学院名老中医张谷才教授验方。

咳　血

咳血,又称咯血、嗽血。其血由肺系经气道咳嗽而出,或痰中带有血丝,或痰血相兼,或纯血鲜红,间夹泡沫。包括现代医学的肺结核、支气管扩张、某些心血管疾病等引起的咳血。

降火止血汤

【组成】 旋覆花 9 克,代赭石 30 克(先煎),石决明 30 克(先煎),大黄 30 克(后下),青黛 30 克,白及 30 克,三七粉 2 克(冲服)。

【用法】 水煎服。

【功效】 抑肝降火,镇痛止血。

【主治】 支气管扩张引起的大咯血。

【来源】 山东临沂中医院孙玉甫副主任医师验方。

平热止血汤

【组成】 焦山栀、桑白皮、生侧柏各9克,黄芩8克,白及、生大黄(后下)各10克,白茅根、生代赭石(先煎)各30克。

【用法】 水煎服,每日1剂。

【功效】 清胃泄火,降气止血。

【主治】 咯血。症属肠胃积热,气火上逆引动营血妄行者。

【来源】 浙江著名老中医池绳业教授验方。

泻白化血汤

【组成】 桑白皮15～20克,地骨皮10克,甘草5克,花蕊石15克,三七粉3克(吞服),血余(人发)炭10克。

【用法】 上药除三七粉外,加水浸泡30分钟,煎煮30分钟,每剂煎2次,2次药汁混合。症状较轻者每日1剂,分2次服;症状较重者,每日2剂,每4小时服1次。三七粉用药汤分冲。

【功效】 清肺泄热,化瘀止血。

【主治】 支气管扩张所致咯血。

【来源】 扬州市苏北人民医院名老中医任然验方。

小蓟汤

【组成】 鲜小蓟草60克(干品15～30克),白及、生蒲黄各15克,参三七、蛤粉(包)各9克。

【用法】 水煎服,每日1剂。

【功效】 清热、凉营、止血。

【主治】 支气管扩张所致咯血。

【来源】 上海中医学院姜春华教授验方。

养阴止血汤

【组成】 玄参15克,麦冬12克,百合30克,桑白皮15克,紫菀12克,墨旱莲 30 克,槐花 9 克,白芍 12 克,甘草 9 克。

【用法】 水煎服,每日 1 剂。

【功效】 养阴止血。

【主治】 支气管扩张咯血或肺结核咯血。

【来源】 广东李仲守教授验方。

温阳止血方

【组成】 别直参(高丽参)3 克,附片 9 克,黄花 15 克,五味子 9 克,桂枝 9 克。

【用法】 水煎服,每日 1 剂。

【功效】 温阳益气。

【主治】 阳虚咯血。

【来源】 上海中医学院姜春华教授验方。

益肺止血汤

【组成】 南沙参 15 克,炙百部 15 克,炒枳壳、陈棕炭、阿胶珠各 10 克。

【用法】 水煎服,每日 1 剂。

【功效】 化痰止咳,滋阴止血。

【主治】 咳血久不止者。

【来源】 湖北中医学院洪子云教授验方。

吐 血

吐血是以呕吐血液为主要临床表现的急症。其血由胃而来,经呕吐而出,血色或红或紫暗,常挟有食物残渣,甚者可因亡血气脱导致阴阳离绝。现代医学中的胃及十二指肠溃疡等病所致的上消化道出血属本症范畴。

平血降逆汤

【组成】 三七粉(冲服)3～6 克,川郁金 10 克,川牛膝 10 克,生大黄

6～10 克。

【用法】 水煎服,每日 1 剂。

【功效】 止血化瘀,清热降逆。

【主治】 吐血暴作,形体尚实者。

【来源】 湖北中医学院洪子云教授验方。

降香枯草汤

【组成】 炒苏子 4.5 克,降香 4.5 克,夏枯草 9 克,白茅根 9 克,石斛 9 克,茜草炭 4.5 克,芥穗炭 3 克,生牡蛎、麦冬各 9 克,陈皮 4.5 克,藕节 6 克,炙甘草 3 克。

【用法】 水煎服,每日 1 剂。

【功效】 凉肝降冲。

【主治】 肝肺气逆之吐血。

【来源】 山东著名老中医吴少怀教授验方。

止血煎

【组成】 马勃 100 克,大黄 50 克。

【用法】 用水浸泡马勃 2 小时,然后加水 1000 毫升,煎至 300 毫升时入大黄,再煎至 200 毫升时倒出药液,用 4 层纱布滤过,加入甘油 15 毫升以延缓鞣酸分解,置冰箱内贮存。治疗方法分两种。口服者每次 50 毫升,24 小时后做内镜检查,观察止血情况。镜下给药者,于活检钳孔插入塑料管,将药汁注于出血病灶处,每次用量 20～40 毫升。

【功效】 凉血化瘀,止血安络。

【主治】 上消化道出血。

【来源】 空军沈阳医院著名老中医陶文洲教授验方。

解毒凉血汤

【组成】 生石膏 25 克,玄参 12 克,生地黄 15 克,丹皮 12 克,大黄炭 6 克,鲜茅根 60 克,阿胶珠 6 克,花粉 15 克,银花 30 克,藕节 10 克,白及 6 克,麦冬 15 克,生甘草 15 克,荷叶炭 3 克,犀角粉 1.5 克(冲)。

【用法】 水煎服,每日 1 剂。

【功效】 清热解毒,凉血止血。

【主治】 温毒入于营血,迫血妄行之吐血。

【来源】 北京著名老中医关幼波教授验方。

镇冲止血汤

【组成】 代赭石 30 克,生地黄 30 克,红参 9 克,白及 9 克,侧柏炭 9 克,藕节 12 克。

【用法】 水煎服,每日 1 剂。

【功效】 镇冲止血。

【主治】 上消化道出血(呕血)。

【来源】 江西著名老中医吴德兴教授验方。

化瘀宁血汤

【组成】 紫丹参 12 克,赤芍 10 克,茜草 10 克,血余炭 10 克,苏子 10 克,党参 10 克,侧柏炭 10 克,地榆炭 10 克,炙甘草 3 克,乌贼骨 12 克,煅龙牡 12 克。

【用法】 水煎服,每日 1 剂(另用三七粉 2 克,白及粉 10 克,冲服,每日 3 次)。

【功效】 化瘀止血。

【主治】 吐血(肝硬化)。

【来源】 南京市中医院谢昌仁教授验方。

尿 血

尿血是指小便中混有血液或血块而无疼痛感的病症。古称溺血、溲血、小便血等,现代医学中的肾小球肾炎、肾结核以及全身出血性疾病、感染性疾病出现血尿者,均称为尿血。

栀豉荠菜汤

【组成】 豆豉 15 克,生栀子 10 克,荠菜 30 克。

【用法】 将上药先用水浸泡 30 分钟,再煎煮 30 分钟,每剂煎 2 次,混合 2 煎药液,分服。

【功效】 清泄三焦,凉血止血。

【主治】 尿血。

【来源】 福建中医学院著名老中医俞长荣教授验方。

化淤止血汤

【组成】 桃仁 10 克,红花 10 克,怀牛膝 15 克,川芎 10 克,柴胡 10 克,赤、白芍各 15 克,枳壳 10 克,东北人参 15 克(另煎兑入),天冬、麦冬各 15 克,五味子 10 克,玄参 15 克,生地黄 30 克。

【用法】 水煎服,每日 1 剂。

【功效】 益气化瘀止血。

【主治】 尿血。症属气虚统摄失权,瘀血内阻,血液离经外溢者。

【来源】 中医研究院方药中教授验方。

地参凉血汤

【组成】 生地黄、玄参、忍冬藤、板蓝根各 15 克,棕榈炭、阿胶珠、炒蒲黄、炒地榆各 10 克。

【用法】 水煎服,每日 1 剂。

【功效】 凉血止血。

【主治】 尿血。不论实热、虚热或湿热均可用此方。

【来源】 湖北中医学院洪子云教授验方。

泽泻血尿汤

【组成】 制首乌 15 克,生地黄 15 克,茅根 15 克,栀子 12 克,女贞子 12 克,生地黄榆 15 克,知母 10 克,小蓟 15 克,墨旱莲 12 克,黄柏 12 克,泽泻

12 克,牡丹皮 12 克,车前子 12 克。

【用法】 水煎服,每日 1 剂。

【功效】 养阴清热止血。

【主治】 尿血。

【来源】 湖北李丹初教授验方。

培土益本汤

【组成】 炒党参 9 克,土炒白术 6 克,炒黄花 9 克,山药 12 克,炒白芍 4.5 克,扁豆衣 9 克,白茯苓 9 克,建泽泻 9 克,陈皮 4.5 克,生、熟薏苡仁各 9 克,米芸曲 9 克(包煎),萆薢分清丸 9 克(包煎)。

【用法】 水煎服,每日 1 剂。

【功效】 益气健脾,分清化湿。

【主治】 久病本元亏损,脾阳虚弱,兼有湿热致清浊不分而成尿血者。

【来源】 上海张赞臣教授验方。

血尿煎

【组成】 生地黄 50 克,小蓟 50 克,茅根 100 克,焦栀子 10 克,炒蒲黄 10 克,艾叶炭 10 克,仙鹤草 20 克,紫珠草 15 克,白薇 20 克,党参 15 克,熟地黄 15 克,陈皮 10 克,厚朴 15 克,藿香 10 克,桑寄生 15 克,川续断 15 克。

【用法】 水煎服,每日 1 剂。

【功效】 凉血止血,健脾益气。

【主治】 血虚血热,脾虚之尿血。

【来源】 吉林省著名老中医张继有教授验方。

便 血

便血是指血从肛门排出体外,无论血便夹杂,或大便前后下血,或纯下鲜血,或便色如柏油状,均称便血。包括现代医学的溃疡病便血和痔疮下血等。

翁连汤

【组成】 白头翁 30 克,川连(黄连)9 克,黄柏 15 克,秦皮 30 克,马齿苋 30 克,苍术 10 克,陈皮 10 克,广木香 9 克,焦三仙(焦麦芽、焦山楂、焦神曲)各 10 克,草河车 15 克,乌梅 15 克。

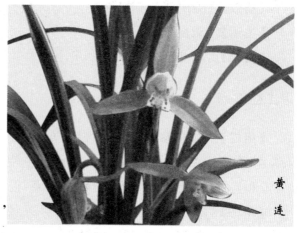

黄连

【用法】 水煎,每日 1 剂,分 3 次服。

【功效】 清热燥湿,调气活血。

【主治】 溃疡性结肠炎便血。症属湿热蕴结气滞血淤者。

【来源】 上海陈树森教授验方。

建理汤

【组成】 生黄芪、当归各 9 克,桂枝 3 克,炒白芍 6 克,炙甘草 6 克,干姜 3 克,红枣 8 枚,淡附子 3 克,西党参 9 克,饴糖 30 克(冲),甘松 3 克,天仙藤 6 克。

【用法】 水煎服,每日 1 剂。

【功效】 气血双补,调气止疼。

【主治】 便黑以柏油,面色苍白少血色,脉沉迟,舌淡无苔。

【来源】 浙江魏长春主任医师验方。

凉血化湿方

【组成】 地榆 15 克,卷柏 15 克,鸦胆子仁(桂圆肉包)5 粒。

【用法】 地榆、卷柏煎汤送服鸦胆子,每日 3 次。

【功效】 凉血止血,清热化湿。

【主治】 湿热下注大肠损伤阴络致便血者。

【来源】 贵州著名老中医王聘贤教授验方。

溃疡饮

【组成】 生黄芪 15 克,归身 6 克,炒枣仁 12 克,茯苓 9 克,侧柏炭 9 克,地榆炭 9 克。

【用法】 水煎服,每日 1 剂。

【功效】 补气和中,凉血止血。

【主治】 久患胃病,中气失摄,热迫血溢之便血。

【来源】 山东名医吴少怀验方。

急性阑尾炎

急性阑尾炎是最常见的外科急腹症,可发于任何年龄,多见于青壮年。临床以初见腹痛、恶心、呕吐,继见阑尾部位压痛、反跳痛、腹肌紧张之腹膜刺激症,属于祖国医学的肠痈范畴。

化滞清热汤

【组成】 枳壳 6 克,青皮 9 克,大黄 1.8 克,芒硝 7.5 克,生姜 4.5 克,莱菔子 9 克。

【用法】 水煎服,每日 1 剂。

【功效】 清热理气,化滞消痈。

【主治】 急性阑尾炎,湿热瘀结肠间,气血运行不畅者。

【来源】 北京祁振华主任医师验方。

三解汤

【组成】 生大黄 9 克,桃仁 12 克,白芍 9 克,青皮 6 克,牡丹皮 9 克,生薏苡仁 15 克,陈皮 6 克,云木香 5 克,土鳖虫 9 克,败酱草 25 克,制乳香 6 克,冬瓜子 25 克,生甘草 3 克。

【用法】 每剂水煎服 3 次,连服 2~3 剂,以大便排泄数次,疼痛完全消失为度。

【功效】 理气止疼,活血通便,解毒除瘀。

【主治】 急性阑尾炎。

【来源】 甘肃著名老中医柯与参验方。

外脓破敷散

【组成】 生大黄 30 克,元明粉 18 克,丹皮 181 克,冬瓜仁 18 克,生薏苡仁 30 克,败酱草 30 克,紫花地丁 24 克,桃仁 24 克,蒲公英 30 克,乳香 10 克,没药 10 克,附子 1.5 克。

【用法】 上药装入纱布袋内,封袋口置锅内加水 4 碗,文火煎 30 分钟,入白酒 25 毫升,乘温取出,略挤去水,敷痛处。

【功效】 通滞清热,祛瘀解毒。

【主治】 肠痈(阑尾炎、脓肿)成脓期。

【来源】 上海顾兆农主任医师验方。

解毒通腑汤

【组成】 火生地黄 15 克,紫花地丁、红丹皮、蒲公英、败酱草各 30 克,黄连 4.5 克,生大黄(后下)、川朴各 9 克。

【用法】 水煎服,每日 1 剂。

【功效】 凉血解毒,通腑泄热。

【主治】 阑尾脓肿。

【来源】 上海著名老中医顾伯华教授验方。

红藤丹皮大黄汤

【组成】 红藤 30 克,丹皮 15 克,大黄 15 克,桃仁泥 12 克,元明粉(分冲)12 克,瓜蒌仁 12 克,赤芍 9 克。

【用法】 水煎时加酒 1 杯,温服。

【功效】 解毒化瘀,下泄痈毒。

【主治】 肠痈化脓症。症见右下腹疼,甚则肿突如拳,便秘溺赤。

【来源】 原北京中医学院著名中医学家余无言教授验方。

肠梗阻

肠梗阻是指肠腔内容物不能顺利通过肠道而言。临床以腹疼、呕吐、腹胀和停止排便、排气等为特点。属于祖国医学的"关格""结胸"症范畴。

通关汤

【组成】 大黄 30 克,干姜 15 克,附子 10 克,莱菔子 30 克。

【用法】 水煎去渣后加蜂蜜 60 毫升,加巴豆 2 枚,微炒去皮,用绵纸包裹,砸烂成面,用药液送下。

【功效】 寒热并用,理气通腑。

【主治】 肠梗阻无实结停滞者。

【来源】 天津郭霭春教授验方。

香连四逆散

【组成】 柴胡 10 克,枸橘李(枳壳)10 克,姜川连 5 克,广木香 5 克,炒莱菔子 1.0 克,槟榔 10 克,石菖蒲 10 克,蜣螂虫 20 克,炒白芍 10 克。

【用法】 水煎服,每日 1 剂。

【功效】 升降气机,辛开苦泄。

【主治】 急性肠梗阻。

【来源】 南京丁光迪副教授验方。

内　科

感　冒

感冒是感受触冒风邪,出现鼻塞、流涕、喷嚏、咳嗽、头痛、恶寒、发热、全身不适等症状的一种疾病,为常见的外感病之一。

现代医学的普通感冒、流行性感冒、病毒性及细菌性感染所引起的上呼吸道急性炎症,与中医学感冒或时行感冒相似。

感冒退热汤

【组成】　麻黄 5 克,玄参 9 克,葛根 9 克,生石膏 15 克,山药 18 克,钩藤 9 克,薄荷 6 克,桔梗 6 克,射干 6 克,柴胡 6 克,生姜 3 片,大枣(劈)3 枚。

【用法】　水煎 2 遍,分 2 次温服。服第 1 次药后约 15 分钟,饮热米汤 1 碗,取微汗。半小时后再服第 2 次药。

【功效】　解表退热、宣肺气、利咽喉。

【主治】　感冒或流感、发热不退、头项强痛、全身酸紧、恶寒、无汗、咽痛、咳嗽等。

【来源】　山东省中医研究所所长,现代著名中医学家刘惠民验方。

风寒感冒简易方

【组成】　葱白 3 节,生姜 3 片,红糖适量。

【用法】　水煎服,每日 2 次。

【功效】　疏风散寒解表。

【主治】　风寒感冒。

【来源】　中国中医研究院西苑医院王伯岳主任医师验方。

疏解风寒方

【组成】 苏叶 4.5 克,杏仁 6 克,桔梗 3 克,炒枳壳 3 克,前胡 3 克,制香附 3 克,陈皮 3 克,炒莱菔子 4.5 克,薄荷(后下)3 克,荆芥 3 克,甘草 1.5克,葱白(后下)10 克。

【用法】 每日 1 剂,煎 2 次分服。

【功效】 疏风散寒化湿。

【主治】 外感风寒兼湿。

【来源】 著名中医学家蒲辅周教授验方。

辛凉清热汤

【组成】 金银花 20 克,连翘 15 克,薄荷 10 克,荆芥穗 7 克,菊花 10 克,黄芩 10 克,知母 10 克,甘草 5 克,霜桑叶 10 克。

【用法】 水煎服,每日 1 剂。若口大渴者加生石膏 25 克,大青叶15 克。

【功效】 辛凉解表,泻火清热。

【主治】 用于外感发热重、恶寒轻者。

【来源】 长春中医学院陈玉峰教授验方。

外感风痧冲剂

【组成】 苍耳草 600 克,狗仔花 600 克,藤苦参 300 克,山芝麻 300 克,岗梅 300 克,两面针 300克,蔗糖适量。

【用法】 将药制成块状冲剂,每块含生药 15克。每次 1～2 块,开水冲服,每日 3 次。

【功效】 祛风解表。

【主治】 外感引起的全身酸痛、头痛、恶寒、发热、咽痛、鼻塞、腹痛、吐泻等。

【来源】 广西中医学院附属一院李才魁副主

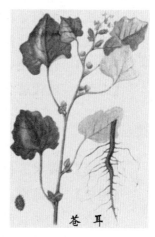

苍耳

任医师的验方。

消食解表汤

【组成】 防风 9 克,荆芥 6 克,枯黄芩 9 克,知母 9 克,焦山楂 9 克,神曲 9 克,白芍 9 克,金铃炭(川楝子炭)9 克,银花炭 9 克,木香 6 克,甘草 3 克。

【用法】 水煎服,每日 1 剂。

【功效】 祛风清热、消食行气。

【主治】 风热感冒。

【来源】 原成都中医学院院长,现代著名中医学家李斯炽教授验方。

咳　嗽

咳嗽是指肺气上逆作声,咯吐痰液而言,为肺系疾病的主要征候之一。分外感咳嗽和内伤咳嗽两种。西医学的急、慢性支气管炎、支气管扩张、肺炎等,是常以咳嗽为主要症状的疾病,与中医学咳嗽相合。

外感咳嗽方

【组成】 麻黄 3 克,杏仁 6 克,生石膏 15 克,五味子 5 克,干姜 5 克,薄荷 6 克,瓜蒌仁 6 克,炙甘草 3 克,山药 18 克,钩藤 9 克。

【用法】 水煎 2 次,早、晚分 2 次温服。

【功效】 止咳化痰,宣肺解表。

【主治】 外感咳嗽、发热、恶寒。

【来源】 现代著名中医学家,山东省中医研究所刘惠民教授验方。

青白止咳方

【组成】 青果 5 枚,白萝卜半个。

【用法】 水煎服,每日 2 次。

【功效】 化痰止咳利咽。

【主治】 咳嗽,咽部红肿。

【来源】 中国中医研究院西苑医院儿科王伯岳主任医师验方。

止咳汤

【组成】 白前、前胡、杏仁、甘草、荆芥、防风、连翘、贝母、桔梗、芦根各适量。

【用法】 水煎服,每日1剂。

【功效】 止咳化痰。

【主治】 外感咳嗽,月经不准而引起慢性支气管炎者。

【来源】 中国中医研究院岳美中教授验方。

清肺止咳方

【组成】 北沙参9克,炒黄芩9克,麦冬9克,甜杏仁(打)9克,川贝母(打)9克,白人参5克,川百合9克,冬瓜子9克,瓜蒌皮9克。

【用法】 每日1剂,煎2遍,分3次温服。

【功效】 清肺热,化痰益气止咳。

【主治】 咳嗽痰多,口干自汗。

【来源】 解放军总医院陈树森教授验方。

温阳止咳方

【组成】 肉桂粉3克(吞服),制附片3克,炮姜3克,炒潞党(党参)6克,炒白术9克,炙黄芪12克,炙远志4.5克,炒熟地黄6克,炒山药12克,米炒南沙参9克,夏枯草3克,炒子芩1.5克,熟枣仁18克,煅龙齿15克,法半夏6克,炒秫米30克(煎汤代水煎药)。

【用法】 水煎服,每日1剂。

【功效】 温脾肾之阳,稍佐清肺。

【主治】 脾肾阳虚之咳嗽,痰多、口干不欲多饮,便溏,舌苔灰黑而润,脉象重取沉细无力。

【来源】 南京中医学院邹云翔教授验方。

23

辛凉轻宣方

【组成】 冬桑叶、杏仁泥、炒枳壳、前胡、甘草各 10 克,桔梗 6 克。

【用法】 水煎,分 3 次服,可续服 3~5 剂。

【功效】 辛凉轻清宣散。

【主治】 咳嗽、喉痒、气逆作呛。

【来源】 湖北中医学院著名老中医张梦依教授验方。

清肺定咳汤

【组成】 金荞麦 20 克,鱼腥草(后下)15 克,白花蛇舌草 20 克,天浆壳 12 克,化橘红 6 克,苍耳子 12 克,枇杷叶(去毛包)10 克,生甘草 5 克。

【用法】 水煎服,每日 1 剂。

【功效】 清热宣肺,止咳化痰。

【主治】 痰热蕴肺,久咳不愈,黏黄质稠,咳唾不爽。

【来源】 全国著名老中医朱良春主任医师验方。

辛润理肺汤

【组成】 带节麻黄 4 克,带皮杏仁(去尖)10 克,炙甘草 6 克,桔梗 5 克,佛耳草(包)10 克,橘红 5 克,当归 10 克,炮姜 4 克,生姜 1 片。

【用法】 用适量水将药浸泡 30 分钟,然后煎煮 30 分钟,每剂煎两次,将 2 次煎出的药液混合。每日 1 剂,分 2 次温服。

【功效】 辛润理肺。

【主治】 凉燥束肺,气逆干咳。症见:干咳无痰,喉中燥痒,痒甚咳甚,晨晚最剧,甚时咳则遗尿,胸膺隐痛,咳声嘶急。或见咯血,舌净苔薄有津,脉细或弦。

【来源】 南京中医学院教授名中医丁光迪验方。

复方蝉蜕枇杷叶汤

【组成】 蝉蜕、桔梗各 6 克,炙枇杷叶 15 克,牛蒡子、象贝、前胡、紫苑、车前子、车前草各 9 克,甘草 4.5 克,黛蛤散(包)12 克。

【用法】 水煎服,每日 1 剂。

【功效】 疏散风热,宣肺化痰。

【主治】 风热咳嗽。

【来源】 浙江省著名老中医唐福安主任医师验方。

解郁宣肺止咳方

【组成】 柴胡 12 克,黄芩 12 克,半夏 10 克,细辛 6 克,五味子 10 克,生姜或干姜 10 克,杏仁 10 克,枳壳 10 克,甘草 6 克。

【用法】 水煎服,每日 1 剂。

【功效】 解郁散邪,宣肺止咳。

【主治】 外感咳嗽。症见夜间咳甚或昼夜阵咳,吐泡沫痰或清稀痰,苔薄白或薄黄而润,舌质正常或偏红,脉弦细、弦数或弦,病程 1 周以上者其效颇佳。

【来源】 沪州医学院汪新象教授验方。

截咳基本方

【组成】 百部 9 克,天浆壳 3 只,南天竹子 6 克,马勃 3 克。

【用法】 水煎服,每日 1 剂。

【功效】 截咳清热。

【主治】 咳嗽。

【来源】 全国著名中医专家姜春华教授验方。

支气管哮喘

支气管哮喘(简称哮喘)是在支气管高反应状态下由变应原或其他因素引起的广泛气道狭窄的疾病,为常见的慢性病,其临床特点为发作性胸闷,咳嗽,大多呈典型呼气性困难伴哮鸣者,往往可经平喘药物控制或自行缓解。属中医学的"哮"或"喘"范畴。

宣肺化痰定喘方

【组成】 炙麻黄 10 克,杏仁 10 克,甘草 10 克,黄荆子 15 克,地龙 15 克,黄芪 20 克,制半夏 15 克,知贝母 10 克,淫羊藿 15 克,补骨脂 15 克。

【用法】 每日 1 剂,煎 2 次分服。

【功效】 化痰宣肺定喘,佐以补肾。

【主治】 哮喘,肺肾两虚,宿痰伏肺,肺失宣降,肾不纳气。

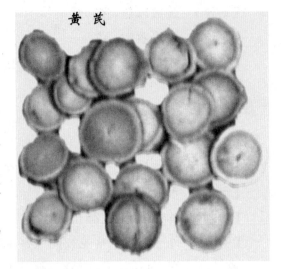

黄芪

【来源】 解放军总医院教授陈树森验方。

清肺化痰汤

【组成】 板蓝根 20 克,黄芩 10 克,浙贝母 10 克,橘红 10 克,天竺黄 15 克,玄参 12 克,炒杏仁 10 克,白前 10 克,鱼腥草 15 克,芦根 20 克,炙紫菀 12 克,甘草 10 克。

【用法】 轻者日服 1 剂,早晚 2 次分服,重者日服 2 剂,分 4 次服完。

【功效】 清肺化痰。

【主治】 风温、春温、冬温温邪犯肺所致的咳喘。

【来源】 河北省保定地区中医院主任医师郭中元验方。

麻黄都气汤

【组成】 麻黄 3～6 克,杏仁、山茱萸肉、焦楂肉各 10 克,熟地黄、炙磁石各 12～20 克,山药 10～20 克,茯苓 9～12 克,泽泻 6～9 克,丹皮 3～9 克,五味子 5～10 克,蛤蚧尾粉 1 克(分冲)。

【用法】 每日 1 剂,分 2 次煎服。若面红足寒,冷汗,吸气困难,烦躁不宁,舌苔变黑而润,脉沉细而欲绝者,加肉桂、黑锡丹(另吞)。

【功效】 补肾定喘。

【主治】 肾虚喘病。

【来源】 北京中日友好医院教授焦树德验方。

益气定喘汤

【组成】 党参9克,黄芪9克,茯苓9克,白术9克,炙紫菀9克,银杏仁9克,橘红9克,甘草6克。

【用法】 水煎服,每日1剂。

【功效】 益气定喘。

【主治】 脾虚哮喘,痰多气短,畏风,自汗,苔薄白,脉虚大。

【来源】 中国中医研究院西苑医院儿科主任医师王伯岳验方。

肺肾同治汤

【组成】 麻黄9克,桂枝9克,细辛3克,茯苓30克,炙甘草6克,五味子9克,当归12克,熟地黄12克,地龙12克。

【用法】 水煎服,每日1剂。

【功效】 补肾纳气,温化痰饮。

【主治】 肺实肾虚之哮喘。

【来源】 上海中医学院附属龙华医院主任医师徐嵩年验方。

化哮八宝丹

【组成】 琥珀2克,珍珠2克,朱砂2克,钟乳石8克,冰片1克,羊胆6克,蜂胶12克,乌贼炭12克。

【用法】 将上述药研成极细末,蜂胶糊丸如绿豆大,每服1克,每日服3次,每次以土茯苓30克,煎汤送下。

【功效】 化湿泄毒。

【主治】 过敏性哮喘。

【来源】 上海市著名老中医顾丕荣主任医师验方。

咳喘合剂

【组成】 天竹子 12 克,黄荆子 15 克,石韦 30 克,佛耳草 15 克。

【用法】 上方为 1 日量,可制成合剂服用。

【功效】 清热化痰,平喘止咳。

【主治】 支气管炎及痰热哮喘。

【来源】 全国著名老中医朱良春主任医师验方。

二麻四仁汤

【组成】 炙麻黄 4.5 克,麻黄根 4.5 克,苦杏仁 9 克,桃仁 9 克,郁李仁 9 克,白果仁 9 克(打),百部 9 克,款冬花 9 克,车前草 24 克,生甘草 4.5 克,辛荑 9 克,苍耳子 9 克。

【用法】 水煎服,哮喘大发作每日 1 剂,甚者 1 剂半;缓解期隔日 1 剂或服 5 剂停 2 日后再服。

【功效】 调气除痰,脱敏平喘。

【主治】 哮喘病。

【来源】 上海市著名老中医陈苏生研究员验方。

杏仁四子汤

【组成】 杏仁 10 克,苏子 10 克,莱菔子 10 克,葶苈子 10 克,白芥子 3 克。

【用法】 水煎服,每日 1 剂。

【功效】 祛痰定喘。

【主治】 慢性支气管炎,支气管哮喘。

【来源】 全国著名中医专家祝谌予教授验方。

补肾平喘汤

【组成】 太子参 30 克,麦冬 10 克,陈皮 10 克,姜半夏 10 克,炒苏子 15 克,地龙 15 克,五味子 10 克,补骨脂 10 克,灵磁石 30 克,乌梅肉 15 克,胎盘

6 克,桃仁 10 克。

【用法】 水煎服,每日 1 剂。

【功效】 补肾益肺,平喘止咳化痰。

【主治】 支气管哮喘,慢性喘息性支气管炎。

【来源】 中国中医研究院中医内、儿科哮喘专家陈超主任医师验方。

肺脓疡

肺脓疡是由于各种病原菌引起的肺部感染,早期为化脓性炎症,继而坏死形成脓肿,临床上以高热、咳嗽、咳大量脓臭痰为特征。症属中医学"肺痈"范畴。

苇茎汤

【组成】 苇茎、冬瓜仁、薏苡仁各 20 克,桃仁 9 克,贝母、鱼腥草各 15 克,黄芩 10 克。

【用法】 每日 1 剂,煎 2 次分服。

【功效】 清热解毒、化瘀解结。

【主治】 肺脓疡、肺痈、咳嗽、发热、胸痛。

【来源】 河南省南阳地区人民医院李鸣皋主任医师验方。

肺痈汤

【组成】 鲜苇茅根 24 克,生薏苡仁 18 克,旋覆花 6 克(布包),代赭石 11 克,冬瓜子 18 克,桃、杏仁各 12 克(炒研),苦桔梗 6 克,粉甘草 4.5 克,仙鹤草 18 克(炒),西洋参 4.5 克,桑白、地骨皮各 6 克,陈橘红、络各 4.5 克。

【用法】 水煎服,每日 1 剂。

【功效】 涤痰排脓、益肺托毒。

【主治】 肺脓疡成脓期或溃脓期,症见寒热、咳嗽、痰浊味臭带血、尿黄便干、脉滑数。

【来源】 北京"四大名医"之一施今墨验方。

麻苇汤

【组成】 炙麻黄 6 克,杏仁 9 克,生石膏 30 克,薏苡仁 30 克,桔梗 6 克,甘草 6 克,红藤 30 克,鱼腥草 18 克,芦根 1 支,桃仁 12 克,冬瓜子 12 克,开金锁(苦荞头)30 克。

【用法】 水煎服,每日 1 剂。

【功效】 清热解毒、化痰祛瘀。

【主治】 肺痈,风温外受,湿热内蕴。咳嗽、咳黄脓腥臭痰,胸痛,身热灼手。苔薄黄,脉细数。

【来源】 上海中医学院张伯臾教授验方。

养阴清肺汤

【组成】 鲜沙参 30 克,金石斛 12 克,太子参 12 克,鲜芦根 30 克,银花 12 克,丹皮 9 克,炙紫菀 4.5 克,款冬花 4.5 克,桔梗 4.5 克,枇杷叶 4.5 克,川、象贝母各 4.5 克,百部 9 克,十灰丸 9 克(分吞)。

【用法】 每日 1 剂,煎 2 次分服。

【功效】 养肺阴清肺热,佐以解毒。

【主治】 肺脓疡,肺感蕴热,外来寒邪郁久热盛而化脓,形瘦神萎,面色白,气喘,咳吐脓血腥痰。脉数。

【来源】 上海中医学院附属曙光医院夏少农主任医师验方。

大叶性肺炎

大叶性肺炎系肺实质的急性炎症,其病因分类有细菌性、病毒性、真菌、支原体等。临床上有突发的高热、寒战、胸痛、咳嗽和血痰等症状,与中医学的"肺热病""风温"相似。

养阴消炎汤

【组成】 北沙参 12 克,元参 15 克,麻黄 6 克,生石膏 30 克,枇杷叶 10

克,杏仁 10 克,百部 12 克,紫菀 12 克,前胡 10 克,陈皮 12 克,黄芩 12 克,地骨皮 15 克,瓜蒌皮 15 克。

【用法】 水煎服,每日 1 剂。

【功效】 养阴清热、宣肺止咳。

【主治】 大叶性肺炎。高热,咳嗽痰少,胸痛,气喘,口干尿黄、舌淡红、苔薄黄,脉数。

【来源】 中国中医研究院西苑医院北京著名老中医郭士魁教授验方。

清肺解毒化痰汤

【组成】 金银花 20 克,连翘 20 克,鱼腥草 20 克(后下),炒黄芩 15 克,黄连 10 克,炙麻黄 9 克,杏仁 10 克,生甘草 9 克,生石膏 30 克,贝母 10 克,桔梗 10 克。

【用法】 每日 1 剂,煎 2 遍和匀,每日 3 次。

【功效】 清热化痰,宣降肺气。

【主治】 冬温(大叶性肺炎)、寒战、高热、咳铁锈色痰。

【来源】 解放军总医院陈树森教授验方。

清肺解毒汤

【组成】 板蓝根、大青叶、鱼腥草、白花蛇舌草、银花、山海螺各 15 克,蒸百部、炙僵蚕、玄参各 8 克,甘草 3 克。

【用法】 水煎服,每日 2 剂。

【功效】 清肺解毒。

【主治】 腺毒性肺炎,疫毒侵袭,痰热壅肺之重症。

【来源】 江苏省南通市中医院朱良春主任医师验方。

银麻汤

【组成】 银花 9 克,连翘 9 克,鲜芦根 30 克,杏仁 9 克,桃仁 9 克,桔梗 4.5 克,生麻黄 12 克,冬瓜子 12 克,淡豆豉 9 克,生薏苡仁 12 克,生石膏 30 克,竹叶 9 克,生甘草 4.5 克,牛蒡子 9 克,鱼腥草 30 克。

【用法】 每日 1 剂,煎 2 次分服。

【功效】 宣肺解表,透邪泄热。

【主治】 大叶性肺炎、恶寒发热、咳嗽、咽红肿痛、胸痛、舌苔黄腻、质红而干,脉浮滑数。

【来源】 上海中医学院附属曙光医院张鸣祥主任医师验方。

肺结核

肺结核是由结核杆菌引起的发生于肺部的慢性传染病。以身体逐渐消瘦,症见咳嗽、潮热、盗汗为特征。祖国医学称为肺痨。

益肺健脾汤

【组成】 炙黄芪 9 克,炒白术 9 克,炙甘草 3 克,杏仁 9 克,陈皮 4.5 克,半夏 4.5 克,蒸百部 4.5 克,知母 9 克,青蒿子 4.5 克,鸡内金 4.5 克。

【用法】 水煎服,每日 1 剂。

【功效】 益肺健脾清热。

【主治】 肺痨。咯血,午后潮热、咳嗽,面浮神疲,形瘦色萎、纳呆、大便干结、舌质淡胖,尖有红刺,脉细。

【来源】 上海中医学院黄文东教授验方。

培土生金膏

【组成】 太子参、北沙参、明玉竹、怀山药、白茯苓、天冬、甜杏仁、生地黄、熟地黄各 120 克,生甘草、紫苑、百合各 60 克,五味子、川贝母各 30 克,白茅根 240 克。

【用法】 上药多加水浓煎 2 次,滤去渣。另加冰糖 1.5 克,先烊化熬到滴水成珠,后加入药汁收成膏,瓷瓶封闭,埋入土中 7 日后取出。每次服一大匙,滚水化下,每日服 3 次。

【功效】 培元固本,补土生金,肺肾双补。

【主治】 肺痨。

【来源】 湖北中医学院名老中医张梦侬验方。

空洞结核方

【组成】 南沙参 15 克,天冬、麦冬各 10 克,炙百部 10 克,炙紫菀 3 克,桔梗 3 克,肥玉竹 15 克,茯苓 10 克,生甘草 3 克,地骨皮 10 克,生牡蛎 30 克(先煎),十大功劳叶 10 克,母鸡 1 只(500 多克)。

【用法】 取母鸡净身之肉,不放盐、酒等作料,文火煮浓汁 6 杯。余药浸泡 30 分钟,文火煎煮 40 分钟,滤取药液,加水再煎 30 分钟过滤,将 2 次药液混合成 2 杯(约 400 毫升)。每次服中药鸡汁 1 杯,每日 2 次。

【功效】 养阴清火。

【主治】 空洞型肺结核,属阴虚火旺。

【来源】 苏州名中医黄一峰验方。

托里内消汤

【组成】 金银花 45 克、当归 12 克、玄参 15 克、车前子 12 克、蒲公英 30 克、甘草 6 克、肉苁蓉 15 克。

【用法】 水煎服,每日 1 剂。

【功效】 清热解毒,消痈散结。

【主治】 阴虚火旺肺痨和热毒壅盛腹皮痈。

【来源】 黑龙江省老中医郑侨验方。

腹　泻

腹泻即指大便次数增多,粪质清稀,甚至大便如水样为特征的病症。包括西医学中消化器官发生功能性或器质性病变导致的腹泻,如急、慢性肠炎、肠结核、肠功能紊乱,结肠过敏等以泄泻为主症状者。

二香葛根汤

【组成】 广藿香 10 克,广木香 6 克,煨葛根 10 克,橘皮 10 克,大腹皮 10 克,炒川朴 4 克,焦山楂 10 克,炒神曲 12 克,茯苓 10 克,六一散 10 克,通草 5 克,生姜 3 片,荷叶一角,扁豆叶 14 片。

【用法】 水煎服,每日 1 剂。

【功效】 芳香化脓、利湿止泻。

【主治】 暑湿泄泻、胸闷欲呕。

【来源】 中国中医研究院研究员耿鉴庭验方。

葛根健脾汤

【组成】 粉葛根 3 克,炒山药、茯苓、御米壳(罂粟壳)、谷芽、补中益气丸(包煎)各 9 克,赤石脂 12 克(先煎),米炒荷蒂 3 枚。

【用法】 水煎服,每日 1 剂。

【功效】 补中益气、健脾止泻。

【主治】 腹泻。症见肠鸣泄泻、少气懒言、四肢无力、舌淡苔白、脉虚软无力。

【来源】 著名中医学家秦伯未验方。

苹果止泻方

【组成】 苹果 1～2 个。

【用法】 烤熟、去皮、蘸红糖少许食之,每次可服 1～2 个,每日 2 次。

【功效】 涩肠止泻。

【主治】 用于慢性肠炎、过敏结肠炎以及其他原因引起的慢性腹泻,大便稀溏等症。

【来源】 山东省中医研究所所长,现代著名中医学家刘惠民验方。

沉泻方

【组成】 党参 10 克,山药 15 克,焦白术 10 克,煨木香 6 克,赤白药各 10 克,补骨脂 10 克,苦参 6 克,桔梗 6 克,仙鹤草 24 克。

【用法】 每日 1 剂,煎 2 次,各浓煎成药 200 毫升,分 2 次温服。同时取灌肠方(地榆 30 克,石菖蒲 15 克,白及 15 克)浓煎成 50 毫升趁热调入锡类散 0.9 克,和匀,于晚 8 时大便后灌肠。肛管插入不少于 15 厘米。温度保持 50℃。灌完后,腿伸直,臀部垫高 10 厘米,左侧卧 5 分钟,平卧 5 分钟,右侧卧 5 分钟,然后平卧入睡。要求保留在肠中达 8 小时以上。

【功效】 健脾止泻,佐以清热。

【主治】 经常泄泻,腹鸣隐痛,粪检有黏度及脓细胞、红细胞,检查为慢性溃疡性结肠炎者。

【来源】 江苏省中医院名老中医徐景藩验方。

温肾健脾止泻方

【组成】 台党参 18 克,炒白术 15 克,茯苓 15 克,白扁豆(花尤佳)18 克,焦山楂 18 克,炒故纸(补骨脂)12 克,炒神曲 12 克,炒泽泻 12 克,炒吴茱萸 9 克,五味子 9 克,炒白芍 15 克,煨诃子肉 9 克,煨肉豆蔻 6~9 克,广木香 6 克,砂仁 9 克,炙甘草 6 克。

【用法】 水煎服,每日 1 剂。

【功效】 温肾健脾,固肠止泻。

【主治】 肾阳虚衰,命门火微,脾失温煦,健运无权,以致胃之关门不固,大肠传导失司,而泄泻经久不愈者。

【来源】 山东中医学院附属医院陆永昌主任医师验方。

三味止泻散

【组成】 山药 150 克,诃子肉 60 克,石榴皮 60 克。

【用法】 上药共研为细面,每次 4.5 克,日 3 次,白开水送服。

【功效】 滋脾胃,涩肠固泻。

【主治】 脾虚久泻。症见,腹泻日久,腹中隐隐作痛、喜按,水谷不化、舌淡苔白、脉细无力。

【来源】 黑龙江省著名老中医郑侨验方。

痢　疾

痢疾是以腹痛、里急后重,痢下赤白脓血为特征的疾病。西医学中的急、慢性菌痢,急、慢性阿米巴痢属本病范畴。一些结肠病变如非特异性溃疡性结肠炎、过敏性结肠炎出现类似痢疾的症状时,也按本病论治。

解毒宽肠汤

【组成】 当归 12 克,杭芍 12 克,黄连 9 克(酒炒),莱菔子 9 克,广木香 4.5 克,薤白 15 克。

【用法】 水煎服,每日 1 剂。

【功效】 活血理气,解毒导滞。

【主治】 猝发痢疾,日夜数十行,里急后重,腹中绞痛,壮热烦躁,舌红苔黄,脉沉细而弦。

【来源】 原云南省昆明市盘龙区医院院长,著名中医学家李继昌验方。

养阴止痢方

【组成】 西洋参 3 克(另煎冲),枫石斛 3 克,炒白术 4.5 克,白芍 4.5 克,茯苓 9 克,灵甘草 2.4 克,山药 9 克,麦冬 9 克,扁豆 9 克。

【用法】 水煎服,每日 1 剂。

【功效】 扶正养阴,健脾止痢。

【主治】 湿蒸热壅,气机失调,纳谷不化,痢下五色,形悴,口温,舌红脉沉微数。

【来源】 上海市黄浦区牯岭路地段医院主任医师奚伯初验方。

消食利湿方

【组成】 煨肉豆蔻 10 克,广木香 9 克,槟榔 9 克,山楂炭 12 克,建神曲 12 克,秦皮 12 克,高良姜 12 克,黄芩 10 克,石菖蒲 15 克,水灯芯(龙须草)30 克。

【用法】 水煎服,每日 1 剂。积食甚者去肉豆蔻,加苹果仁 9 克,水湿甚小便不利者加茯苓 12 克,苍术 9 克。

【功效】 消食行气止痛,清热利湿止痢。

【主治】 积食与湿热兼杂之痢疾,症见腹部微痛,大便泻白色稠黏液汁,坠胀欲解,解便次数多量少,一昼夜达八九次或二三十次,小便色微黄不畅,嗳气多,无气少,舌苔微白或淡黄。

【来源】 重庆市中医研究所研究员龚志贤验方。

清热救阴方

【组成】 白头翁 9 克,青蒿梗 4.5 克,薄荷梗 1.5 克,黄连、苦参各 4.5 克,厚朴 6 克,广木香 3 克,炒地榆 9 克,白芍 18 克,甘草 3 克。

【用法】 水煎服,每日 1 剂。

【功效】 消热救阴扶正止痢。

【主治】 赤痢迁延日久,中气败坏,干呕,舌绛津调,脉沉细而数。

【来源】 中国中医研究院著名中医学家冉雪峰验方。

阴虚血痢汤

【组成】 金银花 30 克,生地黄榆 10 克,干生地黄 15 克,枯黄芩 10 克,杭白芍 15 克,生首乌 24 克,生甘草 10 克,杭麦冬 10 克,南沙参 15 克,明玉竹 15 克,墨旱莲 15 克,茜草根 10 克,阿胶 15 克(另炸冲)。

【用法】 水煎,分 3 次温服。每日 1 剂。

【功效】 养阴增液,败毒泻火,清热凉血。

【主治】 阴虚血痢,痢下多日不愈,全为血便,有时带花红冻子,脉沉细数,舌红苔少。口干不欲饮,不欲食,小便短赤。

【来源】 湖北中医学院著名老中医张梦侬验方。

治痢方

【组成】 香薷、青皮、陈皮各 6 克,苏叶、葛根、黄连、黄芩、焦三仙各 10 克。

【用法】 水煎服,每日 1 剂。

【功效】 清暑利湿、止痢。

【主治】 痢疾属暑热外迫,积滞内停者。

【来源】 北京中医学院赵绍琴教授验方。

非特异性溃疡性结肠炎

非特异性溃疡性结肠炎系一种原因未明,可能与自身免疫有关的慢性结肠炎症,病变以溃疡为主,多累及远端结肠,但也可遍及整个结肠,偶可影响回肠末端 10 厘米左右。病情轻重不一,常反复发作,多见于青壮年。属于中医学泄泻、腹痛、肠风、肠僻、久痢等病症范畴。

久泻断下汤

【组成】 炙椿皮 9 克,土茯苓 9 克,川黄连 6 克,炒干姜 6 克,石榴皮 4～6 克,防风 4 克,广木香 4 克,炙粟壳 9 克,元胡 4 克。

【用法】 可常法煎服,也可加大剂量改作散剂或丸剂,丸剂每服 9 克,散剂每服 6 克,日服 2 次。勿在铜、铁器中煎捣。

【功效】 涩肠止泻。

【主治】 慢性非特异性结肠炎,过敏性结肠炎,久泻久痢之湿热郁肠,虚实交错症。症见长期溏便中杂有脓液,或形似痢疾,先黏液脓血,后继下粪便,左下腹痛,或兼见里急后重时轻时重。

【来源】 陕西中医学院主任医师郭谦享教授验方。

肠炎汤

【组成】 党参、白术、焦楂曲、大腹皮、木香、炒扁豆、夏枯草各 10 克,失笑散(包煎)、茯苓、海藻、秦皮各 12 克,柴胡 5 克。

【用法】 水煎服,每日 1 剂。

【功效】 健脾疏肝,理气化瘀。

【主治】 用于慢性结肠炎。脾虚失运,肝气乘脾,血瘀气滞、蕴结于回肠之症。见慢性腹泻,腹痛等,便溏夹有黏液,或便秘腹泻交替出现,腹胀、食少。

【来源】 上海中医学院教授黄文东

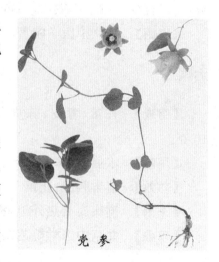

党参

验方。

健脾利湿汤

【组成】 黄连 1.2 克,党参 12 克,白术、白芍各 9 克,木香 4.5 克,山药 12 克,葛根 9 克,吴茱萸 4.5 克,甘草 4.5 克,黄柏 4.5 克,乌药 9 克,煨肉果（豆蔻）9 克。

【用法】 水煎服,每日 1 剂。

【功效】 健脾和中,清理湿热。

【主治】 过敏性结肠炎,左侧小腹疼痛,大便不实且有黏液。

【来源】 上海中医学院教授章庆云验方。

灌肠方

【组成】 百部 15 克,苦参 30 克,乌梅 15 克,五倍子 15 克,枯矾 10 克,大黄 10 克。

【用法】 浓煎 100 毫升,用金黄散加藕汁调成糊状,每日 2 次,每次 50 毫升灌肠。

【功效】 清热燥湿。

【主治】 治疗急性直肠炎、溃疡性结肠炎、肉芽性结肠炎等。

【来源】 上海中医学院附属曙光医院主任医师柏连松验方。

白鲜皮煎

【组成】 白鲜皮 500 克,加水 1500 毫升。

【用法】 水煎浓缩,保留灌肠。1 次 30～50 毫升。

【功效】 清热祛湿。

【主治】 溃疡性结肠炎。

【来源】 沈阳市痔瘘医院副主任医师李润庭验方。

乌梅败酱汤

【组成】 乌梅 12～15 克,败酱草 12 克,黄连 4.5～6 克,木香（后下）

9克,当归10克,炒白芍12~15克,炒枳实10克,太子参12克,炒白术10克,茯苓15克,葛根12克,炙甘草6克。

【用法】 水煎服,每日1剂,分2次服;或乌梅用50%醋浸一夜去核打烂,和余药按原方比例配匀,烘干研末装入胶囊。每服生药1.5克,每日2~3次,空腹温开水送下。

【功效】 清热化湿、调气行血,健脾抑肝。

【主治】 慢性非特异性结肠炎。长期腹泻,大便黏滞成带脓血,腹痛坠胀或里急后重腔腹痞闷、纳少乏力、面色黄白、舌质淡暗、苔腻、脉弦缓滑。

【来源】 中国中医研究院教授路志正验方。

胃　痛

凡以胃脘部临近心窝处,经常发生疼痛为主的病症,称为胃痛,是一种常见病。包括西医学中的急、慢性胃炎,和胃、十二指肠溃疡胃癌以及胃神经官能症等疾病。

行气活血止痛汤

【组成】 党参12克,厚朴6克,大黄5克,广木香5克,火麻仁15克,当归12克,藿香10克,槟榔10克,枳实10克,桃仁6克,甘草3克。

【用法】 水煎服,每日1剂。

【功效】 行气活血,祛瘀止痛。

【主治】 胃脘疼痛拒按,不能进食,大便燥结,2~3日方解1次,面色黑,伴头晕乏力。

【来源】 原湖南常德市中医院院长廖仲颐验方。

和胃方

【组成】 连皮茯苓、冬瓜皮、干百合、浮小麦各30克,法半夏12克,青竹茹24克,生姜、青皮、陈皮、炙甘草、炒枳壳各10克,台乌药15克,大枣8克。

【用法】 水煎服,每日1剂。

【功效】 清热和胃,理气止痛。

【主治】 胃脘胀痛,发无定时,大便秘结,苔白腻或黄腻,脉弦沉。

【来源】 中国中医研究院西苑医院主任医师步玉如验方。

健中调胃汤

【组成】 党参 15 克,白术 10 克,姜半夏 6 克,陈皮 6 克,降香 10 克,公丁香 6 克,海螵蛸 15 克,炙甘草 6 克。

【用法】 水煎服,每日 1 剂。

【功效】 健中调胃。

【主治】 消化性溃疡,慢性胃炎,症见胃痛嘈杂泛酸、苔白滑、脉沉细或弦。

【来源】 辽宁中医学院教授李寿山验方。

安胃止痛汤

【组成】 大党参 15 克,吴茱萸 5 克,黄连炭 5 克,法半夏 10 克,陈皮 10 克,乌梅炭 10 克,白芍 10 克,炙甘草 10 克,白茯苓 10 克,厚朴 10 克,生姜 3 片。

【用法】 水煎,每剂分数次服,每次服 1 杯。2 日服 1 剂,可继服 10 剂为 1 个疗程。

【功效】 安胃和中、止呕定痛。

【主治】 胃脘部疼痛,每于食后发作,痛处拒按,有痛剧发呕的,有时止时发多年不愈者。

【来源】 著名老中医张梦侬验方。

疏肝和胃散

【组成】 制香附 9 克、甘松 5 克、沉香曲(包前)9 克、九香虫 3 克、刺猬皮(焙)9 克、延胡索 9 克、降香 5 克、煅瓦楞子 12 克、左金丸 3 克(吞)、生姜汁(半茶匙)、甘蔗汁一杯。

【用法】 水煎温服,每日 1 剂。

【功效】 疏肝解郁,行气止痛,活血化瘀,健胃止呕。

【主治】 肝气犯胃之胃脘痛。

【来源】 江苏省名老中医裘吉生验方。

调气散寒汤

【组成】 紫苏梗、姜半夏、青皮、陈皮、广木香、制香附、旋复梗、炒白芍、焦神曲、生姜各 9 克,炙甘草 6 克,桂枝 4.5 克。

【用法】 水煎服,每日 1 剂。

【功效】 调气和胃,散寒消食。

【主治】 寒实型胃痛,症见胃脘暴痛,痛势较剧,得温则舒,泛吐清水,缠绵不已,苔白滑、脉弦或迟。

【来源】 全国著名老中医黄文东教授验方。

三合汤

【组成】 高良姜 6~10 克,制香附 6~10 克,百合 30 克,乌药 9~12 克,丹参 30 克,檀香 6 克(后下),砂仁 3 克。

【用法】 水煎服,每日 1 剂。

【主治】 长期难愈的胃脘痛,或曾服用其他治胃痛药无效者,舌苔白或薄白,脉象弦,或沉细弦,或细滑略弦,胃脘喜暖,痛处喜按,但又不能重按,大便干或溏,虚实寒热症状夹杂并见者。包括各种慢性胃炎、胃及十二指肠球部溃疡、胃黏膜脱垂、胃神经官能症、胃癌等所致的胃痛。

【来源】 中日友好医院名老中医焦树德教授验方。

理脾愈疡汤

【组成】 党参 15 克,白术 10 克,茯苓 15 克,桂枝 6 克,白芍 12 克,砂仁 8 克,厚朴 10 克,甘松 10 克,刘寄奴 15 克,元胡 10 克,乌贼骨 10 克,炙甘草 6 克,生姜 10 克,大枣 3 枚。

【用法】 每日 1 剂,文火水煎 2 次,早、晚各服 1 次。

【功效】 健脾温中,理气活血。

【主治】 胃、十二指肠球部溃疡。症见胃脘隐痛,饥饿时痛甚,得食缓解,痛处喜按,喜热恶寒,胃胀嗳气,每在春秋季犯病。

【来源】 河南中医学院主任医师李振华教授验方。

加味乌贝及甘散

【组成】 三七粉 30 克,乌贼骨 30 克,川贝 30 克,白及 30 克,黄连 30 克,甘草 30 克,砂仁 15 克,延胡索 30 克,川楝肉 30 克,佛手 30 克,广木香 18 克,生白芍 45 克。

【功效】 柔肝和胃,调气活血,制酸止痛,止血生肌。

【主治】 胃溃疡、十二指肠溃疡(肝胃不和)胃脘痛、反酸、呕吐、黑便、呕血等症。

【来源】 贵阳中医学院著名老中医袁家玑教授验方。

呕　吐

呕吐是指胃失和降,气逆于上,迫使胃中之物从口中吐出的一种病症。包括西医学的神经性呕吐、胃炎、幽门痉挛或梗阻等病以呕吐为主者。

藿香化浊汤

【组成】 藿香 10 克,厚朴 10 克,法半夏 10 克,白茯苓 15 克,陈皮 10 克,炙甘草 10 克,黄连 5 克,吴茱萸 5 克,苍、白术各 10 克,紫苏 10 克,神曲 10 克,生姜 3 片。

【用法】 水煎,分数次温服,可连服 3 剂。

【功效】 芳香化浊、安胃、理脾、和中。

【主治】 脘痞闷胀,次则腹中剧痛,继则呕吐酸馊食物,泻利稀黄水,便中带不消化残渣。精神疲乏。

【来源】 湖北中医学院著名老中医张梦侬验方。

和降止呕方

【组成】 半夏、黄芩、党参、藿香、川朴、炙甘草各 10 克,干姜 6 克,生姜

3 克。

【用法】 水煎服,每日 1 剂。

【功效】 和胃降逆止呕。

【主治】 呕吐伴头晕胸闷、咳喘。

【来源】 河南南阳地区人民医院主任医师李鸣皋验方。

温经回阳方

【组成】 附子 6 克,干姜、炙甘草各 3 克,西党参、茯苓各 9 克,淮小麦 30 克,红枣 6 枚。

【用法】 水煎服,每日 1 剂。

【功效】 温经回阳止吐。

【主治】 恶心呕吐,胃脘痛喜按,受凉后痛甚,四肢厥冷、面色苍白,脉细、舌淡苔薄白。

【来源】 浙江省中医院主任医师魏长春验方。

噎 膈

噎膈是指吞咽困难,饮食难下,或纳即复出的病症。包括西医学的食管癌、贲门癌,其他如食道憩室、食管炎、贲门痉挛等。

养阴止噎方

【组成】 天冬 9 克,麦冬 9 克,生地黄 9 克,熟地黄 9 克,玉竹 15 克,石斛 9 克,当归 9 克,杭芍 9 克,柿蒂 3 个,玄参 9 克,甘草 3 克。

【用法】 水煎服,每日 1 剂。

【功效】 养阴生津止噎。

【主治】 老年气结津亏之噎膈,噎膈食不能下,大便干、尿短,消瘦、皮肤干涩,舌质淡红,苔少而干,脉沉数无力。

【来源】 原云南昆明市盘龙区医院院长,著名中医学家李继昌验方。

开道散

【组成】 硼砂 60 克,沉香 10 克,火硝 30 克,礞石 15 克,冰片 10 克。

【用法】 上药共研成细末,每次含化 1 克。

【功效】 软坚散结。

【主治】 用于噎膈。

【来源】 上海中医学院教授张伯臾验方。

运中涤痰饮

【组成】 炙党参、北条参(北沙参)、焦白术、骥半夏、广陈皮、炙甘草各 15 克,西砂仁、广木香各 6 克,杭寸冬、白茯苓各 15 克。

【用法】 用水浓煎,分 3 次温服,每日 1 剂。

【功效】 健运中阳,涤痰饮,补正气,增津液,降逆气。

【主治】 中阳不运、痰饮中阻、津液衰竭之噎膈。

【来源】 湖北中医学院著名老中医张梦侬验方。

呃　逆

呃逆是以气逆上冲,喉间呃呃连声,声短而频,令人不能自制为特征的病症。本病包括西医学中胃神经官能症同时也包括某些胃、肠、腹膜、纵隔、食管、脑部等疾病导致膈肌痉挛而致呃逆。

活血散寒止呃方

【组成】 赤芍、桃仁、红花各 9 克,老葱 3 根,川芎 4 克,生姜 2 片,红枣 7 枚,麝香 0.5 克(吞服)。

【用法】 水煎服,每日 1 剂。

【功效】 活血化瘀,散寒止呃。

【主治】 呃逆属中寒交迫血瘀者。

【来源】 北京中医学院颜德馨教授验方。

止呃方

【组成】 旋覆花9克,代赭石9克,公丁香3克,大黄6克,芒硝9克,柿蒂5只。

【用法】 每日1剂,煎2次分服。

【功效】 降逆止呃,泻热通便。

【主治】 呃逆连连,便秘。

【来源】 上海名老中医姜春华验方。

祛化湿痰止呃汤

【组成】 合欢皮30克,合欢花12克,越鞠丸9克(包煎),制香附9克,制苍术9克,法半夏5克,广陈皮6克,炒竹茹9克,川石斛12克,海藻12克,玫瑰花4朵,另用荸荠汁、藕汁各10克冲入。

【用法】 水煎服,每日1剂。

【功效】 祛湿化痰、疏肝和胃。

【主治】 进食时暴怒气郁所致呃逆,苔白厚或燥黄,脉弦滑。

【来源】 南京中医学院教授邹云翔验方。

腹　痛

　　腹痛泛指胃脘以下耻骨以上范围内发生的疼痛而言,在此主要指内科常见的腹痛,至于急腹症,如妇科疾病所致的腹痛,属外科、妇科范围;痢疾、霍乱、积聚等所致的腹痛可参考有关章节。

升槐升降汤

【组成】 升麻30克(醋120毫升,煮干焙枯),槐子15克,炙黄芪12克,白术12克,柴胡12克,当归12克,腹皮30克,木香6克,炙甘草9克。

【用法】 水煎服,每日1剂。

【功效】 疏通气血,升清降浊。

【主治】 气虚下陷腹痛,症见腹痛坠胀神疲、舌苔薄白、脉象沉弱。

【来源】 湖南省岳阳县人民医院名老中医易聘海验方。

温脾固肠汤

【组成】 附子、白术、赤石脂、禹余粮、茯苓、薏苡仁、木香、海参、天生黄(天然硫黄)各适量。

【用法】 水煎服,每日 1 剂。海参另炖烂,和天生黄研成细末分吞。

【功效】 温脾固肠。

【主治】 过敏性结肠炎,久泻不止,即或少获初愈,而停药数日,或饮凉水、或食一片水果,又腹泻如初。

【来源】 北京"四大名医"之一施今墨验方。

解毒活血汤

【组成】 蒲公英 30 克,一见喜(穿心莲)30 克,红藤 15 克,黄芩 9 克,赤芍 9 克,桃仁 9 克,川连 45 克,木香 45 克,制乳香、没药各 4.5 克。

【用法】 水煎服,每日 1 剂。另用大蒜、芒硝外敷。

【功效】 清热解毒,理气活血。

【主治】 温热血积,气血瘀滞所致腹痛、腹痛拒按、脉数有力而弦、舌红苔黄。

【来源】 上海第一医院附属儿科医院主任医师徐迪三验方。

香姜红糖散

【组成】 广木香 50 克,干姜 350 克,红糖 120 克。

【用法】 先把木香、干姜碾为粉末,然后和红糖调在一起,混合均匀。此为 1 个疗程之量,每次口服 10 克,白水送下,3 小时 1 次,每日用 4 次,连服 13 天。如嫌辣味过浓,可改为每次 5 克,一个半小时 1 次,每日服 8 次。

【功效】 温中健脾,理气止痛。

【主治】 脾阳虚弱,腹中隐隐作痛,每日泻下 3～5 次,呈半水样便,久而不止,服附子理中丸或痛泻要方巩固不住者。

【来源】 山东中医学院教授张志远验方。

养肝健脾驱虫止痛方

【组成】 杭白芍 12 克,广木香 3 克,川楝根皮 9 克,雷丸 6 克,芜荑 3 克,粉丹皮 3 克,生甘草、山药各 15 克,烧乌梅 2 个,槟榔 6 克,生地黄 9 克,炒地榆 9 克。

【用法】 水煎服,每日 1 剂。

【功效】 养肝健脾驱虫。

【主治】 过敏性紫癜。症见腹痛、全身有大小紫斑、神疲气短、舌质淡红有斑、脉细数无力。

【来源】 著名老中医李继昌验方。

胃下垂

　　胃下垂系站立位时,胃下缘达盆腔,胃小弯弧线最低点降到髂嵴连线以下的一种病症。中医学的"腹胀""恶心""嗳气""痞证"等病症中可找到类似的描述。

益气畅中汤

【组成】 炒党参 9 克,黄芪 9 克,当归 9 克,白芍 9 克,升麻 9 克,香附 9 克,郁金 9 克,八月札 9 克,厚朴花 2.4 克,砂仁 3 克(后下),沉香 1.2 克,清灵草 9 克,钩藤 9 克,磁石 30 克,宁志丹 9 克(包)。

【用法】 水煎服,每日 1 剂。

【功效】 补中益气,理气畅中。

【主治】 胃下垂(张力低下型)。胃腔胀满,腹泻,体重下降,苔薄质淡,脉细。

【来源】 上海中医学院教授章庆云验方。

马钱枳术丸

【组成】 制马钱子 60 克,枳实 80 克,白术 360 克。

【用法】 3药各研成细末,炼蜜为丸,每丸重3克,早晚饭后各服1丸,温开水送下。

【功效】 强筋壮骨,健脾理气。

【主治】 因身体素亏,气血不足,中气下陷所致的胃、肾、子宫等下垂之征。以治胃下垂疗效最好。

【来源】 重庆市中医研究所研究员著名老中医龚志贤验方。

补胃散

【组成】 鲜猪肚1个(洗净正面朝外),白术片250克(用水浸透)。

【用法】 将白术入猪肚内,两端用索线扎紧,放入大瓦罐内,加满水(罐内须用洗净碎瓦片垫在底上,以免猪肚粘在罐底上),置火上,煮1日,将猪肚内白术取出晒干,焙枯,研成极细末(猪肚可切细脍食)。每次服3克,每日3次。空腹时用米汤送下,开水亦可。服完之后,可继续按法配制,以5剂为1个疗程。轻症1个疗程可愈,重症可连用3个疗程。

【功效】 养胃健脾。

【主治】 胃下垂。午时神倦体乏。

【来源】 湖北中医学院著名老中医张梦侬验方。

益气升陷汤

【组成】 黄芪、党参(或太子参)、银柴胡、干荷叶各适量。

【用法】 每日1剂,水煎2次分服。

【功效】 益气升陷。

【主治】 胃下垂。

【来源】 湖北省黄石市中医院副主任医师陈泽江验方。

便　秘

便秘是指排便间隔时间延长,或虽不延长而排便困难者。小儿多因脾虚失健,热结津亏而导致大便秘结不通,常伴有腹胀、纳差等症。可见于西医的习惯性便秘、巨结肠病等。

通便汤

【组成】 茯苓、橘红、伏龙肝(灶心土)、钩藤各 9 克,炙甘草 6 克。

【用法】 水煎服,每日 1 剂。

【功效】 理气和胃。

【主治】 小儿便秘(先天性巨结肠、习惯性便秘)。

【来源】 北京儿童医院著名老中医王鹏飞验方。

硝黄散

【组成】 大黄 5 克,芒硝 20 克。

【用法】 将上述两味药研成末,以黄酒适量调敷于脐部,纱布覆盖,胶布固定,再用热水袋热敷 10 分钟左右。一般 1～3 日大便可以畅行,然后改用药末少许填满脐孔,外盖肤疾宁贴膏,隔日换药 1 次,连用 10 天以巩固疗效。

【功效】 理气和胃。

【主治】 小儿便秘。

【来源】 江苏省南通市名中老医吴震西验方。

通幽汤

【组成】 枳实、郁李仁、玉竹各 10 克,木香、酒制大黄、麦冬各 7.5 克,皂角、玄参各 5 克,槟榔 15 克。

【用法】 水煎服,每日 1 剂。

【功效】 下气润燥、通腑降浊。

【主治】 小儿巨结肠症。

【来源】 辽宁中医学院名中医李树勋验方。

通便利水汤

【组成】 鲜芦根 30 克,清宁片 3 克(开水泡兑),杏仁泥 9 克,旋覆花 9 克(包煎),生赭石 9 克,清半夏 9 克,嫩桑枝 24 克,广陈皮 4.5 克,肥知母

9 克,大腹绒 4.5 克,川朴花 4.5 克,莱菔子 12 克,元明粉 2.1 克(冲入),苏合香丸 1 粒(和入)。

【用法】 水煎服,每日 1 剂。

【功效】 通滞利水。

【主治】 三焦蓄水,大肠结闭,形冷甚,腹胀而鼓,大便燥秘,小溲少,脉滑而数。

【来源】 北京"四大名医"之一孔伯华验方。

惯秘方

【组成】 藿香 10 克,清半夏 10 克,厚朴 10 克,炒枳壳 10 克,白蔻仁 6 克,桔梗 10 克,杏仁泥 10 克,当归 10 克,郁李仁 10 克,桃仁泥 10 克。

【用法】 水煎,分 3 次服,2 日服 1 剂,可续服 5 剂。

【功效】 温通中阳,宣利湿热,通畅气机。

【主治】 习惯性便秘,粪便干燥坚硬,数日 1 行,伴胃脘胀闷,食呆,或呕逆嗳饱及冷酸等症。

【来源】 湖北中医学院著名老中医张梦侬验方。

加味小柴胡汤

【组成】 柴胡 18 克,黄芩 9 克,半夏 12 克,党参 30 克,生地黄 30 克,玄参 24 克,麦冬 24 克,生白术 60 克,甘草 6 克,杏仁 9 克,桔梗 4.5 克,生姜 9 片,大枣 6 枚。

【用法】 水煎服,日 1 剂。

【功效】 宣展枢机,通利三焦。

【主治】 便秘,粪质干硬如珠。

【来源】 山东中医学院附院院长吕同杰验方。

调脾通结汤

【组成】 白术、苍术各 30 克,枳壳 10 克,肉苁蓉 20 克。

【用法】 用适量清水先将药物浸泡 30 分钟,每剂煎 2 次,每次慢火煎

1 小时左右,将 2 次煎出的药液混合。每日 1 剂、1 次温服。

【功效】 温中润便。

【主治】 各种便秘(虚秘)。如习惯性便秘、全身虚弱致排便动力减弱引起的便秘等。

【来源】 广东省中医院著名老中医岑鹤龄验方。

芦荟通便胶丸

【组成】 芦荟 6 克。

【用法】 将芦荟研成细末,分装在 6 枚空心胶囊内。成人每次用温开水吞服 2～3 枚,日 2 次,小孩每服 1 枚,日 2 次。如无胶囊装药末,亦可用白糖温开水吞服,成人每次 2～3 克,小孩每次 1 克。

【功效】 清热通便。

【主治】 习惯性便秘,热结便秘。

【来源】 重庆市中医研究所著名老中医熊寥笙验方。

病毒性肝炎

肝炎是感染肝炎病毒,引起肝脏损害的一种传染病。临床分为甲型、乙型、非甲非乙型三种。主要表现乏力、食欲减退、恶心呕吐、肝肿大及肝功能损害。部分患者可有黄疸和发热,也有隐性感染者但较少见。中医可按胁调、腹胀、纳呆等辨证论治。

舒肝和络饮

【组成】 北柴胡 9 克,生牡蛎 30 克,制香附 9 克,乌药 9 克,川香 6 克,白芍 9 克,当归 9 克,郁金 6 克,苍术 9 克,川朴(厚皮)6 克,枳壳 6 克,丝络(丝瓜络)9 克,冬瓜子 12 克。

【用法】 每日 1 剂,水煎 2 次分服。

【功效】 舒肝和络。

【主治】 慢性肝炎。

【来源】 上海市中医文献馆研究员陈苏生验方。

五草汤

【组成】 败酱草 62 克,鱼腥草 31 克,龙胆草 62 克,金钱草 31 克,车前草 31 克。

【用法】 每日 1 剂,水煎 2 次分服。

【功效】 清热利湿。

【主治】 急、慢性肝炎。舌质红、苔黄或黄厚腻、脉沉弦或弦数。

【来源】 中国人民解放军第三军医大学大坪医院乔玉川验方。

归芍和胁饮

【组成】 当归、白芍、炒枳壳、甘草、香附、姜黄、黄芩、青皮各适量。

【用法】 每日 1 剂,水煎 2 次分服。

【功效】 疏肝和胁。

【主治】 无黄疸性肝炎,右胁胀痛,脘满少食,四肢无力,肝脏肿大,大便干。

【来源】 山东省老中医吴少怀验方。

清肝凉胆汤

【组成】 当归、川芎、白芍、柴胡、丹皮、山栀、胆草、枳壳、麦芽各适量。

【用法】 每日 1 剂,水煎 2 次,分服。

【功效】 疏肝清热,活血,理气。

【主治】 传染性肝炎,右胁胀满;烦躁,口苦,四肢倦怠,大便干,小便黄。

【来源】 山东省老中医吴少怀验方。

急肝汤

【组成】 茵陈 30 克,酒胆草 10 克,草河车、车前草各 15 克,泽兰、蒲公英各 12 克。

【用法】 水煎服,每日 1 剂。

【功效】 清热、退黄。

【主治】 急性传染性肝炎。

【来源】 全国名老中医关幼波验方。

疏肝和胃饮

【组成】 柴胡 10～20 克,枳壳 10 克,青皮 10 克,炒麦芽 10 克,黄芩 10～15 克,败酱草 15～20 克,连翘 15～20 克,清半夏 10 克,生姜 5 克,薄荷 8 克(后入轻煎)。

【用法】 共煎,取汁 400～500 毫升,每日 3 次,温服。

【功效】 疏肝理气,清热和胃。

【主治】 慢性肝炎。

【来源】 黑龙江中医学院教授马骥验方。

肝郁得效方

【组成】 全当归 15 克,赤、白芍各 9 克,醋青皮 12 克,郁金 9 克,醋香附 12 克,广木香 9 克,炒枳壳 9 克,陈皮 12 克,焦白术 12 克,茯苓 12 克,醋柴胡 6 克,甘草 6 克。

【用法】 水煎服,每日 1 剂,煎 2～3 次均可。早、中、晚餐后 1～2 小时温服。

【功效】 疏肝理气,和血散瘀,健脾和中。

【主治】 胁痛脘胀,噫气频作,消化不良,纳谷减少,身倦乏力,精神郁闷等,并治慢性肝炎、肝硬化等病。

【来源】 武汉市中西医结合医院主任医师高省身验方。

虎蛇疗肝汤

【组成】 虎杖 15 克,白花蛇舌草 30 克,贯众 15 克,太子参 15 克,白术 10 克,桑寄生 15 克,秦艽 10 克,赤芍 10 克,白芍 10 克,甘草 6 克,藿香 10 克,茯苓 10 克,益母草 10 克,郁金 10 克。

【用法】 水煎服,每日 1 剂。

【功效】 解毒利湿,调肝理脾。

【主治】 病毒性肝炎,肝硬化或其他肝脏疾患,凡有湿热蕴结,肝脾功能失调的征候,均可选用本方。

【来源】 武汉市第九医院主任医师万文谟验方。

积 聚

积聚是以腹内结块,或胀或痛为主要临床特征。多因正气亏虚,脏腑失和,气滞血瘀,痰浊蕴结腹内所致。包括西医的腹部肿瘤、肝脾肿大以及增生型肠结核、胃肠功能紊乱、不完全性肠梗阻等疾病。

软坚丸

【组成】 皂矾(煅红醋浸)90 克,苍术(米泔水浸)15 克,甜酒曲 21 克,茵陈 60 克,生鸡内金 15 克,郁金 15 克,金钱草 30 克,青蒿 45 克,鳖甲 100 克,黄芪 60 克,山甲珠(穿山甲的鳞甲)18 克,栀子 15 克,酒大黄 9 克。

【用法】 先将鳖甲、黄芪、金钱草、茵陈、栀子、青蒿浓煎收膏至滴水成珠,再将皂矾、生鸡内金、郁金、苍术、大黄、甜酒曲、山甲珠研极细混合拌上药使其均匀,炼蜜为丸。每丸重 9 克,每日 2 次,早、晚各 1 丸。

【功效】 软坚散结,疏肝清热。

【主治】 肝区疼痛,肝大质硬,食欲不振,腹胀气撑,倦怠乏力,手足心热,胸、面部等有蜘蛛痣、黄疸等。舌质淡红,舌苔薄或无苔,脉弦细。

【来源】 云南林业中心医院老中医来春茂验方。

肝硬化丸

【组成】 柴胡 45 克,枳实 60 克,郁金 30 克,陈皮 15 克,当归 30 克,白芍 60 克,川芎 30 克,丹皮 30 克,云苓 60 克,甘草 30 克,砂仁 15 克,桃仁 30 克,白人参 30 克,白术 60 克,苍术 30 克,川朴 30 克,三棱 30 克,莪术 30 克,木香 15 克,槟榔 30 克,法半夏 30 克,乌药 30 克,黑丑(牵牛花的种子)30 克,地龙 30 克,肉桂 15 克,川楝子 30 克,血竭(龙血树树脂)30 克,琥珀 30 克。

【用法】 上药共研成细末,水泛为丸,如绿豆大,每次服 9 克,每日 2～3 次,开水吞服。

【功效】 疏肝理气,活血散结。

【主治】 慢性肝炎,早期肝硬化。

【来源】 北京"四大名医"之一施今墨验方。

化瘀益气方

【组成】 生大黄 6～9 克,桃仁 9 克,䗪虫(地鳖虫)9 克,炮山甲 9 克,丹参 9 克,鳖甲 12～15 克,黄芪 9～30 克,白术 15～16 克,党参 6 克。

【用法】 每日 1 剂,水煎 2 次,分服。

【功效】 益气活血。

【主治】 早期肝硬化。

【来源】 上海医科大学姜春华教授验方。

软肝缩脾方

【组成】 柴胡 6 克,黄芩 10 克,蝉蜕 6 克,白僵蚕 10 克,片姜黄 6 克,水红花子 10 克,炙鳖甲 20 克,生牡蛎 20 克,生大黄 1 克,焦三仙 10 克。

【用法】 上方每周 5 剂,每剂煎取 500 毫升左右,分 2～4 次温服,服 3 个月后改为每周 3 剂分服维持。

【功效】 行气开郁,活血化瘀,软肝缩脾。

【主治】 早期肝硬化,肝硬,脾大。

【来源】 北京中医学院赵绍琴教授验方。

臌　胀

臌胀是因腹部胀大如鼓而命名。以腹部胀大,皮色苍黄,甚则腹水青筋暴露,四肢不肿或微肿为特征。多因酒食不节,情志所伤,感染血吸虫,劳欲过度,以积黄疸。积聚失治,使肝、脾、肾功能失调,气血水积淤于腹内而成。主要见于西医的肝硬化腹水。

消臌利水汤

【组成】 (土胆草)、白毛藤、白毛根、九孔子各 30 克。

【用法】 水煎服,连服 10～20 剂。

【功效】 消臌利水。

【主治】 肝硬化腹水,腹臌大、坚硬,起青筋,四肢瘦,行动气喘急,面容瘦削,脉弦或弦细,舌色深红,胃纳不佳,心情郁闷不乐,欲名臌胀实证。

【来源】 浙江省中医院主任医师魏长春验方。

化瘀通气排水方

【组成】 柴胡 9 克,赤芍 15 克,丹参 15 克,当归 15 克,生牡蛎 30 克(先下),广郁金 9 克,川楝子 12 克,桃仁 9 克,红花 9 克,桔梗 9 克,紫菀 9 克,䗪虫 9 克,椒目 9 克,葶苈子 9 克。

【用法】 每日 1 剂,水煎 2 次分服。

【功效】 化瘀软坚,通利三焦。

【主治】 肝硬化腹水,腹大如鼓,胸胁胀满,其病多由气臌积渐而来,腹中水渍,转侧有声,鼓之则移动性浊音明显,下肢可见水肿,面色萎黄,小便短少,大便时干,脉细数。

【来源】 北京中医学院印会河教授验方。

臌胀丸

【组成】 苍、白术各 60 克,川厚朴 60 克,炒枳实 60 克,旋覆花炭 60 克,煨三棱 60 克,煨莪术 60 克,醋炒鳖甲 90 克,绵茵陈 120 克,炒槐角 60 克,广陈皮 60 克,败酱草 90 克,赤、白芍各 60 克,红饭豆 120 克,昆布 60 克,海藻 60 克,槟榔 60 克,土鳖虫 30 个,干蝼蛄(土狗)30 个,蒲公英 120 克,紫花地丁 120 克。

【用法】 共炒焦,研成极细末。另用皂矾 120 克,入 500 毫升醋中,加热溶化,再加入粟米 1 千克,拌匀、晒干,入锅内慢火炒成炭,待烟尽,待冷,隔纸将粟米炭摊地上,约 2 小时,研成极细末,再合入上药末中共研匀,后用白面粉 750 克,加醋与水各半,打成糊,和合为丸,如小豆大,晒干。每次服30 粒,饭前糖化开水送下,每日 3 次。如服后胃中有嘈杂感,可只服 20 粒或10 粒,待反应消失时,每日加服 5 粒,逐渐加至每次 30 粒,最多每次不超过40 粒。如服后,病势减退,可照方配制继续多服,以愈为度。

【功效】 疏肝、理脾、活血、消瘀、清热利湿、软坚、散结。

【主治】 肝硬化腹水,脘腹坚硬胀满如鼓,肝区时痛,腹壁静脉怒张,肢体出现明显蜘蛛痣及红斑掌、四肢干瘦、食少、溺短、神倦、体困、动则气短作喘,也有发生黄疸的,日久失治则正气衰竭,发生肝昏迷而致死亡。

【来源】 湖北中医学院张梦侬验方。

益脾消水饮

【组成】 柴胡(陈醋炙)15～20 克,鳖甲(陈醋炙酥、捣细)20～25 克,白术(土炒)10～15 克,丹参 15～20 克,红参 8～15 克,白茯苓 15～25 克,陈皮10～20 克,蓬莪术(醋炙)10～15 克,大腹皮 15～25 克,丹皮 15～20 克。

【用法】 以上诸药,用文火煎取药汁 500 毫升,1 日分 3～4 次,食后服。

【功效】 化瘀、健脾、利水。

【主治】 肝硬化。

【来源】 黑龙江中医学院教授马骥老中医验方。

舒肝开肺方

【组成】 柴胡 10 克,赤芍 30 克,当归 15 克,丹参 30 克,生牡蛎 30 克(先下),广郁金 10 克,川楝子 12 克,桃仁 10 克,土鳖虫 10 克,桔梗 10 克,紫菀 10 克。

【用法】 水煎服,每日 1 剂。

【功效】 开利肺气,通畅三焦气道。

【主治】 肝性腹胀(慢性肝炎、肝硬化、肝硬化腹水)。

【来源】 著名中医专家印会河验方。

补气利水汤

【组成】 党参、当归各 12 克,黄芪、木瓜、茅根、冬瓜皮、茯苓、笋片各

30 克,白芍、白术、香附、薏苡仁、陈皮、泽泻各 20 克,陈瓢皮 50 克,红花 10 克。

【用法】 水煎服,每日 1 剂。一般服 5 剂后小便利,腹胀稍减,继服 30 剂为 1 个疗程。若小便不多,腹胀加剧者可加白术 120 克,甘遂 30 克,焙干研为细粉,装入胶囊中备用,每日 1 次,每次 3 克,以汤剂送服,7 日为 1 个疗程。腹胀消后,可去药粉,单服水药。

【功效】 补气行水,祛湿消满。

【主治】 肝硬化腹水(气虚湿阻型)。症见面黄形瘦、语音低微、息促气短、体倦乏力、腹大胀满、饮食减少、食后胀甚、舌淡胖、苔薄白或滑润。

【来源】 安徽名老中医王正雨验方。

臌胀消水丹

【组成】 甘遂粉 10 克,琥珀 10 克,枳实 15 克,沉香 10 克,麝香 0.15 克。

【用法】 上药共研成细末,装入胶囊,每次 4 粒,于空腹时用大枣煎汤送服。间日 1 剂。

【功效】 行气逐水。

【主治】 肝硬化腹水。

【来源】 贵阳中医学院教授主任医师李昌源验方。

脱　肛

脱肛又称肛管直肠脱垂,系直肠黏膜、肛管直肠全层和部分乙状结肠向下移位、脱出肛外的一种疾病,多见于体质虚弱的老年人及小儿。

收肛散

【组成】 五倍子 9 克,炒浮萍草 9 克,龙骨 9 克,木贼草 9 克。

【用法】 共研成细末,干擦或麻油调敷。

【功效】 收涩固脱。

【主治】 肛门直肠黏膜脱垂Ⅰ、Ⅱ度。

【来源】 上海中医学院曙光医院教授柏连松验方。

益气升肠汤

【组成】 黄芪 15 克,当归 10 克,党参 15 克,白术 10 克,柴胡 10 克,升麻 10 克,炙甘草 10 克,椿树皮 10 克,陈皮 10 克,罂粟壳 10 克。

【用法】 水煎,每日 1 剂,3 次分服。

【功效】 益气升阳。

【主治】 脱肛。

【来源】 湖北中医学院名中医张梦侬验方。

脱肛液

【组成】 明矾 6 克,盐酸普鲁卡因 1 毫升,加水至 100 毫升。

【用法】 注射于直肠周围或直肠黏膜层与肌层之间。

【功效】 固肠收涩。

【主治】 直肠脱垂。

【来源】 沈阳市痔瘘医院主任医师李润庭验方。

心 悸

心悸是指患者自感心中急剧跳动,惊慌不安,不能自主,或脉见参伍不调的一种征候。包括西医各种原因引起的心律失常,如心动过速、心动过缓、过早搏动、心房颤动与扑动、房室传导阻滞、束支传导阻滞、病态窦房结综合征、预激综合征、心力衰竭、心肌炎、心包炎以及一部分神经官能症等。

宁心饮

【组成】 太子参 15～30 克,麦冬 15 克,五味子 6 克,淮小麦 30 克,甘草 6 克,大枣 7 枚,丹参 15 克,百合 15 克,龙牡 30 克,磁石 30 克。

【用法】 每日 1 剂,水煎 2 次,分服。

【功效】 益气养阴,宁心调神。

【主治】 心悸难宁,胸闷烦热,口干津少,少寐多梦,或伴汗出。苔少质红,脉细数或有间歇。多用于窦性心动过速、室上性心动过速,心脏神经官能症等。

【来源】 上海中医学院附属岳阳医院主任医师朱锡祺验方。

渗湿逐饮汤

【组成】 半夏 10 克,风化硝 10 克(冲),茯苓 31 克,花槟榔 10 克,猪苓 31 克,郁李仁 16 克。

【用法】 每日 1 剂,水煎 2 次,分服。

【功效】 渗湿逐饮。

【主治】 胃脘跃动(痰饮心悸)。症见心悸心慌,伴有失眠、头晕等。

【来源】 北京中医医院老中医秦厚生验方。

心律失常方

【组成】 生地黄 12 克,丹皮 12 克,知母 9 克,黄柏 6 克,黄连 6 克,龙眼肉 12 克,玉竹 12 克,莲子肉 12 克,枣仁 9 克,夜交藤 15 克,珍珠母 15 克。

【用法】 每日 1 剂,水煎 2 次,分服。

【功效】 清热安神。

【主治】 心悸心慌,失眠、头晕等。

【来源】 河北中医学院薛芳副教授验方。

风心方

【组成】 橘络、丝瓜络各 6 克,青葱根、茜草根、旋覆花、赤芍、归尾、桃仁、红花、青蒿各 6 克,鳖甲 25 克,大黄虫丸 1 丸(分吞)。

【用法】 水煎服,每日 1 剂。

【功效】 补气养阴、活血化瘀、疏通经络。

【主治】 风心病心衰晚期。症见大肉已脱,上气喘满,心悸怔忡,腹胀攻撑,纳差便溏,肚大青筋,下肢水肿等,舌边有瘀斑或青筋暴,脉浮大无力或虚数无根。

【来源】 全国著名中医专家岳美中教授验方。

温阳补气活血汤

【组成】 黄芩 30 克,桂枝 12 克,瓜蒌 12 克,丹参 30 克,制附子 1.2 克,薤白 12 克,枳壳 12 克,红花 12 克,炙甘草 10 克。

【用法】 水煎服,每日 1 剂。

【功效】 温阳益气,活血通脉。

【主治】 病态窦房结综合征。

【来源】 河南医科大学第一附属医院朱道范验方。

人参芍药散

【组成】 人参、麦冬、五味子、黄花、当归、芍药、甘草各适量。

【用法】 每日 1 剂,水煎 2 次,分服。

【功效】 益气补血,活血化瘀,养心调脉。

【主治】 心律失常。

【来源】 浙江著名老中医柯德明验方。

加味生脉饮

【组成】 党参、麦冬、五味子、龙骨、牡蛎、钩藤、当归、白芍、枸杞子、甘草各适量。

【用法】 水煎服,每日 1 剂。

【功效】 益气生血,镇痉安神,益补肝肾,收敛心气。

【主治】 气血两亏之心悸。

【来源】 黑龙江省著名老中医郑侨验方。

失　眠

　　失眠是由于外感或内伤等病因,致使心、肝、胆、脾、胃、肾等脏腑功能失调,心神不安而成。失眠在古代书籍中称为不得眠、目不暝,亦有称为不得卧者。包括西医的神经官能症、高血压、脑动脉硬化、贫血、肝炎、更年期综合征以及某些精神病等。

理消汤

【组成】 川厚朴、槟榔片、焦麦芽、藿香、广木香、陈皮、首乌藤、杭芍、神曲各适量。

【用法】 每日 1 剂,水煎 2 次,分服。

【功效】 理气消食,和中安眠。

【主治】 肝胃不和,失眠多梦,中脘胀满疼痛,不思饮食,胸闷不舒,眩晕疲困,舌苔白厚、质红,脉弦。

【来源】 北京市宣武区中医医院老中医刘春圃验方。

百合夏枯草汤

【组成】 百合 30 克,夏枯草 15 克。

【用法】 每日 1 剂,水煎 2 次,分服。

【功效】 养阴平肝安神。

【主治】 长时间失眠,神情不安,心悸,烦躁,脉弦,舌苔薄而舌质红。

【来源】 浙江省中医院主任医师魏长春验方。

复方丹参酒

【组成】 丹参 50 克,石菖蒲 50 克,玄胡 50 克,五味子 30 克。

【用法】 上药共研成粗粉,加白酒 500 毫升,泡 2 周后,需要时睡前服 5～10 毫升。

【功效】 化瘀安神。

【主治】 心烦意乱,不能入睡,睡亦不深,多梦易醒者。

【来源】 解放军军医进修学院陈树森教授验方。

去痰君安汤

【组成】 法半夏、陈皮、炙甘草、炒枳壳、瓜蒌皮、炒枣仁、竹茹各 10 克,茯苓 10 克,薏苡仁 15 克,高粱米(秫米)60 克,生姜 3 片。

【用法】 水煎,分 3 次服,5 剂为 1 个疗程,如病未痊愈,可续服 5 剂。

【功效】 化痰饮,决壅塞,通经络,和阴阳。

【主治】 入夜张目不瞑,因而经常失眠,形体一般较胖,脉多弦滑寸大。虽常服安神镇静之剂,效均不显。

【来源】 湖北中医学院张梦侬教授验方。

惊恐不寐方

【组成】 炒枣仁、生甘草、朱寸冬、陈皮、郁李仁、远志肉、枳实、法半夏各 10 克,茯苓、丹参、龙牡粉、猪胆皮(酒炒)各 15 克。

【用法】 水煎,分 3 次温服,5 剂为 1 个疗程。

【功效】 镇静安神,祛痰涤饮。

【主治】 白日猝然受惊,入夜常不能寐,寐则惊悸而寤,故白日常感头目弦晕胀闷。

【来源】 湖北中医学院张梦侬教授验方。

地芍二至丸

【组成】 法半夏、夏枯草各 10 克,生地黄、白芍、女贞子、墨旱莲、丹参、合欢皮各 15 克,生牡蛎、夜交藤各 30 克。

【用法】 上药睡前 1 小时服头煎,夜间醒后服二煎,夜间不醒者,次日早晨服二煎。

【功效】 育阴潜阳,交通心肾,清泄痰火。

【主治】 顽固性失眠。

【来源】 江苏省南通市中医院主任医师陈伯涛验方。

补心安神膏

【组成】 黄芪 60 克,党参 30 克,沙参 60 克,生地黄 60 克,当归 60 克,赤芍 60 克,白芍 60 克,川芎 60 克,阿胶 30 克,黄芩 20 克,川黄连 10 克,女贞子 30 克,墨旱莲 60 克,金樱子 60 克,五味子 60 克,远志肉 30 克,生牡蛎 80 克,珍珠母 80 克,焦麦芽 60 克,鸡内金 60 克,桑椹子 60 克,鲜葡萄 2.5

千克,鲜苹果 4000 克(切片),蜂蜜 150 毫升,冰糖 60 克。

【用法】 将上药除阿胶外共入锅中,煎煮 4 小时,去净药渣,置文火上浓缩,加鲜葡萄和鲜苹果,再煎,再去净渣,加蜂蜜、冰糖徐徐收膏,同时将阿胶溶化于膏内,以滴水成珠为度,贮于瓶中。每日早、晚各服 10 克,开水化服。

【功效】 健脾安神,养血宁心。

【主治】 用脑过度,失眠,食欲不佳,大便秘结,症属心脾两虚,或伴见脾虚食滞者。

【来源】 北京中医学院著名老中医赵绍琴教授验方。

潜阳宁神汤

【组成】 夜交藤 30 克,熟枣仁 20 克,远志 15 克,柏子仁 20 克,茯苓 15 克,生地黄 20 克,玄参 20 克,生牡蛎 25 克,生赭石(研)60 克,川连 10 克,生龙骨 20 克。

【用法】 水煎服,每日 1 剂。

【功效】 滋阴潜阳,清热宁心,益智安神。

【主治】 心烦不寐,惊悸怔忡,口舌干燥,头晕耳鸣,手足烦热,舌红苔薄,脉象弦数或滑。

【来源】 黑龙江"四大名医"之一张琪研究员验方。

癫　狂

癫症以精神抑郁、表情淡漠、沉默痴呆、语无伦次、静而少动为特征,多由痰气郁结、蒙蔽心窍所致。狂症以精神亢奋、狂躁刚暴、喧扰不宁、毁物打骂、动而多怒为特征,多由痰火壅盛,迷塞心窍所致。类似于西医学的某些精神病。

加味温胆汤

【组成】 清半夏 10 克,广皮 10 克,茯苓 12 克,远志 10 克,竹茹 12 克,枳实 10 克,九节石菖蒲 10 克,矾郁金 10 克,天竺黄 10 克,磁石 30 克,生龙齿 15 克,生牡蛎 15 克,胆南星 10 克,朱砂 1.5 克(冲)。

【用法】 每日 1 剂,水煎 2 次分服。

【功效】 舒肝宁心,化痰开窍。

【主治】 沉默寡言,或喃喃自语、精神失常。

【来源】 天津市长征医院老中医玉秀儒验方。

枕中丹

【组成】 龟版 15 克,生龙骨 15～20 克(先煎),远志、九节石菖蒲各 15 克。

【用法】 水煎服,每日 1 剂。

【功效】 收敛心气,养心安神。

【主治】 癫狂症。

【来源】 哈尔滨市著名老中医吕德苗验方。

解醒汤

【组成】 柴胡 20 克,青皮 20 克,香附 20 克,郁金 20 克,桃仁 30 克,炒枣仁 30 克,合欢 20 克,石菖蒲 15 克,龙骨 20 克,半夏 15 克,甘草 10 克。

【用法】 水煎服,每日 1 次。

【功效】 疏肝化瘀,开窍安神。

【主治】 癫症、郁症等。

【来源】 辽宁中医学院副教授郑统魁验方。

癫狂清脑汤

【组成】 石决明 30 克(先煎),玳瑁 6 克(先煎),天麻 9 克,川芎 9 克,天竺黄 12 克,郁金 9 克,紫贝齿 30 克(先煎),生地黄 12 克,麦冬 9 克,蚤休 12 克,灵芝草 9 克,脐带 1 条。

【用法】 水煎服,每日 1 剂,相隔 6 小时服。服药期间避声响,早卧早起,闲情逸致,忌食家禽头足(10 日为 1 个疗程)。

【功效】 平肝熄风,清脑止痛。

【主治】 癫痫(小儿与成人原发性与继发性)以及肝风病、脑系疾患。

【来源】 上海市南市中医院主任医师方宝华验方。

自　汗

自汗是指不管朝夕、动或不动,时常汗出。由于人体阴阳失调、营卫不和、腠理开阖不利所致。包括西医的甲状腺功能亢进、自主神经功能紊乱等。

固表育阴汤

【组成】 炙黄芪 30 克,黄精 30 克,当归 12 克,知母 9 克,干生地黄 12 克,地骨皮 10 克,生龙骨 30 克,生牡蛎 30 克,浮小麦 30 克,玄参 30 克,麦冬 10 克,炙甘草 12 克。

【用法】 水煎,每日 1 剂,分 2 次服。

【功效】 益气固表,育阴潜阳。

【主治】 气阴两虚,自汗、盗汗并见者。

【来源】 商丘地区著名老中医郑惠民验方。

五倍子散

【组成】 五倍子适量。

【用法】 研成极细末,瓶贮备用,每次 2～3 克,用温开水调成糊状,临睡时敷肚脐窝,上盖纱布,以胶布固定,次晨除去。

【功效】 固表止汗。

【主治】 自汗、盗汗。

【来源】 解放军军医进修学院陈树森教授。

补阳汤

【组成】 人参、黄芪、白术、甘草、五味子各适量。

【用法】 水煎,每日 1 剂,分 2 次服。

【功效】 益气固表。

【主治】 自汗,卫气不固,津液外泄。

【来源】 北京中医学院秦伯未教授验方。

止汗验方

【组成】 淡豆豉(捣碎)10 克,霜桑叶 6 克,小米 50 克。

【用法】 锅中入水 2 碗,入淡豆豉、霜叶,置火上,沸后,文火煎煮刻许,去渣留液,放入小米,再煮成粥,临睡前温服,每日 1 剂,连用 5 天。

【功效】 固表敛津。

【主治】 自汗。

【来源】 著名中医顾兆农验方。

盗 汗

入眠出汗,醒后汗止,谓之盗汗。祖国医学认为多属阴虚。多见于西医的结核、自主神经功能紊乱以及产后体虚盗汗等。

滋阴敛汗方

【组成】 石斛 9 克,麦冬 9 克,连翘 15 克,山栀 9 克,黄芩 15 克,浮小麦 30 克,龙骨 9 克,牡蛎 30 克,白芍 9 克,五倍子 9 克,川续断 9 克,桑寄生 30 克,十大功劳叶 12 克,甘草 3 克。

【用法】 水煎服,每日 1 剂,分 2 次温服。

【功效】 滋阴敛汗。

【主治】 盗汗。属阴虚内热者。

【来源】 河南著名老中医孙一民主任医师验方。

止汗汤

【组成】 生地黄 6 克,元参 15 克,沙参 9 克,石斛 9 克,麦冬 9 克,山栀 9 克,连翘 9 克,竹叶 9 克,龙骨 9 克,牡蛎 30 克,浮小麦 30 克,五倍子 9 克。

【用法】 水煎,每日1剂,分2次服。

【功效】 养阴、清热、止汗。

【主治】 阴虚内热之盗汗。

【来源】 河南著名老中医孙一民主任医师验方。

三物敛汗饮

【组成】 牡蛎30克,黄芪、麻黄根各20克。

【用法】 水煎,每日1剂,分2次服。

【功效】 养阴敛汗。

【主治】 盗汗。

【来源】 河南著名老中医孙一民主任医师验方。

桑叶饮

【组成】 桑叶适量。

【用法】 焙干研成末,米汤每次送6克。

【功效】 固表止汗。

【主治】 夜汗。

【来源】 著名老中医魏龙骧教授验方。

加味牡蛎散

【组成】 煅牡蛎100克,生黄芪100克,麻黄根50克,五味子50克。

【用法】 上药研成粗末,瓶贮备用。每次10～20克,用浮小麦同煮,滤去渣热服,每日2次。

【功效】 益气敛阴止汗。

【主治】 夜寐盗汗,体常自汗,属气虚表弱,卫阳不固之症。

【来源】 著名老中医陈树森主任医师验方。

二味敛汗散

【组成】 五倍子粉2～3克,飞辰砂(朱砂)1～1.5克。

【用法】 加水调成糊状,涂在塑料薄膜上敷于脐窝,用胶布固定,2 小时为 1 次。

【功效】 滋阴敛汗。

【主治】 肺结核盗汗。

【来源】 名医刘敬东验方。

补虚止汗方

【组成】 生、熟地黄各 15 克,仙茅 12 克,淫羊藿 12 克,肉苁蓉 12 克,五味子 3 克,菟丝子 24 克,栀子 12 克,浮小麦 12 克,炙鳖甲 12 克,豆衣 24 克,阳起石 15 克,白芍 15 克,蛇床子 12 克。

【用法】 水煎,每日 1 剂,分 2 次服。

【功效】 滋阴固涩,益肾助阳。

【主治】 盗汗并阳痿。

【来源】 著名老中医衡少白验方。

眩 晕

眩晕是目眩与头晕的总称。目眩即眼花或眼前发黑,视物模糊;头晕即感觉自身或外界景物旋转,站立不稳,两者常同时并见,故统称为眩晕。可见于西医的梅尼埃、迷路炎、内耳药物中毒、前庭神经元炎、位置性眩晕、晕动病、脑动脉粥样硬化、高血压病、椎—基底动脉供血不足、阵发性心动过速、房室传导阻滞、贫血、中毒性眩晕、眼原性眩晕、头部外伤后眩晕、神经官能症等。

黄芩泻火汤

【组成】 黄芩、山栀、制大黄、白芍、甘草、生地黄、钩藤、牛膝各适量。

【用法】 每日 1 剂,水煎 2 次,分服。

【功效】 清肝泻火。

【主治】 高血压初起,患者体盛性刚,烦躁易怒,口苦烘热,目赤,头痛、头胀、大便干结、脉弦劲、舌红、苔黄、血压常有波动,且以收缩压为主。

【来源】 浙江省中医院魏长春主任医师验方。

降压膏

【组成】 熟地黄 30 克,女贞子 20 克,牡丹皮 15 克,槐米 15 克,夏枯草 30 克,桑寄生 24 克,牛膝 15 克,生石决明 30 克。

【用法】 每日 1 剂,水煎 2 次,分服。

【功效】 滋阴潜阳,降压止眩。

【主治】 肝肾阴虚,髓海失充所引起的眩晕症。对年老阴阳失调而引起的高血压症,尤为适应。其降压效果可靠,且不易反复。

【来源】 河南临汝县中医院老中医桂清理验方。

清泻肝胆方

【组成】 柴胡 9 克,黄芩 15 克,半夏 12 克,青皮 9 克,枳壳 9 克,竹茹 9 克,龙胆草 9 克,栀子 9 克,蔓荆子 12 克,苍耳子 9 克,大青叶 15 克。

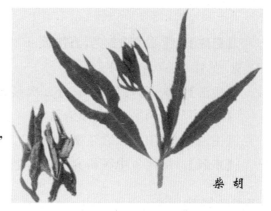

柴胡

【用法】 每日 1 剂,水煎 2 次,分服。

【功效】 清泄肝胆。

【主治】 内耳性眩晕,症见头晕目眩,羞明畏光,耳胀耳鸣,口苦,甚则汗出呕吐,苔白腻,脉弦。

【来源】 北京中医学院印会河教授验方。

降压汤

【组成】 川芎 12 克,菊花 20 克,地龙 10 克,川牛膝 15 克,夏枯草 30 克,地骨皮 30 克,玉米须 30 克。

【用法】 每日 1 剂,水煎 2 次,分服。

【功效】 平肝清热,通络止痛。

【主治】 因肝胆上亢所致的眩晕头痛、耳鸣、脉弦实等证。

【来源】 重庆市中医研究所研究员、著名老中医龚志贤验方。

定眩汤

【组成】 党参 30 克,白术 30 克,茯苓 24 克,当归 24 克,白芍 30 克,川芎 9 克,陈皮 6 克,半夏 6 克,泽泻 15 克,赭石粉 18 克,柴胡 9 克,荷叶 15 克,生龙骨 30 克,生牡蛎 30 克。

【用法】 水煎服,每日 1 剂。

【功效】 补气养血、健脾祛痰、升清降浊。

【主治】 耳源性眩晕(梅尼埃病)。

【来源】 山东中医学院附院院长、主任医师吕同杰验方。

平肝清晕汤

【组成】 生白芍 12 克,石决明 15 克,白蒺藜 12 克,菊花 9 克,生地黄 12 克,龙骨 15 克,牡蛎 15 克。

【用法】 水煎,每日 1 剂,分 2 次温服。

【功效】 滋阴平肝,潜阳清晕。

【主治】 肝阳上亢之眩晕。

【来源】 山西省中医研究所著名老中医张子琳教授验方。

气虚眩晕煎

【组成】 炙黄芪 20 克,别直参 10 克,老鹿角 15 克(先煎),桂枝 10 克,川芎 10 克,酒炒柴胡 10 克,炙甘草 5 克。

【用法】 将上药放入容器内,加冷水浸过药面,浸泡 15 分钟后进行煎煮。待沸后改用微火,再煎 15 分钟,滤取药汁;药渣再加少量冷水,如上法煎煮,沸后 15 分钟滤取药汁倾入前药汁中,分 2 次服(1 日量)。

【功效】 益气壮阳。

【主治】 气虚眩晕。

【来源】 成都市第一人民医院主任医师施治全验方。

头　痛

头痛是临床常见的症状之一,凡外感或内伤头痛为主者,皆属头痛。可见于传染性及感染性发热之疾病、高血压、颅内疾病、神经官能症、偏头痛等疾病中。

偏头痛熏方

【组成】　透骨草 30 克,川芎 15 克,细辛 15 克,白芷 15 克,白僵蚕 1 岁 1 个。

【用法】　纳药砂锅内,煮沸数分钟,取一厚纸,中孔约手指大,覆锅,熏痛侧耳孔及疼痛部位 10～20 分钟,日 2～3 次,每剂药用 2～3 天。

【功效】　活血止痛。

【主治】　偏头痛(血管神经性头痛,三叉神经痛)。

【来源】　开封市第二人民医院主任医师崔玉衡验方。

头痛鼻散

【组成】　白芷 10 克,冰片 1 克。

【用法】　先将白芷研成细末,再将冰片研细和匀,再研至极细末为度,磁瓶收贮备用。每用少许以消毒纱布包裹塞鼻,右痛左鼻,左痛右鼻,或用棉球蘸药粉少许塞鼻孔亦可,每日 2～3 次。

【功效】　疏风止痛。

【主治】　偏头痛,神经血管性头痛发作,风痰上扰及血瘀头痛均可。

【来源】　解放军军医进修学院陈树森教授验方。

天麻半夏汤

【组成】　天麻 10 克,勾藤 15 克(后下),制半夏 15 克,白芷 10 克,藁本 10 克,玄明粉 6 克(冲服),川芎 15 克。

【用法】　每日 1 剂,煎 2 遍和匀,3 次分服。

【功效】 平肝潜阳,降逆止痛。

【主治】 风痰上扰之头痛,头痛昏沉,纳呆恶心,甚至呕吐。

【来源】 解放军军医进修学院陈树森教授验方。

震消汤

【组成】 制首乌、制龟版、煅磁石各 25 克,女贞子、草决明、白芍、龙牡粉各 15 克,杭菊花、苦丁茶、白蒺藜、牛膝、石斛各 10 克,真珠母粉 30 克。

【用法】 加水浓煎,分 3 次服。可连服 5～10 剂,以后再发按原方续服。如此反复治疗,可得到根治。

【功效】 镇逆消瘀,活血通络。

【主治】 脑震荡后遗头痛,头脑昏闷胀痛、呕逆,尤以颞部及后脑部为甚。

【来源】 湖北中医学院张梦侬教授验方。

偏头痛饮

【组成】 珍珠母 30 克(先煎),龙胆草 2～3 克,杭菊花 9～12 克,防风 3～5 克,当归 6～9 克,白芍 9 克,生地黄 12～18 克,川芎 5 克,全蝎 2～4 克,鹰虫(水蛭)5～9 克,地龙 9 克,牛膝 9 克。

【用法】 每日 1 剂,煎 2 次服。

【功效】 清肝潜阳,活血通络。

【主治】 偏头痛。

【来源】 浙江著名老中医陆芷青主任医师验方。

凉血清肝汤

【组成】 生地黄 15 克,丹皮 9 克,赤、白芍各 9 克,元参 12 克,龙胆草 6 克,决明子 30 克,柴胡 6 克,菊花 9 克,酒军(大黄)6 克,枳壳 9 克,甘草 5 克。

【用法】 水煎服,每日 1 剂。

【功效】 清肝凉血。

【主治】 血管神经性头痛,表现为肝化风,血热上冲,症见头胀痛欲裂,太阳穴经脉隆起跳痛,面目红赤,烦躁易怒,夜寐不安,多梦易惊,甚则目眩妄见,口臭饮冷,大便秘结,小便黄赤,舌质鲜红,脉见弦数。

【来源】 全国著名老中医赵金铎验方。

加味芎辛汤

【组成】 川芎、细辛、白芷、牛蒡子、延胡索、法半夏各适量。

【用法】 代茶饮。

【功效】 疏风活血止痛。

【主治】 偏头痛。

【来源】 中国中医研究院基础理论研究所周超凡验方。

霹雳汤

【组成】 全蝎2只,制川乌4.5克,制草乌4.5克,白芷12克,川芎9克,白僵蚕9克,生姜6克,甘草3克。

【用法】 上药1剂,用500毫升清水,先入川乌、草乌煎煮30分钟,然后加入余药再煎20分钟,去渣,将2次煎出的药液混合。每日1剂,分2次服用。

【功效】 驱风止痛。

【主治】 偏头痛。

【来源】 南京军区总医院著名中医沙星垣验方。

头痛舒煎剂

【组成】 细辛4克,吴茱萸3克,炙全蝎5克,白僵蚕10克,制南星4克,白附子6克,石决明15克,天麻9克,生石膏20克,红花10克,川芎5克,苦丁茶3克,生甘草3克。

【用法】 水煎,每日1剂,分2次温服。

【功效】 清化痰热,平肝熄风,活络止痛。

【主治】 血管性头痛。

【来源】 南京中医学院著名老中医孟澍江教授验方。

三叉神经痛

三叉神经分布区内反复发作的、阵发性短暂剧烈疼痛,称三叉神经痛。属祖国医学"偏头风"症。

熄风止痛汤

【组成】 生石膏 24 克,葛根 18 克,黄芩 9 克,赤芍 12 克,荆芥穗 9 克,钩藤 12 克,薄荷 9 克,甘草 9 克,苍耳子 12 克,全蝎 6 克,蜈蚣 3 条,柴胡 12 克,蔓荆子 12 克。

【用法】 水煎,每日 1 剂,分 2 次服。

【功效】 祛风通络止痛。

【主治】 对三叉神经痛,屡试屡验。

【来源】 著名老中医赵锡武验方。

四味芍药汤

【组成】 白芍、生牡蛎各 30 克,丹参、甘草各 15 克。

【用法】 水煎,每日 1 剂,分 2 次服。

【功效】 柔肝潜阳,活络熄风。

【主治】 三叉神经痛。

【来源】 著名老中医夏度衡验方。

风静络和疼止汤

【组成】 荆芥炭 9 克,元胡 12 克(炒),白蒺藜 9 克,钩藤 12 克,生石膏 30 克(先煎),白僵蚕 90 克,炒蔓荆 9 克,香白芷 4.5 克,广陈皮 4.5 克,全蝎粉 3 克(另吞)。

【用法】 水煎服,每日 1 剂。

【功效】 祛风通络止痛。

【主治】 三叉神经痛。

【来源】 上海中医学院附属曙光医院名医马瑞寅验方。

三叉 1 号片

【组成】 川芎、桃红、红花、蔓荆子各 9 克，菊花、地龙、白芍各 12 克，细辛 6 克。

【用法】 先将细辛、菊花提取挥发油，后同余药（白芍用半量）煎制成膏状，加等倍 95％发油乙醇，过滤，再浓缩至膏状，再以半量白芍细粉与煎膏制成颗粒，喷入挥发油，加润滑剂压片，每片重 0.35 克，含生药 8.2 克。服法：从每次 8 片开始，每日 3 次，依病情，最大量为每次 16～20 片，每日 3 次。

【功效】 活血祛风通络。

【主治】 三叉神经痛。

【来源】 天津医学院附属医院著名中医方都验方。

面肌痉挛

面肌痉挛症，以一侧面肌的阵挛性收缩为特点，以中年妇女为多，病因未明，似属祖国医学筋惕肉瞤症范畴。

镇痉汤

【组成】 秦艽、防风、白芷、白附子、僵蚕、白花蛇舌草各适量。

【用法】 水煎，每日 1 剂，2 次服。

【功效】 散风祛疾，活络止痉。

【主治】 原发性面肌痉挛症，属外风合痰型。多兼头痛、鼻塞、恶风、肢体痛，苔薄白腻、脉浮滑。

【来源】 天津著名老中医朱广仁验方。

龙齿牡蛎汤

【组成】 生熟地黄、枸杞子、白芍、钩藤、白附子、僵蚕、生龟版、生龙齿、生牡蛎、地龙、全蝎各适量。

【用法】 水煎,每日1剂,分2次服。

【功效】 育阴平肝,祛痰熄风解痉。

【主治】 原发性面肌痉挛症,属风阳夹痰型者。常兼眩晕、头痛、耳鸣、肢麻震颤、舌红苔腻、脉弦细而滑。

【来源】 天津著名老中医朱广仁验方。

祛痰清肝汤

【组成】 胆草、黛蛤散、柴胡、郁金、竹茹、胆南星、僵蚕、全蝎各适量。

【用法】 水煎,每日1剂,分2次服。

【功效】 清泄肝火,祛痰止痉。

【主治】 面肌痉挛,肝火痰扰型。

【来源】 天津著名老中医朱广仁验方。

高血压病

高血压病,又称原发性高血压。是以动脉血压升高,尤其是舒张压持续升高为特点的全身性、慢性血管疾病。可参考中医学眩晕、头痛、卒中等症治疗。

黄精四草汤

【组成】 黄精20克,夏枯草、益母草、车前草、豨莶草各15克。

【用法】 先将上药用水浸泡30分钟,再煎煮30分钟,每剂煎2次,将2次煎出的药液混合。每日1剂,早晚分服。

【功效】 清肝平肝,通经利尿降压。

【主治】 高血压病。

【来源】 全国著名中医专家董建华教授验方。

活络蠲痹饮

【组成】 天麻10克,钩藤20克,木瓜10克,萆薢15克,当归15克,白芍 15 克,续断 12 克,黄芪 15 克,牛膝 10 克,僵蚕 12 克,松节 15 克,威灵仙 15 克。

【用法】 水煎,每日 1 剂,分 2 次服。

【功效】 熄风蠲痹,养血活络。

【主治】 高血压病,卒中半身不遂,手足不能举动,麻木不仁,关节酸痛或略吐痰涎者。

【来源】 湖南中医学院教授、博士研究生导师郭振球验方。

柔肝熄风汤

【组成】 枸杞子 12 克,杭菊花 12 克,夏枯草 12 克,桑寄生 15 克,刺蒺藜 12 克,何首乌 12 克,全当归 9 克,赤、白芍各 12 克,大元参 12 克,牛膝 12 克,净钩藤 9 克,广地龙 9 克,珍珠母 24 克。

【用法】 方中珍珠母 1 味,煎药时用纱布包好,先煎 15 分钟。钩藤煎药时要后下,即头煎不下,3 煎再下,两煎药兑在一起,约 350 毫升,分 2 次早、晚饭后 1 小时温服。

【功效】 柔肝熄风,清热,降压,解痉。

【主治】 肝肾阴虚,水不涵木,肝阳偏亢所致之眩晕(高血压、卒中先兆)、口干舌燥、腰膝无力、头重脚轻之症。

【来源】 全国著名中医专家赵金铎主任医师验方。

三草汤

【组成】 夏枯草、龙胆草、益母草、芍药、甘草各适量。

【用法】 水煎,每日 1 剂,分 2 次服。

【功效】 清肝平肝。

【主治】 各期高血压病。

【来源】 全国著名中医专家刘渡舟教授验方。

平衡汤

【组成】 肥玉竹 15 克,制首乌 15 克,丹皮 6 克,杭菊花 12 克,连翘心

10 克,竹卷心 10 克,煅石决明 15 克,黑山栀 10 克,竹沥夏 10 克,抱木神(茯神)、黑元参、生白芍各 12 克。

【用法】 水煎,每日 1 剂,分 2 次服。

【功效】 益肝平肝敛阳,清心化痰宁神。

【主治】 高血压病,症见头晕脑热、烦躁火升、神倦者。

【来源】 全国著名老中医曹惕寅验方。

降压灵

【组成】 附片 15 克(先熬),熟地黄 30 克,泽泻 20 克,山萸肉 12 克,丹皮 10 克,山药 20 克,黄芩 15 克。

【用法】 水煎,每日 1 剂,分 2 次服。

【功效】 滋肾阴,补肾阳。

【主治】 高血压病,阴阳俱虚型。

【来源】 四川名医贾河先验方。

高血压食疗方

【组成】 杭州黄菊花、绿茶各适量。

【用法】 泡浓茶饮服。

【功效】 平肝熄风,利尿降压。

【主治】 高血压病。

【来源】 著名老中医李仲守主任医师验方。

降压汤

【组成】 菊花、白芍、炒黄芩、玄参、牛膝、石决明、甘草各适量。

【用法】 水煎服,每日 1 剂。

【功效】 平肝镇静,滋阴潜阳。

【主治】 肝阳上亢之眩晕、头痛。

【来源】 黑龙江省著名老中医郑侨验方。

腰　痛

　　腰痛是指腰部一侧或两侧疼痛,包括脊柱疾患,如类风湿脊柱炎、肥大性脊柱炎、结核性或化脓性脊柱炎等;脊柱旁软组织疾病,如腰肌劳损、纤维组织炎等;脊神经根受刺激所致的腰背痛,如脊髓压迫症、急性脊髓炎等;内脏疾病,如肾脏病(肾盂肾炎、肾炎、肾结核、肾结石、肾下垂、肾积水、肾积脓等),以及急性胰腺炎、穿透性溃疡、胆囊炎、胆石症、子宫后倾后屈、慢性附件炎、慢性前列腺炎等。

补肾强腰方

　　【组成】　金狗脊 12 克,川续断 9 克,桑寄生 15 克,杜仲 9 克,牛膝 9 克,木瓜 9 克,薏苡仁 30 克,鲜猪腰子 1 个(切开去肾盂白色部分,洗净先煎,取汤煎药)。

　　【用法】　每日 1 剂,水煎 2 次,分服。

　　【功效】　补肾强腰。

　　【主治】　肾虚腰痛,腰痛不举,但无压痛及敲击痛、气短,尿无力,脉虚细,苔少。

　　【来源】　北京中医学院印会河教授验方。

舒筋止痛散

　　【组成】　延胡索、肉桂、当归、牛膝、桃仁、乳香、没药各适量。

　　【用法】　等份研成末,黄酒炖温,送服 6 克,并由伤科施行提端和按摩整复手术,勿使久延。

　　【功效】　舒筋活络止痛。

　　【主治】　强力举重,闪挫受伤引起的腰痛。

　　【来源】　北京中医学院秦伯未教授验方。

三两半

　　【组成】　党参 31 克,黄芪 31 克,当归 31 克,牛膝 15 克,杜仲 24 克,川续断 18 克,玄胡 15 克。

【用法】 每日 1 剂,水煎 2 次,分服。

【功效】 补肾壮筋止痛。

【主治】 腰肌劳损。稍站即累,久坐即痛,休息略缓,疲劳加重。

【来源】 中国人民解放军第三军医大学大坪医院乔玉川教授验方。

强腰散

【组成】 川乌 30 克,肉桂 30 克,干姜 30 克,白芷 20 克,南星 20 克,赤药 20 克,潮脑(樟脑)30 克。

【用法】 将上药共研为细粉末,每次用 30～50 克,开水冲调如糊状,摊于纱布上,趁热时敷贴于痛处,隔日 1 换。

【功效】 温散寒邪,行滞通阻,活血镇痛。

【主治】 慢性腰腿痛(寒痹型、劳损型)。

【来源】 成都市著名老中医张鉴铭验方。

水 肿

水肿是因感受外邪,劳倦内伤,或饮食失调,使气化不利,津液输布失常,致水液潴留,泛滥于肌肤,引起以头面、眼睑、四肢、腹背甚至全身水肿等为临床特征的病症。与西医的急、慢性肾小球肾炎,肾病综合征,充血性心力衰竭,内分泌失调,以及营养障碍等疾病所出现的水肿较为相近。

益气化瘀补肾汤

【组成】 生黄芪 30 克,淫羊藿 30 克,石韦 15 克,熟附子 10 克,川芎 10 克,红花 10 克,全当归 10 克,川续断 10 克,牛膝 10 克。

【用法】 本方须用益母草 90～120 克煎汤代水煎药。水煎服,每日 1 剂。

【功效】 益气化瘀,温阳利水,补身培本。

【主治】 慢性肾炎已久,肾气亏虚,络脉瘀滞,气化不利,水湿潴留,肾功损害,缠绵不愈者。

【来源】 南通市中医院主任医师朱良春验方。

瞿附通阳汤

【组成】 瞿麦 9 克,熟附子 6 克,山药 9 克,茯苓 24 克,天花粉 9 克,车前子 9 克,椒目 3 克,枫树果(路路通)15 克,牛膝 9 克。

【用法】 水煎服,每日 1 剂。

【功效】 通阳利水。

【主治】 慢性肾炎(水肿病),小便稀少,腹部膨大,手按之腹软而不坚,脉象沉迟或软弱,舌色淡红或舌质淡白干燥,血压高,气促急,体温低。

【来源】 浙江省中医院主任医师魏长春验方。

辛凉解毒消肿汤

【组成】 连翘 10 克,射干 10 克,银花 30 克,霜桑叶 12 克,杭菊 12 克,板蓝根 12 克,生石膏 12 克,薄荷 3 克,蒲公英 15 克,杏仁 10 克,鲜茅根 60 克,生甘草 3 克。

【用法】 水煎服,每日 1 剂。

【功效】 清热解毒,宣降肺气,调整三焦。

【主治】 急性肾炎风热型,症见头痛发热,咽喉肿痛,咳嗽气喘,口渴喜饮,全身水肿。尿少赤涩,大便干。舌苔白,中心黄,舌质红,脉沉滑数或弦大躁动。血压升高。

【来源】 北京中医医院姚正平老中医验方。

风水饮

【组成】 麻黄 6 克,生石膏 30 克(先下),苏叶、杏仁、陈皮各 10 克,苍、白术各 12 克,茅根、大小蓟各 15 克,甘草 6 克。

【用法】 水煎服,每日 1 剂。

【功效】 宣肺透表,消热和水。

【主治】 急性肾炎引起全身性水肿。

【来源】 著名中医专家董建华教授验方。

土茯苓茅根汤

【组成】 土茯苓 200 克,白茅根、益母草、爵床各 50 克,桑寄生 30 克,女贞子 35 克,党参、栀子各 25 克,炙黄芪、熟地黄各 20 克,川续断、牛膝各 15 克。

【用法】 水煎服,每日 1 剂,早、晚各 1 次。

【功效】 健脾益胃,分清泌浊。

【主治】 慢性肾病,蛋白尿,腰痛乏力,眼睑水肿,尿赤,汗出,五心烦热,舌淡苔白,脉沉弦而虚。

【来源】 长春中医学院任继学教授验方。

白茅根汤

【组成】 白茅根 30～60 克,薏苡仁 15～30 克,赤小豆 15～30 克。

【用法】 上药浸泡 30 分钟,再煎煮 30 分钟,每剂煎 2 次,将 2 次煎出的药液混合。每日 1 剂,日服 2 次。

【功效】 清利湿热,滋养阴液。

【主治】 肾炎水肿,症属湿热伤阴所致者。

【来源】 江西省中医药研究所著名老中医万友生教授验方。

消肿汤

【组成】 生黄芪 30 克,防己 10 克,茯苓 15 克,白术 10 克,车前草 30 克,墨旱莲 15 克,泽泻 10 克,石韦 20 克,阿胶 10 克(烊化),益母草 30 克,白茅根 30 克。

【用法】 水煎,每日 1 剂,分 2 次服。

【功效】 健脾利湿,滋阴养血。

【主治】 脾肾亏虚之水肿。

【来源】 全国著名名老中医祝谌予教授验方。

癃　闭

癃闭是指小便量少、点滴而出,甚则闭塞不通为主证的一种疾患。以小便不利,点滴而短少,病势较缓者称为癃;点滴不通,病势较急者称为闭。

猪苓通关启闭汤

【组成】　猪苓 12 克,茯苓 15 克,泽泻 10 克,飞滑石 20 克,生黄芪 15 克,肉桂 3 克,阿胶 15 克(烊化),知母 15 克,黄柏 6 克,没药 5 克,海金砂 6 克,生蒲黄 3 克,琥珀 1.5 克(冲服)。

【功效】　通关启闭利尿。

【主治】　老人癃闭(前列腺肿大),淋症(肾盂肾炎泌尿系结石等)。

【来源】　天津中医学院杨锦堂教授验方。

化瘀补肾汤

【组成】　丹参 15 克,赤芍 15 克,桃仁 10 克,红花 10 克,淫羊藿 15 克,补骨脂 15 克,海藻 15 克,黄芪 20 克。

【用法】　每日 1 剂,煎 2 遍和匀,每日 3 次分服。

【功效】　活血化瘀,补肾益气。

【主治】　老年人前列腺增生症,夜尿频多,排尿不爽,溺有余沥,甚至发生癃闭。

【来源】　解放军军医进修学院陈树森教授验方。

麻黄五苓汤

【组成】　麻黄、桂枝、杏仁、茯苓、猪苓、泽泻、木通(通草)、白术各 15～30 克,甘草 5～10 克。

【用法】　每日 1 剂,水煎 2 次,上、下午各服 1 次。

【功效】　通关启闭,利尿。

【主治】　急性热病,因风寒湿热壅塞太阳经腑气机之癃闭。

【来源】 江西中医学院万友生教授验方。

淋 症

淋症以小便频急、淋沥不尽、尿道涩痛、小腹拘急、痛到脐中为特征,主要见于西医某些泌尿系统的疾病,如肾盂肾炎、膀胱炎、肾结核、泌尿系统结石、膀胱癌以及乳糜尿等病症。

芳化解毒汤

【组成】 当归 12 克,连翘 9 克,赤小豆 30 克,蒲公英 15 克,藿香 9 克,佩兰 12 克,萹蓄 30 克,炒知母 12 克,炒黄柏 12 克,败酱草 30 克,石韦 30 克,滑石 18 克,甘草 3 克,益智仁 12 克,川草薢 15 克,乌药 9 克。

【用法】 每日 1 剂,水煎 2 次,分服。

【功效】 芳化解毒,分清通淋。

【主治】 泌尿系感染湿热型,体内素有湿郁或外受湿邪,湿郁化热,湿热下注膀胱成淋。症见尿频、尿急,尿道疼痛,尿意不尽,且混浊,小腹胀,恶心呕吐,食纳不佳,身倦体重,口渴不思饮。午后发热,舌苔白腻中心黄,脉滑数。

【来源】 北京中医医院姚正平老中医验方。

清热利湿养阴汤

【组成】 大青叶、板蓝根、草河车各 18 克,车前草 20 克,生地黄 15 克,川黄柏 12 克,肥知母 10 克,威喜丸 6～10 克,生龟版、六一散各 10～30 克,苦参片 24 克。

【用法】 水煎服,每日 1 剂,2 个星期为 1 个疗程。

【功效】 清热利湿养阴。

【主治】 乳糜尿(尿浊、膏淋)。

【来源】 上海中医学院附属曙光医院主任医师张龚梅验方。

益肾温化汤

【组成】 虎杖 15 克,海金砂 20 克(包煎),牛膝 25 克,荔枝核 15 克,盐茴香 15 克,官桂(桂皮)15 克,威灵仙 15 克,蒲公英 50 克,萹蓄 15 克,瞿麦 15 克,仙茅 10 克。

【用法】 水煎服,每日 1 剂,每日 3 次。

【功效】 温肾化气,渗湿解毒。

【主治】 慢性淋症(尿路感染),医者误用寒凉之品,或病久未愈、肾气受伤,肝失疏泄,膀胱气化不周,湿毒盘据下焦之候。证见淋症日久,小便频急,小腹坠胀,腰酸乏力,尿有余沥,颜面青黄而暗,舌质淡红,舌体胖大,苔薄白或少,脉多沉弦无力或沉虚。

【来源】 长春中医学院任继学教授验方。

芙蓉清解汤

【组成】 芙蓉花 15 克,忍冬藤 20 克,蒲公英 20 克,板蓝根 15 克,紫花地丁 15 克,车前草 15 克,泽泻 15 克,黄柏 12 克,木通 10 克,萹蓄 15 克,连翘 12 克。

【用法】 水煎服,每日 1 剂。

【功效】 解毒、清热、利湿。

【主治】 尿路感染。

【来源】 湖北省中医药研究院附属医院肾病研究室李丹初主任医师验方。

生地黄连栀汤

【组成】 生地黄 20～30 克,黄连 9 克,栀子(炒黑)9 克,赤芍 9 克,丹皮 9 克,瞿麦 12 克,滑石 9 克,木通 9 克,地骨皮 9 克。

【用法】 水煎服,每日 1 剂。

【功效】 凉血、通淋、清热。

【主治】 急性膀胱炎。

【来源】 中国中医研究院余瀛鳌验方。

苦参消浊汤

【组成】 苦参 30 克,熟地黄、山茱萸肉各 15 克,怀山药、萆薢、车前子各 20 克,石菖蒲、乌药、益智仁、炮山甲各 10 克。

【用法】 水煎温服。每日 1 剂,早、晚 2 次分服。

【功效】 益肾养精,清热祛湿。

【主治】 膏淋、尿浊(乳糜尿)。

【来源】 安徽中医学院主任医师李济仁教授验方。

遗　精

遗精,俗称"跑马"。它是指在没有性交、手淫的情况下,精液自尿道口自行泄出为主证的一种疾病。多发于睡眠时,尤其以夜间多发。

双补固精丸

【组成】 人参、五味子、枸杞子、金樱子、石菖蒲各适量。

【用法】 研成细末,炼蜜为丸,每粒 10 克,每服 1 粒,每日 2 次。

【功效】 阴阳双补,固精止泻。

【主治】 屡犯手淫后,时有梦遗或滑精,发作频繁,腰酸乏力,头晕,记忆力差,属心肾两虚精关不固者。

【来源】 全国著名中医专家陈树森教授验方。

五子固精丸

【组成】 熟地黄、黄芪、山萸肉、煅龙骨、莲须、韭子、益智仁、覆盆子、金樱子、五味子、黄柏炭各 60 克,五倍子 250 克,白茯苓 120 克,山药 120 克,砂仁 30 克。

【用法】 共炒研成末,炼蜜为丸如梧桐子大,每次 50 丸,每日 3 次,空腹开水送下。

【功效】 补肾固精。

【主治】 遗精,属肾虚型。

【来源】 湖北中医学院名老中医张梦侬教授验方。

复方水蛭散

【组成】 水蛭 3 克,朱砂 0.3 克,琥珀 0.3 克。

【用法】 取生水蛭用炒热之滑石粉烫(不能炒黑),轧面,加朱砂、琥珀,合研面,白水送服,每日 1~2 次。

【功效】 缩阳固精。

【主治】 遗精、滑精。

【来源】 著名老中医柳学洙验方。

滋阴降火汤

【组成】 桑寄生 25 克,砂仁 5 克,金狗脊 15 克,盐知母 6 克,白蒺藜 10 克,炒丹参 10 克,盐黄柏 6 克,沙蒺藜 10 克,炒丹皮 10 克,石莲肉 20 克,五味子 10 克,生、熟地黄各 6 克,芡实米 15 克,五倍子 10 克,金樱子 10 克,莲须 10 克,益智仁 10 克。

【用法】 水煎,每日 1 剂,分 2 次服。

【功效】 滋阴降火,补肾固精。

【主治】 相火妄动之遗精。

【来源】 已故著名老中医施今墨验方。

遗精方

【组成】 五倍子 30 克,茯苓 60 克。

【用法】 上药共研成细末为丸或为散。每日空腹服 6 克,早、晚各 1 次,温水送服。

【功效】 固精止泄。

【主治】 遗精梦泄,或滑精不止。

【来源】 山东中医学院著名老中医张灿教授验方。

阳 痿

阳痿是指男子青壮年时期,由于虚损、惊恐或湿热等原因,致使宗筋失养而驰纵,引起阴茎痿弱不起,临房举而不坚的病症。包括现代医学的性神经官能症及某些慢性疾病表现以阳痿为主者。

补肾壮阳丸

【组成】 人参 30 克,淫羊藿 30 克,肉苁蓉 30 克,枸杞子 30 克。

【用法】 上药研细末,炼蜜为丸,每粒 2 克,每服 1 粒,每日 2～3 次。或用白酒 500 毫升泡 2 周后,每服 5～10 毫升,每日 2～3 次。

【功效】 补肾壮阳。

【主治】 阳痿阴冷,性欲减退,未老先衰,神疲乏力。

【来源】 解放军军医进修学院陈树森教授验方。

蜘蜂丸

【组成】 花蜘蛛 30 只(微焙),炙蜂房 60 克,熟地黄 90 克,紫河车、淫羊藿、肉苁蓉各 60 克。

【用法】 共研成细末,蜜丸如绿豆大。每服 6～9 克,早、晚各 1 次,开水送下。

【功效】 滋阴壮阳。

【主治】 劳倦伤神,思虑过度,精血暗耗,下元亏损,而致阳痿不举。

【来源】 江苏著名老中医朱良春主任医师。

补肾丸

【组成】 蛤蚧 1 对,熟地黄、菟丝子、金樱子、巴戟天、淡肉苁蓉各 45 克,紫河车 30 克。

【用法】 研末为丸,每次 1 丸,每日 2 次。

【功效】 补肾壮阳。

【主治】 阳痿、滑精由肾阳虚衰而致者。

【来源】 江苏省著名老中医朱良春主任医师验方。

补肾涩精强阳丸

【组成】 制首乌、山药各 120 克,淫羊藿(羊脂炙)、蛇床子、阳起石(煅透)各 90 克,菟丝子、远志肉、益智仁、补骨脂、当归、茯苓、续断、石莲子(带壳炒)、芡实、金樱子、红参须、韭子、小茴香、枸杞子各 60 克。

【用法】 共研成细末,炼蜜为丸,如梧桐子大。空腹服,每服 50 丸,每日 2 次,盐开水送下。

【功效】 补肾涩精壮阳。

【主治】 阳痿。

【来源】 湖北著名老中医张梦侬教授验方。

壮阳起痿丸

【组成】 潞党参、炒白术、枸杞子、冬虫夏草、熟地黄、阳起石、净韭子各 12 克,炙鳖甲、炙龟版各 30 克,杜仲、制锁阳、淫羊藿、当归身、川续断、肉苁蓉、破故纸(补骨脂)、紫河车、炙甘草各 9 克,菟丝子 15 克。

【用法】 上方各研成细末,和匀,炼蜜为丸,如梧桐子大,金铂为衣。每次 3～6 克,每日 3 次,1 个月为 1 个疗程。

【功效】 益肾壮阳。

【主治】 阳痿。

【来源】 江西著名老中医俞济生验方。

亢痿灵

【组成】 蜈蚣 18 克,当归、白芍、甘草各 60 克。

【用法】 先将当归、白芍、甘草晒干研细,过 90～120 目筛,然后将蜈蚣(不去头足或烘烤)研细,再将 2 种药粉混合均匀,分为 40 包(也可制成水丸)。每次半包或 1 包,早、晚各 1 次,空腹用白酒或黄酒送服。15 天为 1 个疗程。待勃起坚而有力,同房能成功后,仍需服药巩固 10～15 天。

【功效】 疏通肝经郁闭。

【主治】 阳痿。

【来源】 外交部通信总台卫生所著名医陈玉梅验方。

益精壮阳汤

【组成】 熟地黄、山萸肉、炒山药、茯苓、枸杞子、肉苁蓉、锁阳（地毛球）、淫羊霍、巴戟肉、白人参、炒枣仁、菟丝子、天冬、甘草各适量。

【用法】 水煎服，每日 1 剂。

【功效】 填精益髓，壮阳补肾。

【主治】 阴阳两亏之阳痿症。

【来源】 黑龙江省著名老中医郑侨验方。

精液异常症

精液异常为男性不育症的首要因素，一般可分为无精或少精，精液质量差和精液不液化三类。

祖国医学认为，肾主藏精，有繁衍后代的功能，若肾虚则精之生化失常，可出现精子异常病变，如临床所见肾阴阳俱虚，导致精子计数低，肾阳虚反映精子活动力迟缓和成活率低，肾阳虚多见精子数量少等。均可说明肾与男性不育症及精液生成的密切关系，因此，中医治疗精液异常多以补益肾精，调整阴阳为大法。

通精煎

【组成】 丹参 15 克，莪术 15 克，牛膝 15 克，柴胡 10 克，生牡蛎 30 克，生黄芪 20 克。

【用法】 水煎服，每日 1 剂，3 个月为 1 个疗程，1～2 个疗程见效。

【功效】 活血通络。

【主治】 精索静脉曲张造成的少精症。

【来源】 全国著名中医专家戚广崇验方。

补肾生精丸

【组成】 生晒参、鹿茸、五味子、淫羊藿各 30 克。

【用法】 上药研成细末,炼蜜为丸,每粒 2 克,每服 1 粒,每日 2～3 次。或用白酒 500 毫升泡 2 周后,每服 5～10 毫升,每日 2～3 次。

【功效】 补肾生精。

【主治】 阳痿阴冷,精子减少或性交不能射精,男子不能生育,肾阳虚弱等症。

【来源】 解放军军医进修学院陈树森教授验方。

生精五子汤

【组成】 熟地黄、菟丝子、覆盆子、枸杞子、淫羊藿、肉苁蓉、补骨脂、蛇床子、女贞子各适量。

【用法】 水煎服,每日 1 剂。

【功效】 补肾生精。

【主治】 精子数减少或精子活动力低下。

【来源】 北京名医刘沈秋主任医师验方。

男子不育 1 号方

【组成】 菟丝子、覆盆子、五味子、车前子、枸杞子、女贞子、沙苑子、紫河车、黄精、制首乌、桑螵蛸、当归、鹿角胶(霜)、肉苁蓉各适量。

【用法】 水煎服,每日 1 剂。

【功效】 补肾生精。

【主治】 精子减少症,腰膝酸软,神疲乏力,精液稀薄,性欲淡漠,舌淡红,苔薄白,脉沉细。

【来源】 中国中医研究院万如忧副主任医师验方。

黄氏增精丸

【组成】 雄蚕蛾 90 克,鹿角胶 90 克,炮附子 90 克,韭子 60 克,淫羊藿

100 克,牛膝 30 克,菟丝子、肉苁蓉、覆盆子各 60 克,黄精 15 克,枸杞子 30 克,石斛 15 克。

【用法】 共研成细末,炼蜜为丸,每丸重 9 克,早、中、晚各服 1 丸,黄酒送下。

【功效】 温补肾阳,增精益髓。

【主治】 无精子症肾阳虚型。

【来源】 内蒙著名老中医黄海波验方。

化精汤

【组成】 生薏苡仁 30 克,生地黄 10 克,麦冬 15 克,女贞子 10 克,滑石 20～30 克,茯苓 10 克,虎杖 12 克。

【用法】 水煎服,每日 1 剂。15 日为 1 个疗程,服 1～2 个疗程可效。

【功效】 滋阴清热,健脾渗湿。

【主治】 精子不液化症。

【来源】 北京中医学院第一附属医院施汉章主任医师验方。

虚 劳

虚劳又称虚损。是由多种原因所致的,以脏腑亏损,气血阴阳不足为主要病机的多种慢性衰弱征候的总称。现代医学的多种慢性或消耗性疾病均属本病范畴。

补肾调经方

【组成】 大生地黄 12 克,地骨皮 12 克,玄参 9 克,麦冬 9 克,杭白芍 9 克,生首乌 9 克,川续断 9 克,菟丝子 9 克,太子参 15 克,制黄精 15 克,当归 9 克,丹参 10 克。

【用法】 水煎,每日 1 剂,分 2 次服。

【功效】 滋养肝肾,佐以益气养血,调理月经。

【主治】 经闭。

【来源】 上海名医唐锡元副主任医师验方。

补肝益肾汤

【组成】 女贞子 30 克,墨旱莲 30 克,生地黄 15 克,熟地黄 15 克,枸杞子 15 克,山茱萸 12 克,桑椹子 30 克,黄精 12 克,菟丝子 12 克,首乌 15 克。

【用法】 水煎,每日 1 剂,分 2 次服。

【功效】 补益肝肾。

【主治】 再生障碍性贫血,肝肾阴虚型。

【来源】 四川著名老中医贾河先验方。

干血痨方

【组成】 当归 9 克,生地黄 10 克,川芎 5 克,香附 9 克,丹参 10 克,茺蔚子 9 克,广郁金 9 克,日日红 3 克,生首乌 10 克,神粬 12 克。

【用法】 水煎,每日 1 剂,分 2 次服。

【功效】 养血活血,健脾理气。

【主治】 干血痨。

【来源】 上海名医唐锡元副主任医师验方。

利水止血汤

【组成】 生地黄 20 克,木通 6 克,竹叶 10 克,白茅根 30 克,小蓟 10 克。

【用法】 每日 1 剂,分 2 次服。

【功效】 利水止血。

【主治】 慢性肾炎,尿中红细胞持续存在者。

【来源】 四川著名老中医贾河先验方。

生血增白汤

【组成】 人参 10～15 克,白术 15 克,当归 10 克,首乌 20 克,淫羊藿 20 克,菟丝子 20 克,肉桂 3～6 克,枸杞子 20 克,女贞子 20 克,赤芍 30 克。

【用法】 人参另煎对服,余药以水 900 毫升浸泡 2 小时,用中小火煎 40

分钟倒出,2 煎以水 700 毫升煎 30 分钟倒出,早、晚空腹温服。

【功效】 补肝肾,养血活血。

【主治】 虚劳、血劳,症见面色白、身倦懒言、动则气短、食少便溏、腰脊酸冷、两足痿弱。包括贫血、慢性再障、白细胞减少诸病。

【来源】 著名老中医梁贻俊主任医师验方。

痹　症

痹症是以肌肉、筋骨、关节发生酸痛,麻木、重着、屈伸不利甚或关节肿大,灼热等为主要表现的病症。它包括现代医学的风湿性关节炎、肌肉风湿症、类风湿关节炎、痛风等病。

黄芪桂枝汤

【组成】 生黄芪 30 克,白术 12 克,桂枝 12 克,羌活、独活、防己、当归、白芍各 12 克,桑枝 30 克,炙甘草 6 克。

【用法】 水煎,每日 1 剂,分 2 次服,同时配合针灸、外洗方治疗。

【功效】 温经散寒,祛风化湿,消肿止痛。

【主治】 类风湿性关节炎。

【来源】 福建中医学院著名老中医黄宗勖教授验方。

抗风湿汤

【组成】 菟丝子 10～15 克,制狗脊 10～15 克,炒杜仲 10～15 克,生川续断 10～15 克,大熟地黄 15～20 克,牛膝 10～15 克,肉桂 5～10 克,党参 10～15 克,炒白术 10～15 克,当归 10～15克,炒白芍 10～15 克,炙川乌 6～15 克,细辛 3～15 克,独活 6～12 克,防风 6～12 克,威灵仙 10～15 克。

【用法】 水煎,每日 1 剂,2 次温服。

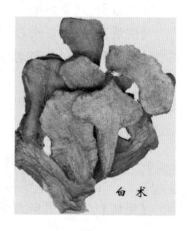

白术

【功效】 温补肝肾、益气养血,佐以祛风散寒燥湿。

【主治】 慢性风湿性关节痛、风湿肌肉痛、腰痛、坐骨神经痛。

【来源】 全国著名风湿病专家王为兰教授验方。

通痹丸

【组成】 桂枝 30 克,当归 60 克,红花 20 克,山奈 90 克,白芷 13 克,细辛 15 克,羌、独活各 30 克,桑寄生 60 克,广木香 30 克,补骨脂 30 克,骨碎补 30 克,络石藤 60 克,陈皮 30 克,牛膝 30 克,威灵仙 30 克,炙乳香、没药各 15 克,片姜黄 30 克,六曲(神曲)30 克,参三七 15 克。

【用法】 上药共研成细末,用鸡血藤 150 克,鹿衔草 150 克,2 味煎汤泛丸,丸如梧桐子大,每日 18 克,早晚分服。

【功效】 温经散寒,通络止痛。

【主治】 关节炎并劳损,腰椎肥大等症。

【来源】 全国著名老中医黄一峰验方。

五藤饮

【组成】 忍冬藤、络石藤、青风藤、海风藤、鸡血藤各 15 克,制川乌 3 克。

【用法】 先煎川乌 30 分钟,后纳诸药再煎 20 分钟,每日 1 剂,晚间顿服。病重者每日 2 剂,早、晚各 1 剂。

【功效】 搜风通络,活血止痛。

【主治】 痹症。治疗 135 例,总有效率为 94.1%。

【来源】 四川著名中医张从善验方。

除痹方

【组成】 制草乌 7 克,穿山甲 50 克,红花 25 克,桃仁 20 克,苍术 25 克,白芍 20 克,甘草 15 克。

【用法】 水煎,每日 1 剂,分 2 次服。

【功效】 搜风祛湿,活血通络。

【主治】 风湿性关节炎。

【来源】 黑龙江省牡丹江市中医院著名中医初振才验方。

复方三蛇酒

【组成】 白花蛇1条,蕲蛇30克,乌梢蛇30克,蜈蚣5条,防己30克,防风30克,全蝎10克,蚕螂虫10克,露蜂房15克,生地黄30克,羌活30克,忍冬藤30克,海风藤30克,金雀花根30克,桑枝30克,甘草30克,高粱酒2500毫升。

【用法】 诸药捣碎,浸入酒内,1周后即可服。每次10～15毫升,亦可制成丸(片)剂,均有良效。

【功效】 搜风通络,活血止痛。

【主治】 类风湿性关节炎,症状持久,痹痛顽固,关节变形明显,症属寒湿阻络者。

【来源】 浙江省宁波市中医院张沛虬验方。

十味散

【组成】 生川乌、生草乌、生附子、豨莶草、肉桂、干姜各30克,生胆南星、生乳香、生没药、细辛各20克。

【用法】 上药共为粗末,取适量用白酒或95％浓度的酒精溶液调湿,纱布包敷患病关节,上盖一塑料薄膜,以防药物渗漏,后用绷带固定。每晚睡前外敷,次晨取下。一般敷药后10分钟左右局部即有热感,疼痛随即逐渐减轻,亦可外敷热水袋,促使药物进一步发挥作用。

【功效】 散寒燥湿,通络止痛。

【主治】 寒湿筋骨痹痛。

【来源】 兰州军区医院李春樾副主任医师验方。

坐骨神经痛

坐骨神经痛是指坐骨神经通路上,即腰、臀部、大腿后、小腿后外侧和足外侧的疼痛症状群。可按中医痹症、腰腿痛论治。

一味定痛饮

【组成】 老鹳草 30 克。

【用法】 水煎,1 日服完。

【功效】 祛风湿,止痹痛。

【主治】 坐骨神经痛。

【来源】 著名老中医朱良春主任医师验方。

温经止痛汤

【组成】 黄芪 15 克,熟地黄 15 克,附子 12 克,淫羊藿 15 克,巴戟天 15 克,杜仲 15 克,桑寄生 15 克,当归 15 克,赤芍 15 克,白芍 15 克,川芎 9 克,牛膝 15 克,鸡血藤 30 克。

【用法】 水煎,每日 1 剂,分 2 次服。

【功效】 温肾通络。

【主治】 急性坐骨神经痛。

【来源】 名医任邦定验方。

瘀去络通汤

【组成】 当归 15 克,丹参 30 克,乳香 10 克,没药 10 克,黄芪 30 克,牛膝 12 克,鸡血藤 30 克,蜈蚣 2 条,全蝎 6 克,桃仁 10 克。

【用法】 水煎,每日 1 剂,分 2 次服。

【功效】 活血祛瘀,通络止痛。

【主治】 坐骨神经痛(气滞血淤型)。

【来源】 四川著名老中医贾河先验方。

龙蛇四物汤

【组成】 地龙 10 克,白花蛇 1 条(研末冲服),乌梢蛇 10 克,祁蛇 10 克,木瓜 10 克,甘草 6 克,当归 10 克,赤芍 10 克,白芍 10 克,川芎 10 克,生地黄 10 克,熟地黄 15 克,桂枝 10 克。

【用法】 水煎服,每日1剂。其中白花蛇研末,病重每条每日2次冲服;病轻每条分2~3日为6次冲服,一般20剂左右显效。病程长的加用地龙、白花蛇、乌梢蛇、祁蛇4物汤浸酒,每日2次,每次15~30毫升,饭前空腹服。

【功效】 养血活血,祛风通络。

【主治】 风寒湿兼淤的坐骨神经痛。治疗20例,痊愈14例,有效4例,总有效率为90%。

【来源】 江西中医学院黄海龙副教授验方。

痛消饮

【组成】 麻黄10克,熟地黄30克,鹿角霜15克,干姜12克,白芍30克,甘草10克,黄花30克,制川乌15克(先煎),白芥子10克。

【用法】 水煎,每日1剂,分2次服。

【功效】 温经通络止痛。

【主治】 坐骨神经痛,寒湿内闭型。

【来源】 四川著名老中医贾河先验方。

痛 风

痛风是一种嘌呤代谢紊乱引起的疾病,临床表现以急性或慢性痛风性关节炎伴反复急性发作,血液尿酸浓度增高。属中医痹症范畴。

痛风验方

【组成】 三角风6克,八角风6克,九节风6克,鸡血藤6克,白通草6克,黑马草6克,花椒根6克。

【用法】 好白酒250毫升浸泡7天,即可服用,服完后加白酒250毫升浸泡,每次服9~15毫升,能饮酒者可服30毫升。

【功效】 祛风通络止痛。

【主治】 痛风。

【来源】 著名老中医蒲辅周验方。

祛风饮

【组成】 生地黄 90 克,玉竹 15 克,羌、独活各 9 克,细辛 3 克,制川乌 9 克,苍术 9 克,当归 9 克,白花蛇舌草 9 克。

【用法】 水煎,每日 1 剂,分 2 次服。

【功效】 养阴祛风除湿。

【主治】 痛风。发于产后者尤佳。

【来源】 全国著名中医专家姜春华教授验方。

龙牡芍苓汤

【组成】 昆布 30 克,海藻 30 克,生龙骨 30 克,生牡蛎 30 克,浙贝母 10 克,赤芍 10 克,太子参 30 克,茯苓 12 克,熟地黄 12 克,山药 30 克,淫羊藿 30 克。

【用法】 水煎,每日 1 剂,分 2 次服。

【功效】 软坚化痰,健脾补肾。

【主治】 痛风,有痛风石沉积者。

【来源】 四川著名老中医贾河先验方。

乌桂四物汤

【组成】 当归、川芎、赤芍、熟地黄、桂枝、乌蛇、炙附子、甘草各适量。

【用法】 水煎服,每日 1 剂。

【功效】 补血通络,温经散寒。

【主治】 痛痹症。

【来源】 黑龙江省著名老中医郑侨验方。

红斑性肢痛症

红斑性肢痛症是以肢体远端(特别是两足)阵发性血管扩张、伴烧灼样痛,皮肤温度升高和肤色变红为临床特征的自主神经系统疾病。目前西医尚无特效药物,本病从症状分析,可归属祖国医学痹症范畴,尤与血痹相类似。

解毒止痛汤

【组成】 金银花 15 克,蒲公英 15 克,紫花地丁 10 克,木瓜 5 克,赤芍 10 克,鸡血藤 30 克,鬼箭羽(卫矛)10 克,乳香 3 克,没药 3 克,黄柏 10 克。

【用法】 水煎,每日 1 剂,分 2 次送服。

【功效】 清热解毒,通络止痛。

【主治】 红斑性肢痛症。

【来源】 全国著名中医皮肤专家赵炳南验方。

解毒化瘀汤

【组成】 乳香、没药、桃仁、红花、当归、黄芪、银花、赤芍、黄柏、元参、丹参各适量。

【用法】 上药加水 1000 毫升,煎取 400 毫升,过滤;再加水 500 毫升,煎至 200 毫升,过滤;第 3 煎加水 500 毫升,煎至 200 毫升,过滤。3 煎兑一起,混匀,分 3 次服。10 岁以下小儿减半。

【功效】 清热解毒,活血通络。

【主治】 红斑性肢痛症。

【来源】 河南邓县中医院唐祖宣主任医师验方。

白虎桑藤汤

【组成】 生石膏 30 克,知母 12 克,甘草 9 克,桂枝 12 克,忍冬藤 30 克,桑枝 30 克,桃仁 12 克,赤芍 12 克,防己 12 克,牛膝 12 克。

【用法】 水煎服,每日 1 剂。

【功效】 清热凉血,通络止痛。

【主治】 红斑性肢痛症,热痹型。

【来源】 江门市著名中医聂祯祥验方。

红斑 2 号洗剂

【组成】 川红花 6 克,黄柏 12 克,苍术 12 克,当归尾 12 克,大黄 15 克,豨莶草 30 克,冬瓜皮 30 克,苍耳子 30 克。

【用法】 上药加清水适量,煎汁,待冷却后浸洗患部,每次约半小时。必要时,可将药渣再煎 1 次浸洗。

【功效】 清热燥湿,活血通络。

【主治】 红斑性肢痛症,热痹型。

【来源】 江门市著名中医聂祯祥验方。

糖尿病

糖尿病是一种由遗传基因决定的全身慢性代谢性疾病,由于体内胰岛素的相对或绝对不足而引起糖类、脂肪和蛋白质代谢紊乱,其主要特点是高血糖及糖尿,临床表现为多饮、多尿、多食及消瘦等症状。属祖国医学"消渴"的范畴。

降糖方

【组成】 生黄芪 30 克,生地黄 30 克,苍术 15 克,元参 30 克,葛根 15 克,丹参 30 克。

【用法】 水煎,每日 1 剂,分 2 次服。

【功效】 益气养阴活血。

【主治】 气阴两虚型糖尿病。

【来源】 全国著名中医专家祝谌予教授验方。

自拟消渴方

【组成】 山药、龙骨、牡蛎、天花粉、知母、麦冬、党参、玄参各适量。

【用法】 水煎,每日 1 剂,分 2 次服。

【功效】 生津益气,滋阴潜阳。

【主治】 阴虚下消。

【来源】 著名老中医郑侨验方。

清热养阴汤

【组成】 生石膏 30 克,黄精 30 克,黄芪 30 克,人参叶 10 克,知母 10 克,生地黄 10 克,熟地黄 15 克,元参 10 克,枸杞子 10 克,山药 10 克。

【用法】 水煎,每日 1 剂,分 2 次服。

【功效】 清热养阴,兼补肺肾。

【主治】 糖尿病。

【来源】 全国著名中医专家陈树森教授验方。

滋肾明目汤

【组成】 当归、川芎、干地黄、熟地黄、芍药各 3 克,桔梗、人参、山栀子、黄连、白芷、蔓荆子、菊花、甘草、灯芯草、细茶各 1.5 克。

【用法】 水煎,每日 1 剂,分 2 次服。

【功效】 滋养肝肾明目。

【主治】 糖尿病性白内障。

【来源】 日本著名汉方医家矢数道明博士验方。

清渴基本方

【组成】 生黄芪 30 克,淫羊藿 15 克,杭白芍 30 克,生甘草 10 克,乌梅 10 克,葛根 10 克。

【用法】 水煎,每日 1 剂,分 2 次服。

【功效】 补肾益气,生津敛阴。

【主治】 消渴。

【来源】 全国著名中医专家关幼波教授验方。

祛瘀降糖方

【组成】 木香 10 克,当归 15 克,益母草 30 克,川芎 15 克,葛根 30 克,丹参 30 克,赤芍 12 克,黄芪 30 克,山药 30 克,苍术 12 克。

【用法】 水煎,每日 1 剂,分 2 次服。

【功效】 活血化瘀,健脾益气。

【主治】 糖尿病血瘀型。

【来源】 四川著名中医贾河先验方。

清热生津汤

【组成】 槐花 40 克,天花粉 20 克,葛根 15 克,胡黄连、苦参各 20 克,黄柏 15 克,知母 25 克,白术、山药各 20 克。

【用法】 水煎,每日 1 剂,分 2 次服。

【功效】 清热生津。

【主治】 糖尿病。

【来源】 辽宁中医学院附属医院著名老中医李玉奇验方。

肥胖症

超过标准体重 20% 时,称肥胖症。可参考中医症湿、脾虚、淤滞等症施治。

加味防己黄芪汤

【组成】 黄芪 30 克,防己 12 克,白术 10 克,甘草 4 克,生姜 10 克,大枣 3 枚,草决明 20 克,黄芩 10 克。

【用法】 水煎服,每日 1 剂。

【功效】 益气健脾利湿。

【主治】 单纯性肥胖并高脂血症。

【来源】 中国中医研究院李春生副教授验方。

消肥除湿方

【组成】 陈皮 6 克,制半夏 6 克,云苓 12 克,炒薏苡仁 30 克,制苍术

6 克,大腹皮 10 克,冬瓜皮 10 克,制香附 10 克,泽泻 10 克,车前草 10 克。

【用法】 每日 1 剂,分 2 次服。

【功效】 除湿消肥。

【主治】 单纯性肥胖。

【来源】 著名老中医杨树千验方。

清通饮

【组成】 胡黄连 10 克,番茄叶 10 克,生大黄 10 克,生地黄 10 克,夏枯草 12 克,草决明 12 克。

【用法】 水煎服,每日 1 剂。

【功效】 清胃通腑,凉血润肠。

【主治】 肥胖以多食,大便秘结为主者。

【来源】 中国中医研究院翁维良教授验方。

清降饮

【组成】 生大黄 10 克,乳香 10 克,生蒲黄 10 克,川芎 12 克,红花 12 克。

【用法】 水煎,每日 1 剂,分 3 次服。

【功效】 理气活血。

【主治】 肥胖易怒,月经不调或闭经。

【来源】 中国中医研究院翁维良教授验方。

减肥方

【组成】 黄芪 15 克,党参 15 克,防己 15 克,白术 15 克,首乌 30 克,泽泻 60 克,山楂 30 克,茵陈 30 克,水牛角 30 克,淫羊藿 30 克,大黄 10 克。

【用法】 水煎服,每日 1 剂。

【功效】 燥湿化痰,消食理气。

【主治】 单纯性肥胖症。

【来源】 四川名医贾河先验方。

蛔虫病

蛔虫病是蛔虫寄生于人体所造成的疾病,除肠道症状外,有时蛔虫可钻入胆道引起胆道蛔虫病。本病属于祖国医学的虫证范畴。

驱蛔汤

【组成】 美舌藻 30～50 克。

【用法】 煎汤,睡前或早晨空腹 1 次服下,连用 3 天为 1 个疗程,小儿用量酌减。

【功效】 驱蛔止痛。

【主治】 蛔虫病。有吐蛔虫史,或便蛔虫史,或大便化验蛔虫卵阳性者。

【来源】 北京名老中医陈树森教授验方。

乌梅大白汤

【组成】 使君子 6 克(炒香),炒榧子 9 克,乌梅 3 克,鹤虱 6 克,胡黄连 6 克,槟榔 9 克,香附 6 克,厚朴 6 克,甘草 3 克。

【用法】 水煎,每日 1 剂,分 2 次服。

【功效】 驱虫,理气解痉止痛。

【主治】 肠道蛔虫症。

【来源】 河南著名老中医孙一民主任医师验方。

楝根皮汤

【组成】 鲜苦楝根皮 15～20 克,干品量减半。

【用法】 取鲜苦楝根皮,刮去表面粗皮,用白皮煎汤,睡前或晨起空腹 1 次服完。

【功效】 驱虫止痛。

【主治】 蛔虫病。

【来源】 北京著名老中医陈树森教授验方。

利胆排虫汤

【组成】 木香 15 克,金钱草或茵陈 30 克,郁金 9 克,苦楝皮 15 克,槟榔 9 克,枳壳 9 克,乌梅 12 克,黄芩 9 克,使君子 15 克,大黄 9 克(后下)。

【用法】 水煎,每日 1 剂,分 2 次服。

【功效】 利胆排虫。

【主治】 胆道蛔虫。

【来源】 辽宁中研院名医贺瑞麟验方。

驱虫定痛汤

【组成】 乌梅 15 克,川楝子 12 克,川椒 10 克,槟榔 6 克,木香 8 克,细辛 1 克,黄连 2 克(此为成人量,小儿酌减)。

【用法】 水煎,每日 1 剂,分 2 次服。

【功效】 安蛔,驱虫,行气定痛。

【主治】 胆道蛔虫症。症见脘腹疼痛,或剧痛、绞痛、钻顶样痛,痛时辗转不安,时痛时止,呕吐蛔虫等。本方对胆道蛔虫病有特效,且无不良反应,经献方人多年临床实践,一般药 1～2 剂后,即能缓解疼痛。

【来源】 著名中医谢兆丰验方。

清热安蛔汤

【组成】 茵陈 30 克,黄芩 10 克,银花 30 克,柴胡 10 克,白芍 16 克,延胡索 10 克,槟榔 10 克,苦楝皮 10 克,板蓝根 30 克,黄连 10 克。

【用法】 水煎,每日 1 剂,分 2 次服。

【功效】 清热安蛔。

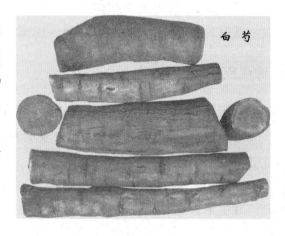
白芍

【主治】 胆道蛔虫病继发感染,伴发热,严重时可出现黄疸者。

【来源】 四川名医贾河先验方。

绦虫病

绦虫病,属于寄生虫病的一种,大多由于吃了没有煮熟的含有囊虫蚴(涤虫的幼虫)的猪肉或牛肉所引起。患者可有轻度肛痒,约有半数患者有上腹部或全腹隐痛。祖国医学中归属于"虫证"。

复方槟榔煎

【组成】 槟榔60～80克,南瓜子仁粉50～90克(如带皮则用80～125克)。

【用法】 先服南瓜子粉,2小时后服槟榔煎剂(60～80克,打碎或切片,加水500毫升,煎至150～200毫升,再过半小时服玄明粉20克,开水和服。一般3～4小时即有完整活动的虫体排出。

【功效】 泻下驱虫止痛。

【主治】 绦虫病。

【来源】 北京著名老中医陈树森教授验方。

二味驱虫汤

【组成】 南瓜子60克,槟榔60克。

【用法】 先将南瓜子去皮捣烂,加入少许糖水,研成浆液,空腹顿服。隔2小时后,再服槟榔煎剂(槟榔60克,加水浓煎),服药后5小时左右,即见大便排出虫体,如不大便,可冲服玄明粉10克。

【功效】 驱虫行气止痛。

【主治】 绦虫病。

【来源】 四川重庆中医研究所名医贾河先验方。

排虫汤

【组成】 生南瓜子仁120克,槟榔煎剂200～300毫升。

【用法】 清晨空腹,将南瓜子于 15～20 分钟嚼碎服完,1～2 小时后服槟榔煎剂(槟榔 120～150 克,加水 500 毫升,煎 1 小时),再过 1 小时服 50％硫酸镁 30～40 毫升。

【功效】 驱虫止痛。

【主治】 肠道绦虫病。

【来源】 著名中医李玉幸验方。

癌 痛

癌痛,见于各种癌症晚期,可参考中医胁痛、黄疸、胃脘痛、腹痛等症治疗。

退黄消肿方

【组成】 石见穿(野沙参)30 克,白花蛇舌草 30 克,丹参 15 克,八月札 15 克,平地木 15 克,广郁金 9 克,小金钱草 15 克,半枝莲 30 克。

【用法】 水煎,每日 1 剂,分 2 次服。

【功效】 清热利湿退黄,消肿止痛。

【主治】 肝癌出现黄疸,肝区胀痛者。

【来源】 浙江中医学院著名老中医潘国贤教授验方。

消肿止痛膏

【组成】 制乳香、没药各 30 克,龙胆草 15 克,煅寒水石 60 克,铅丹 15 克,冰片 15 克,干蟾皮 30 克,公丁香 15 克,雄黄 15 克,细辛 15 克,大黄 30 克,姜黄 50 克,生南星 20 克。

【用法】 各研为细末,和匀。用时取酌量药粉调入凡士林内,摊于纱布上,贴敷肿块部位,隔日一换。

【功效】 消肿止痛。

【主治】 肝癌,肝肿大,肝区疼痛。

【来源】 浙江中医学院著名老中医潘国贤教授验方。

化瘀止痛散

【组成】 生鳖甲 18 克,人参 18 克,花椒 9 克。

【用法】 共为细粉,分为 6 包,每晚服 1 包,开水送下。连服 3 包后腹痛可减轻,连服 24 包为 1 个疗程。

【功效】 化瘀止痛。

【主治】 宫颈癌腹痛。

【来源】 河北省著名老中医王鸿儒验方。

抑痛散

【组成】 白术 30 克,半夏 30 克,木香 9 克,血竭 9 克,雄黄 6 克,瓦楞子 30 克。

【用法】 将上述 6 味混和研粉,分成 30 份,每次 1 份,用开水冲服,每日 3 次。每次并同时服蛋白吸附斑蝥素 1 剂。蛋白吸附斑蝥素的制备:取鲜鸡蛋 1 个,将蛋一端打一个 0.5 厘米直径的小洞,将一只筷子插入洞内,把蛋内容物搅散,后放入 7 只去足斑蝥虫,用潮湿草纸把整个蛋包裹,然后再包上一层黄土浆,最后置炭火上烘,估计烘到黄土干裂蛋熟为度。服用时打开蛋,去掉斑蝥虫,服之蛋内容物,每日 3 次,每次 1 个。

【功效】 活血化瘀止痛。

【主治】 晚期胃癌疼痛。

【来源】 福建著名老中医陈孝明验方。

加味推气散

【组成】 姜黄、枳壳、桂心、当归、红藤、厚朴、蜈蚣、郁金、柴胡、丹参各 30 克,制南星、半夏、大黄各 18 克,白芍 60 克,炙甘草 12 克。

【用法】 共研成细末,用白参、生姜各 6 克,白术、桃仁各 9 克,大枣 9 枚,水煎送服本品,每日 3 次,每次 12~16 克。

【功效】 活血理气止痛。

【主治】 各种癌症引起之疼痛。治疗 44 例患者,服上药 2~6 日后疼痛均消失。

　　【来源】　浙江著名中医胡安黎验方。

镇疼汤

　　【组成】　干燥鼠妇60克。

　　【用法】　加水适量,煎2次,取汁240毫升,口服每日4次,每次60毫升。

　　【功效】　通络止痛。

　　【主治】　肝癌剧痛。

　　【来源】　宁波市著名中医姚善业验方。

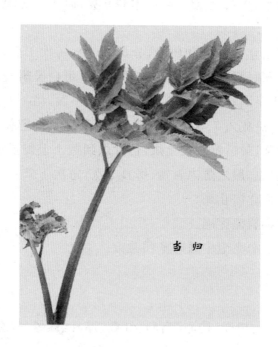

当归

外 科

疖

疖是指生于皮肤表浅部位的急性化脓性炎症,随处可发。表现为局部红、肿、热、痛,突出根浅,肿势局限(范围多在 1～2 厘米)。脓出即愈。相当于现代医学的单个毛囊及其皮脂腺或汗腺的急性化脓性炎症。轻者仅外治即可,严重者内外同治效果较好。

消疖方

【组成】 黄连 6 克,黄芩 10 克,丹皮 10 克,赤芍 10 克,银花 10 克,蚤休 10 克,连翘 10 克,三棵针 15 克,生甘草 6 克。

【用法】 先将上药用适量清水浸泡 30 分钟,再放火上煎煮 30 分钟,水煎 2 次。每日 1 剂,将 2 次煎出的药液混合,早、晚各服 1 次。

【功效】 清热解毒。

【主治】 疖病(坐板疮、发际疮)。

【来源】 中国中医研究院广安门医院著名皮肤科专家朱仁康验方。

藿香解毒汤

【组成】 藿香、香薷、银花、连翘、土茯苓、蕺菜、马齿苋、佩兰、赤芍、防风、白芷、夏枯草、蒲公英、勾藤各适量。

【用法】 水煎,每日 1 剂,分 3 次服。

【功效】 消热除湿,解毒消肿。

【主治】 夏日暑热疖疮。

【来源】 成都中医学院文琢之教授验方。

清热凉血解毒方

【组成】 黄连6克,黄芩6克,黄柏9克,山栀9克,广夕角3克,鲜生地黄30克,赤芍6克,粉丹皮9克,白术6克。

【用法】 每日1剂,水煎2次分服。

【功效】 清热凉血解毒。

【主治】 多发性疖肿。

【来源】 上海中医研究所夏少农研究员验方。

疖疮消

【组成】 银花18克,连翘15克,苍术18克,黄柏18克,归尾9克,赤芍9克,猪苓9克,茵陈30克,车前子9克。

【用法】 每日1剂,水煎2次分服。

【主治】 疖疮。

【来源】 北京中医医院房芝萱教授验方。

清解片

【组成】 大黄、黄芩、黄柏、苍术各适量。

【用法】 上方共研成细末和匀轧片,每片含生药0.3克。每日2～3次,每次5片。

【功效】 清热解毒,化湿通便。

【主治】 疮疡湿热内盛,便秘里实者。

【来源】 上海中医学院曙光医院顾伯华教授验方。

痈

"痈"乃气血为毒邪壅塞不通之义,有内痈与外痈之分。本篇单论外痈。外痈是一种发生于皮肉之间的急性化脓性疾患,其特点是局部光软无头,红肿疼痛(少数初起皮色不变),结块范围多在9～12厘米,发病迅速,易肿、易脓、易溃、易敛,可有寒热等全身症状。多属于现代医学的皮肤浅表脓肿和发生在各部位的急性化脓性淋巴结炎。

化腐拔毒生肌膏

【组成】 珍珠 5～6 粒(或用珍珠代),琥珀 3 克,青黛 3 克,冰片 0.5 克,黄丹 100 克,麻油 240 毫升。

【用法】 将珍珠粒纳入豆腐内加水煎 2 小时,取出珍珠晒干研成末,以瓦罐煎麻油至浓黑,将黄丹慢慢撒入油中,并不断搅拌,勿令沸出罐外,文火熬至滴水成珠,加入琥珀、青黛、冰片成药粉,搅匀即成。治疗时按疮口大小,用纸摊膏,贴于疮口上,每日换药 1 次。

【功效】 活血化瘀,祛腐敛疮,拔毒生肌。

【主治】 疮疡溃后,脓血淋漓,久不收口者。

【来源】 广西南宁市第二医院著名中医敖肇时验方。

消痈汤

【组成】 金银花、蒲公英、鲜生地黄各 15～30 克,连翘、赤芍、花粉、川贝母、陈皮、蚤休、龙葵各 9～15 克,白芷 6～9 克。

【用法】 每日 1 剂,水煎 2 次分服。

【功效】 消热解毒,散瘀消肿,活血止痛。

【主治】 蜂窝组织炎,痈症初起,深部脓肿等化脓性感染。

【来源】 北京中医院赵炳南教授验方。

加减仙方活命饮

【组成】 银花、菊花、防风、白芷、木香、陈皮、赤芍、乳香、没药、浙贝、花粉、薄荷、瓜壳、夏枯草、蒲公英、山药、甘草各适量。

【用法】 水煎,每日 1 剂,3 次分服。

【功效】 疏风清热,活血解毒。

【主治】 痈未溃、已溃及后期皆可应用。

【来源】 成都中医学院文琢之教授验方。

治痈 1 号方

【组成】 银花 18 克,蒲公英 24 克,连翘 15 克,茵陈 30 克,生黄柏 15 克,防己 12 克,猪苓 9 克,云苓 9 克,白芷 9 克,桔梗 9 克,归尾 9 克,赤芍 9 克,车前子 9 克,甘草 3 克。

【用法】 水煎服,每日 1 剂。

【功效】 托里解毒,利湿化瘀。

【主治】 痈成脓期。

【来源】 北京中医医院房芝萱教授验方。

治痈 2 号方

【组成】 黄芪 18 克,党参 18 克,白芷 9 克,桔梗 9 克,甘草 3 克,云苓 15 克,白术 12 克,陈皮 6 克,当归 9 克,赤芍 9 克,连翘 15 克,银花 15 克,红花 9 克。

【用法】 每日 1 剂,水煎 2 次分服。

【功效】 托里生肌,清除余毒。

【主治】 痈溃破期。

【来源】 北京中医医院房芝萱教授验方。

疽

"疽"是气血为毒邪阻滞而不行之义。发于筋骨,病变部位较深,病情较重。临床分为有头疽和无头疽两类,有头疽多属阳证,相当于现代医学的化脓性骨髓炎、化脓性关节炎骨关节结核等。本节主要讨论有头疽。

阳证大发散

【组成】 炙甲片 6 克,白及 6 克,南腥 6 克,樟脑 6 克,皂矾 4.5 克,青黛 4.5 克,火硝 4.5 克,冰片 1 克,麝香 1 个。

【用法】 除麝香、冰片外,先将皂矾研细,再和入余药共研极细,过筛,最后加入冰片、麝香研匀。外敷。

【功效】 软坚散结消肿。

【主治】 痈疽结块,肿胀散漫。

【来源】 上海中医研究所张赞臣研究员验方。

疏气消肿汤

【组成】 炒柴胡 4 克,川芎 4 克,当归 6 克,赤芍 4 克,青皮 6 克,忍冬藤 12 克,制香附 9 克,炒枳壳 6 克,全蝎 1 克。

【用法】 水煎,每日 1 剂,2 次分服。

【功效】 理气和络,活血散结。

【主治】 胁疽、肋疽。

【来源】 北京著名老中医凌云鹏验方。

阳证铁箍散

【组成】 降香 240 克,生大黄 1 千克,降香 120 克,没药 120 克,赤豆 1.5 千克,生黄芩 240 克,木鳖子 500 克,生南星 120 克,山慈姑 120 克,陈小粉 1 千克(炒焦),芙蓉叶 240 克。

【用法】 共研成细末,用恭汁,蜂蜜调敷。

【功效】 清热消肿。

【主治】 痈疽,疔毒红肿散漫者。

【来源】 上海中医研究所张赞臣研究员验方。

消肿化毒膏

【组成】 露蜂房、杏仁各 30 克,黄芪 22.5 克,蛇退(盐水洗净)、元参各 15 克,乱发如鸡蛋大一团(去油垢),麻油 300 克,黄丹 150 克。

【用法】 先将菜油、乱发入锅中熬,候发烊尽,加杏仁;待杏仁黑色,布滤去渣,加黄芪、元参,熬 1～2 小时,再加蜂房、蛇退搅熬至紫黑色;滤去渣,用慢火熬;最后下黄丹,急搅千余转,滴水不散,膏即成。摊于牛皮纸或黄蜡油纸上,贴于患处。

【功效】　消肿散结,拔毒生肌。

【主治】　痈疽发背及各种疱疖,已溃、未溃均可贴敷。

【来源】　南通市中医院朱良春主任医师验方。

疔　疮

疔疮是指发病迅速而危险性较大的疾病。多发于颜面手足等处,如处理不当,发于颜面者极易走黄而致生命危险。疔的范围很广,包括西医学之疔、痈、皮肤炭疽、急性淋巴管炎及坏疽的一部分等在内。

疔疮膏

【组成】　芝麻 200 克,制松香 500 克,黄蜡 250 克,川白蜡 50 克,制乳香 120 克,制没药 125 克,百草霜(锅底灰)125 克,铜绿 125 克。

【用法】　将芝麻油入锅中煎沸至 140～160℃,入松香。溶化后下白蜡、黄蜡,溶后过滤去渣,再倒入锅内,下乳香,侯涨潮,落潮后再入没药,又经涨潮落潮后,下铜绿,最后放百草霜,再待涨潮落潮后,倒入盛器内稍冷却即成。用时每次一般用 2～5 克,或视疔疮部位大小增损用量,将其捻成圆形薄饼,中厚边薄,贴敷患处,外用纱布包好,胶布固定。

【功效】　消肿止痛软坚,活血散瘀,拔毒提脓。

【主治】　疔疮。

【来源】　湖南省长沙市著名老中医文湘舫验方。

消疔丸

【组成】　明雄黄 30 克,生锦纹 60 克,巴豆霜(拣取白肉,纸包,压去油)12 克。

【用法】　上方各研为细末,少加飞面 15～18 克,米醋同杵为丸,如凤仙子大。每服 3～5 丸,最多不超过 9 丸,不可多用。温开水吞,泄 1～2 次,预备绿豆汤冷饮数口即止。

【主治】　疔疮大毒,火炎方张,大便不行者。

【来源】　浙江省著名老中医张山雷验方。

七味治疗汤

【组成】 夏枯草、菊花、紫花地丁、银花、蒲公英各 9～15 克,蚤休 6 克,生甘草 3 克。

【用法】 每日 1 剂,水煎 2 次分服。

【功效】 清热解毒。

【主治】 颜面疔疮,手部疔疮,多发性疖肿。

【来源】 北京著名老中医凌云鹏主任医师验方。

解毒追疔汤

【组成】 黄连 2 克,黄芩 6 克,银花 12 克,蚤休 6 克,山萸肉 9 克,丹皮 6 克,牛蒡子 9 克,菊花 12 克,生甘草 6 克。

【用法】 每日 1 剂,水煎 2 次分服。

【功效】 清热解毒,凉血散结。

【主治】 疫疔。

【来源】 河南著名中医李在明验方。

香蓉散

【组成】 木芙蓉花叶、天仙子(莨菪)、莲钱草各适量。

【用法】 将采摘的木芙蓉花叶、莲钱草用清水洗净晾干。以上 3 味药分别低温烘干,研成末,按 8∶3∶1 的比例,调匀混合。用时取其适量,用温开水调成糊状,均匀抹在纱布上,贴于患处,敷满整个部位,每日换药 1 次。

【功效】 清热解毒,凉血散结。

【主治】 颜面疔疮。

【来源】 湖南中医学院附一院著名中医周聪和验方。

丹　毒

丹毒因染毒而发,以突然皮肤鲜红成片,色如涂丹而得名。多发于下肢、头面,初起伴有寒热、头痛、骨楚等症,局部为小片红斑,继则很快蔓延成大片鲜红,高出皮面,境界清楚,压之色减,放之又显鲜红,摸之灼手,触痛。严重者可神昏,有一定的危险性。西医学亦称丹毒,认为是丹毒链球菌侵入皮肤或黏膜的网状淋巴管所引起的急性感染。

加减普济消毒饮

【组成】 净银花 12 克,连翘 9 克,活芦根(去节)1 支,生甘草 3 克,黑山栀 9 克,冬桑叶 9 克,荆芥 9 克,防风 9 克,元参 9 克,黄连 3 克,黄菊花 9 克,生地黄 12 克,马勃 2.4 克,苏薄荷 4.5 克(后下),板蓝根 30 克。

【用法】 水煎,每日 1 剂,2 次分服。

【主治】 面部丹毒。

【来源】 上海中医学院曙光医院张龑梅教授验方。

火丹灵

【组成】 银花 25 克,蒲公英 30 克,连翘 20 克,紫花地丁 15 克,川军 3 克,野菊 15 克,归尾 10 克,赤芍 10 克,红花 10 克,猪苓 10 克,陈皮 6 克,车前子 10 克(包),甘草 10 克。

【用法】 水煎,每日 1 剂,2 次分服。

【功效】 清热解毒。

【主治】 火丹。

【来源】 北京中医院房芝萱主任医师验方。

水丹灵

【组成】 银花 20 克,蒲公英 25 克,连翘 15 克,黄芩 10 克,猪苓 10 克,云苓 15 克,川军 3 克,生地黄 15 克,归尾 10 克,赤芍 10 克,红花 10 克,牛膝 10 克,生苡米 30 克,车前子 10 克(包)。

【用法】 每日 1 剂,水煎 2 次分服。

【功效】 清热解毒利水。

【主治】 水丹。

【来源】 北京中医院房芝萱主任医师验方。

湿丹灵

【组成】 麻黄 3 克,桂心 10 克,杏仁 10 克,生黄芪 15 克,当归 10 克,云苓皮 20 克,赤芍 10 克,冬瓜皮仁 30 克,猪苓 10 克,泽泻 10 克,苍、白术各 25 克,龙胆草 10 克,甘草 30 克,车前子 10 克(包煎)。

【用法】 水煎,每日 1 剂,2 次分服。

【功效】 温化寒湿,活血益气。

【主治】 湿丹。

【来源】 北京中医院房芝萱主任医师验方。

丹毒熏洗方

【组成】 苦参 30 克,黄柏 30 克,白芷 24 克,地肤子 30 克,大黄 30 克,白矾 30 克,雄黄 18 克,蛇床子 30 克,花椒 30 克,甘草 30 克。

【用法】 上药水煎,热罨渍溃。对湿热毒邪所致丹毒,屡用屡验。

【功效】 清热解毒,利湿祛风。

【主治】 丹毒,由湿热毒邪所致者。

【来源】 河南省著名老中医廉振三验方。

压 疮

　　压疮又称褥疮、席疮,因久着褥席而生疮,故名之。多见于昏迷、偏瘫、截瘫或卧床不起的患者,好发于被压迫部位,如背脊、骨骶、足跟等处。初起局部皮肤暗红,继则破损,色黑肉腐,形成溃疡,可痛可不痛。严重者黑腐蔓延不止,肿势日重,或溃出脓臭稀薄,四周形成空壳,常伴精神萎靡等全身症状,预后较差。

海马拔毒生肌散

【组成】 海马、广丹(黄丹)、炮山甲、黄柏、姜黄各 60 克,蜈蚣 40

条,飞雄黄、甘黄各 45 克,生军(大黄)、淡全蝎各 30 克,冰片 9 克,元胡 6 克。

【用法】 上药共研成极细末备用。掺于疮面,以纱布敷盖。

【主治】 用于Ⅱ、Ⅲ度褥疮。

【来源】 南通市中医院著名老中医陈鸿宾副主任医师验方。

和合丹

【组成】 煅石膏 30 克,飞东丹 30 克,三梅片 2 克。

【用法】 先将石膏、东丹共研极细末,过筛,加入冰片研匀,麻油调成糊状外敷。

【功效】 生肌收口。

【主治】 诸疮久不收口及褥疮等症。

【来源】 上海中医研究所著名中医专家张赞臣验方。

三味散

【组成】 升丹 30 克,生石膏 30 克,青黛 3 克。

【用法】 共研成细末,撒布溃疡面,待腐肉去则改用他药。

【功效】 拔毒祛腐。

【主治】 褥疮初期,腐肉未尽,并与四周皮肉相粘连者。

【来源】 北京著名老中医凌云鹏主任医师验方。

痔　疮

直肠下端黏膜或肛管皮肤下静脉丛发生扩大、曲张所形成的静脉团称为"痔"。位于齿线以上者为内痔;以下者为外痔;一部分在齿线上,另一部分在齿线下者为混合痔。痔的治疗方法较多,成功经验极为丰富。

化痔片

【组成】 槐米 50 克,三七 10 克,三棱 40 克,茜草 40 克,枳实 40 克。

【用法】 水焦浓缩制成片剂,每片 1 克,每次 6 片,每日 3 次。

【功效】 凉血行气,止血散淤。

【主治】 各期内痔,血栓外痔。

【来源】 沈阳市痔瘘医院李润廷主任医师验方。

痔疮熏洗方

【组成】 白芷 12 克,五倍子 30 克,木瓜 18 克,川椒 12 克,生白矾 9 克,槐蘑 30 克,马齿苋 60 克,甘草 12 克。

【用法】 水煎先熏后洗。

【功效】 祛湿解毒,杀虫止痒。

【主治】 痔疮初起肿痛或津水流血。

【来源】 北京中医院名老中医房芝萱验方。

枯痔液

【组成】 雄黄 4.5 克,赭石 9 克,血竭 9 克,黄连 4.5 克,朱砂 3 克,冰片 3 克,枯矾 21 克。

【用法】 上方分别研成末,先将黄连、血竭、雄黄、赭石放入干净砂锅内,加水 600 毫升文火煎至 200 毫升时,用 4 层纱布过滤;再将剩下的药渣放回砂锅并放入朱砂,加水 400 毫升,文火煎至 150 毫升时过滤;次将砂锅洗净,把 2 次滤液放入,烧开后加入枯矾不断搅拌,药液由涂红变为淡黄时离火,稍冷后放入冰片搅拌,稍加热后,加盖,冷却后过滤,最后抽滤、灭菌、消毒分装瓶内即成。用时先对痔及附近部位常规消毒。痔疮表面黏膜完整者,可直接注射在痔核中央,但应离开齿状线,以最高点进针,针与痔表面成 45 度进针,注射量 0.3~0.07 毫升,每个痔核注射一针,若痔核表面黏膜糜烂兼有出血者,可用点状注射法,药量视情况掌握在 0.1~0.3 毫升,每星期注射 1 次。

【功效】 去腐生新,活瘀枯痔。

【主治】 各类痔疮。

【来源】 河南中医学院著名中医郭继禹验方。

榆槐脏连丸

【组成】　黄连 37.5 克,黄芩 225 克,槐角 150 克,炒槐米 112.5 克,地榆炭 112.5 克,生地黄 112.5 克,当归 75 克,荆芥 75 克,阿胶 75 克,猪大肠 80 克。

【用法】　将猪大肠煮烂,余药共研成细末,诸药混合加炼白蜜为丸。

【功效】　清化湿热,凉血止血。

【主治】　肠热便血,脏毒下血,肛门水肿,灼热坠痛者。

【来源】　全国著名肛肠病专家丁泽民验方。

消痔汤

【组成】　五齿苋 30 克,大枣 30 枚,地榆 30 克,槐角 20 克,当归 20 克,党参 30 克,元肉 20 克。

【用法】　煎时以猪前肘肉为料(以猪头肉为最好),切成碎片,煎成肉汤,再以肉汤加白糖 20 克,煎上药,每日 1 剂,每剂服 3 次,服药后可再吃猪肉。

【主治】　痔疮。

【来源】　甘肃著名老中医刘东汉验方。

瘿　病

瘿是发生在颈部结喉处的疾病,因其如缨络之状而名之。它类似现代医学所称的甲状腺功能亢进、单纯性甲状腺肿(气瘿)、甲状瘤或囊肿(肉瘿)、甲状腺癌(石瘿)等甲状腺疾患。

治瘿方

【组成】　银柴胡 12 克,昆布 15 克,海藻 15 克,夏枯草 12 克,陈皮 12 克,川贝 10 克,当归 12 克,半夏 10 克,生龙骨 30 克,生牡蛎 30 克。

【用法】　水煎,每日 1 剂,2 次分服。

【功效】 化痰解郁,软坚散结。

【主治】 瘿病属痰气郁结者。

【来源】 中国中医研究院郭士魁教授验方。

养阴化痰消瘤汤

【组成】 白芍 15 克,玄参 9 克,夏枯草 30 克,海浮石 30 克,制香附 12 克,白芥子 12 克。

【用法】 水煎,每日 1 剂,2 次分服。

【功效】 养阴疏气化痰。

【主治】 甲状腺腺瘤及囊肿。

【来源】 上海中医研究所夏少农研究员验方。

散结消瘿汤

【组成】 牡蛎粉 24 克,夏枯草 60 克,蒲公英、紫花地丁各 30 克,昆布、天葵子、海藻各 15 克,黄药子(朱砂土)、炒橘核、浙贝母、银柴胡、野菊花、甘草各 10 克。

【用法】 水煎,每日 1 剂,3 次分服。

【功效】 清热化痰,软坚散结。

【主治】 瘿瘤。

【来源】 湖北中医学院著名老中医张梦侬验方。

消瘿汤

【组成】 昆布 12 克,海藻 12 克,夏枯草 15 克,牡蛎 30 克,生地黄 30 克,三棱 10 克,莪术 10 克,炒山甲 10 克,甘草 3 克。

【用法】 水煎服,每日 1 剂。同时以华南胡椒全植株 2 份、野菊花 1 份,同捣烂后加少许食盐捣匀,按瘤体大小取适量,隔水蒸热,待温度适中时敷患处。

【功效】 行气散瘀,软坚散结。

【主治】 甲状腺瘤(瘿瘤)、乳痈等。共治疗百余例,效果显著。

【来源】 广东省封开县著名老中医李穆堂验方。

瘰 疬

本病多生于颈项,甚至连及胸,常结块成串,累累如贯珠之状,故名瘰疬。俗称"疬子颈"或"老鼠疮"。本病发病缓慢,病程较长,多为气郁、虚劳所致。相当于西医学所称之颈部淋巴结核。

紫色溃疡膏

【组成】 琥珀9克,血竭9克,乳香45克,青黛9克,黄连30克,蜂蜡90克,麻油500毫升,煅珍珠面0.3克。

【用法】 上药前5味研成细面,将麻油置于火上见数开后,加八蜂蜡搅匀,离火冷却再加药粉搅匀成膏,直接涂抹在疮面部位。

【功效】 化腐生肌,煨脓长肉。

【主治】 淋巴腺结核,下肢溃疡,女阴溃疡。

【来源】 北京中医院赵炳南教授验方。

瘰疬方

【组成】 炒橘核(打)、天葵、煨莪术、浙贝母、炒枳实、法半夏各10克,海藻、昆布各15克,紫花地丁、牡蛎粉、蒲公英各30克,夏枯草、白花蛇舌草各60克。

【用法】 水煎1剂,2日分6次服,10剂为1个疗程。

【功效】 行气散结,化痰软坚,清热解毒。

【主治】 瘰疬。无论已溃、未溃均可服用。

【来源】 湖北中医学院著名老中医张梦侬验方。

活血化坚汤

【组成】 当归、川芎、赤芍、银花、天花粉、桔梗、陈皮、厚朴、防风各9克,皂角刺、贝母、僵蚕、灵脂、乳香、白芷各6克,甘草3克。

【用法】 水煎,每日 1 剂,2 次分服。

【功效】 活血化坚。

【主治】 一切瘰疬及瘿瘤痰核初起未溃者。

【来源】 河南著名中医李在明验方。

加味消瘰丸

【组成】 玄参、牡蛎、浙贝、白芥子、淡海藻、淡昆布、木香、郁金、夏枯草、甘草各适量。

【用法】 水煎,每日 1 剂,3 次分服。

【功效】 疏肝解郁,化痰软坚。

【主治】 颈淋巴结核不红肿者。

【来源】 成都中医学院文琢之教授验方。

乳 痈

乳痈是乳房部最常见的急性化脓性感染疾病,多发生于产后尚未满月的哺乳期妇女,也可发生于妊娠期。初起乳房肿痛,可有结块,或伴有寒热、头痛、呕恶等症,继则局部皮肤红、酿脓、破溃。若久不收敛,可形成窦道。相当于现代医学的急性乳腺炎。

平疡止痛膏

【组成】 生川乌、生草乌各 50 克,乳香、没药各 25 克,桃仁 90 克,大黄 100 克,白芷、黄药子、黄柏各 75 克,蜈蚣、全蝎各 20 克,山奈 180 克,樟脑 500 克。

【功效】 乳痈。

【主治】 山奈、乳香、没药、樟脑研细后用适量 95％酒精拌成糊,生川、草乌、白芷、桃仁、大黄、黄柏、黄药子用植物油 2000 毫升,炸至白芷焦黄,再加入全蝎、蜈蚣,继续炸至白芷焦黑过滤后取黄丹 700～750 克,放入油中,炼至滴水成珠,冷却到 20℃左右,将上述酒精药糊加入,搅匀分摊牛皮纸上,密封备用。用时外贴患处 2 日换药 1 次,化脓后禁用。

【来源】 湖北中医学院熊魁悟教授验方。

橘叶汤

【组成】 细苏梗 9 克,淡黄芩 5 克,焦山栀 9 克,银花 12 克,橘叶 12 克,蒲公英 30 克,青皮 6 克,生石膏 12 克,代代花 7 朵。

【用法】 水煎,每日 1 剂,2 次分服。

【功效】 清热疏气。

【主治】 妊娠期乳腺炎。

【来源】 北京著名老中医凌云鹏验方。

消乳痈汤

【组成】 皂角刺 60～120 克,当归、赤芍、白芍各 10 克,柴胡、生甘草各 6 克。

【用法】 水煎服,每日 1 剂。

【功效】 软坚散结,理气活血。

【主治】 乳痈之炎性肿块。

【来源】 著名老中医胡慧明教授验方。

乳痈汤

【组成】 银花、生芪各 18 克,连翘 15 克,赤芍、归尾、红花、皂刺、白芷、桔梗、漏芦、通草各 9 克,炒山甲 9 克,甘草 3 克。

【用法】 水煎,每日 1 剂,2 次分服。

【功效】 清热解毒,理气托脓。

【主治】 乳痈脓肿期。

【来源】 北京中医院房芝萱教授验方。

和乳汤

【组成】 当归、蒲公英各 30 克,天花粉、贝母各 9 克,穿山甲、甘草各 6 克。

【用法】 水煎,每日 1 剂,2 次分服。

【功效】 清热解毒,消肿散结。

【主治】 乳痈初起,恶寒作热。

【来源】 河南著名中医李在明验方。

乳 癖

乳癖是发生在乳房部的慢性非化脓性肿块,临床以乳房胀痛和乳房内出现肿块为主要表现。不同年龄的妇女皆可发生。相当于现代医学之乳房囊性增生病和乳房纤维腺瘤等病。

消瘀散结汤

【组成】 鹿角 20 克,浙贝母 15 克,瓜蒌 20 克,乳香 20 克,没药 20 克,香橼 20 克,白芍 30 克,甘草 10 克(无鹿角可用鹿角霜代之)。

【用法】 诸药收入容器内,加水浸泡 1 小时,即行煎煮。剩药液约 100 毫升为宜。煎 2 次,将药液混合一起,分 2 次服之。

【功效】 理气活血,软坚散结。

【主治】 乳核肿痛,或时渗乳汁,或乳汁带血。

【来源】 黑龙江著名老中医陈景河主任医师验方。

活血逐瘀汤

【组成】 丹参 15～30 克,乌药 6～12 克,白僵蚕 6～12 克,三棱 9～15 克,白芥子 9～15 克,厚朴 6～12 克,橘红 9～15 克,土贝母 9～15 克,沉香 1.5～3 克。

【用法】 每日 1 剂,水煎 2 次分服。

【功效】 活血逐瘀,软坚内消。

【主治】 腹部包块,乳房纤维瘤,体表小肿物或寒性脓肿关节肿胀(鹤膝风)等。

【来源】 北京中医院赵炳南教授验方。

乳癖汤

【组成】 淫羊藿 9 克,肉苁蓉 9 克,玄参 9 克,白芍 9 克,橘核、叶各 9 克,广郁金 10 克,陈香橼 20 克,当归 12 克。

【用法】 每日 1 剂,水煎 2 次分服。

【功效】 疏肝和营,壮阳软坚。

【主治】 乳腺小叶增生症。

【来源】 上海中医研究所夏少农教授验方。

乳块消

【组成】 丹参、橘叶各 15 克,王不留行、川楝子、土鳖虫、皂刺各 10 克。

【用法】 水煎,每日 1 剂,2 次分服,或浓缩制成糖衣片 47 片,每日服 12 片,分 2 次服。3 个月为 1 个疗程,服 1 个疗程效不显著者,每日剂量增至 24 片。

【功效】 疏肝理气,活血化淤。

【主治】 乳腺增生病。

【来源】 北京中医学院东直门医院著名老中医杜玉堂副主任医师。

乳核消

【组成】 旋覆花(布包)、炒橘核、炒枳实、天葵子、赤芍、法半夏、浙贝母、制香附、青皮各 10 克,夏枯草 60 克,牡蛎粉、紫花地丁、蒲公英各 30 克。

【用法】 水煎 1 小时半,分 3 次温服,每日 1 剂,20 剂为 1 个疗程,疗程间隔 20 天。

【功效】 疏肝行气,软坚散结。

【主治】 乳房痰核。

【来源】 湖北中医学院著名老中医张梦侬验方。

胆囊炎

胆囊炎是指病原体通过各种途径进入胆囊所引起的急、慢性炎症,临床多以胁腹绞痛为主要特征。故为常见急腹症之一。中医学无此病名,多参照"胁痛""腹痛""黄疸"等病进行辨证治疗。

加减大柴胡汤

【组成】 柴胡 15 克,赤芍 15 克,黄芩 15 克,半夏 9 克,枳壳 9 克,大黄 9 克(后下),茵陈 30 克,郁金 9 克,金钱草 60 克,蒲公英 30 克,瓜蒌 30 克。

【用法】 水煎,每日 1 剂,2 次分服。

【功效】 疏肝利胆。

【主治】 胆囊炎、胆石症、胆道感染等疾患。

【来源】 北京中医学院教授印会河验方。

柔肝煎

【组成】 生地黄、首乌、枸杞子、茵陈、虎杖、生大黄、生山楂、鸡内金、玫瑰花、佛手、绿萼梅各适量。

【用法】 水煎,每日 1 剂,2 次分服。

【功效】 养肝柔肝,疏肝利胆。

【主治】 慢性胆囊炎,胆石症(肝阴不足型)。

【来源】 上海中医学院龙华医院朱培庭教授验方。

金钱开郁汤

【组成】 金钱草 30 克,柴胡 9 克,枳实 9 克,白芍 9 克,炙甘草 3 克,郁金 9 克,乌贼骨 9 克,浙贝母 9 克。

【用法】 水煎,每日 1 剂,2 次分服。

【功效】 疏肝利胆,解郁镇痛,清热化石。

【主治】 慢性胆囊炎,胆石症。

【来源】 全国著名老中医魏长春主任医师验方。

胆石症

胆石症是指胆固醇或胆红素在胆系所致结石的疾病,以右上腹痛,寒战高热及黄疸典型的三联症为特点,可有呕恶、便秘等症。属中医学胁痛、黄疸等病的讨论范畴。

疏肝利胆汤

【组成】 柴胡 10 克,黄芩 8 克,海金砂(草)15 克,金钱草 15 克,鸡内金 10 克,川郁金 8 克,炒金铃子 10 克,白芍 10 克,炒枳实 10 克,赤茯苓 15 克,车前子 10 克。

【用法】 以水煎服,日服 3 次。

【功效】 疏肝利胆,清热除湿,理气和营,止痛散结。

【主治】 肝胆湿热蕴结之胆石症、胆囊炎、急性黄疸及血吸虫病肝硬化腹水等。

【来源】 湖北中医学院教授李培生验方。

胆道排石汤

【组成】 柴胡、枳实各 9 克,虎杖、郁金各 15 克,制大黄 9 克,大叶金钱草 30 克。

【用法】 水煎,每日 1 剂,2 次分服。

【功效】 利胆排石。

【主治】 胁痛(胆石症)。

【来源】 上海医科大学姜春华教授验方。

茵陈排石汤

【组成】 茵陈 30 克,生山栀 10 克,生大黄 10 克,元明粉(艺硝)10 克,金钱草 30 克,广郁金 15 克,蒲公英 15 克,广木香 9 克,枳实 10 克。

【用法】 水煎,每日 1 剂,2 次分服。

【功效】 清利湿热,利胆排石。

【主治】 胆石症。

【来源】 解放军总医院陈树森教授验方。

排石定痛汤

【组成】 酒炒龙胆草 10 克,金钱草 60 克,海藻 15 克,昆布 15 克,降香 5 克,夏枯草 30 克,蒲公英 30 克,紫花地丁 30 克,旋覆花 10 克(包),天葵子 10 克,煨三棱 10 克,红柴胡 10 克,硝石(即火硝)15 克。

【用法】 上药除硝石 1 味分 5 次另行冲服外,加水 2500 毫升浓煎至 900 毫升,分 2 日 5 次服。15 剂为 1 个疗程,痛止即停药。平时可 4 日服药 1 剂(即 2 日服药 1 剂,休息 2 日),5 剂可服 20 天,服完停药 20 天。

【功效】 泄火为主,佐以疏肝清胆,散结软坚,化石止痛。

【主治】 胆道结石。

【来源】 湖北中医学院著名老中医张梦侬验方。

疏肝利胆排石汤

【组成】 柴胡、郁金、黄芩、白芍、鸡内金、川楝子、延胡索各 10 克,枳实、大黄(后下)各 6 克,青皮、陈皮、甘草各 5 克,金钱草 20 克。

【用法】 水煎服,每日 1 剂。

【功效】 疏肝理气,利胆排石。

【主治】 胆石症(肝郁气滞型)。

【来源】 浙江省著名老中医盛循卿验方。

尿石症

尿石症包括肾、输尿管、膀胱和尿道的结石,是泌尿系统常见疾病之一,属中医学"石淋""砂淋"及部分"血淋""气淋"的范畴。

化瘀尿石汤

【组成】 赤芍、川牛膝、乳香、没药、三棱、莪术、桃红、山甲、皂角刺、白芷、枳壳、厚朴、青皮、金钱草、车前子、生苡米各适量。

【用法】 水煎,每日 1 剂,分 3 次服。

【功效】 活血化瘀,软坚散结排石。

【主治】 用于体积较大,长期停留不移动或合并肾积水的上尿路结石,属邪实无虚象者。临床治疗结石横径 0.6～1.1 厘米,纵径在 1～2 厘米,且部分合并肾积水而有手术指征患者。

【来源】 中国中医研究院刘猷枋教授验方。

逐石汤

【组成】 金钱草 30～60 克,海金砂 3 克(冲服,或海金砂藤 20 克),木通 10 克,生地黄 12 克,白芍 10 克,琥珀末 3 克(冲服),广木香 4.5 克(后下),鸡内金 9 克,甘草 4.5 克。

【用法】 水煎,每日 1 剂,2 次分服。

【功效】 活血化瘀,软坚散结排石。

【主治】 淋症(泌尿系结石)。

【来源】 广州中医学院教授邓铁涛验方。

溶石方

【组成】 鱼脑石 500 克,琥珀 150 克,硝石(火硝)100 克。

【用法】 先将鱼脑石醋炒,3 药共研成细末,过筛,每次 3～4 克,日服 3 次。或金钱草 50 克煎汤,代水送服,或每次用白糖、陈醋各 5 克水溶化后送服。

【功效】 溶解尿石。

【主治】 尿路结石。服药 2～3 个月,结石即可溶化。

【来源】 河南信阳著名老中医吴一渊主任医师验方。

石淋汤

【组成】 冬葵子 30 克,金钱草 60 克,滑石、干生地黄、玄参、榆白皮、车前子、石韦各 15 克,硝石 15 克(分三次冲服),另加五加皮、生地黄榆各 500 克,半炒炭,半生用,2 味共研成细末,分成 30 包(布包扎好)。

【用法】 上药除硝石分冲外,每剂加入五加皮、地榆粉末 1 包,加水熬浓汁,分 3 次 1 日服完,停药 2 日,再如上法服药 1 剂,以 30 剂为 1 个疗程。

【功效】 散结软坚,清热利湿。

【主治】 泌尿系结石。

【来源】 湖北中医学院著名老中医张梦侬验方。

三金排石汤

【组成】 海金砂 60 克,川金钱草 60 克,鸡内金 12 克,石韦 12 克,冬葵子 9 克,滑石 15 克(包),车前子 15 克(包)。

【用法】 水煎,每日 1 剂,2 次分服。

【功效】 利尿排石。

【主治】 泌尿系结石。

【来源】 北京中医学院印会河教授验方。

活血排石汤

【组成】 金钱草、海金砂、鸡内金、川楝子、石韦、木香、车前子、皂角刺、丹参、三棱、元胡、大黄、红花各适量。

【用法】 每日 1 剂,水煎温服。

【功效】 行气活血,通淋排石。

【主治】 肾、输尿管、膀胱结石。

【来源】 黑龙江省宝泉岭管理局中心医院潘树和老中医验方。

前列腺炎

前列腺炎是指不同病源菌通过各种途径侵及前列腺所致的急、慢性炎症。有特异性和非特异性之分。可归属于中医学"湿热下注""肾虚""淋浊"等范畴。其治疗急性者着重湿热,慢性者着重滋肾。

参芪六黄汤

【组成】 党参、黄芪、生地黄、茯苓、车前子各 15 克,黄连、蒲黄、黄柏、黄精各 10 克,牛膝 12 克。

【用法】 水煎,每日 1 剂,2 次分服。

【主治】 前列腺炎。

【来源】 中国中医研究院方药中教授验方。

前列腺汤

【组成】 丹参、泽兰、赤芍、桃红、红花、青皮、王不留行、白芷、制乳香、没药、川楝子、小茴香各 9 克,败酱草 15 克,蒲公英 30 克。

【用法】 水煎,每日 1 剂,分 3～4 次服。

【功效】 化瘀导滞,清热利湿。

【主治】 慢性前列腺炎(气滞血瘀型)。

【来源】 中国中医研究院刘猷枋教授验方。

清热散瘀汤

【组成】 赤芍 12 克,败酱草 20 克,炒王不留行 15 克,木通 15 克,炒五灵 10 克,山甲珠 10 克,桃红 10 克,红花 5 克,全瓜蒌 20 克,丹皮 10 克,生地黄 12 克,丝瓜络 5 克,甘草稍 10 克。

【用法】 水煎服,每日 1 剂。

【功效】 清热利湿,祛瘀散结。

【主治】 慢性前列腺炎(湿遏血瘀型)。

【来源】 青岛医学院附属医院著名老中医史道生验方。

消癃方

【组成】 沉香片 2 克(后下),肉桂 1.5 克(后下),黄柏 9 克,知母 9 克,石韦 9 克,车前子 12 克,当归 9 克,王不留行 12 克,赤、白芍各 12 克,菟丝子 12 克,巴戟天 12 克,皂角刺 9 克,生甘草 3 克。

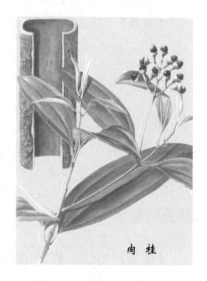

肉桂

【用法】 每日 1 剂,除沉香,肉桂外,其他药物先用清水浸泡 30 分钟,再煎煮 30 分钟然后加入沉香、肉桂,稍沸即可。每剂药煎 2 次,将 2 煎药液混合,分 2 次服。

【功效】 清热利湿,祛瘀散结。

【主治】 癃闭(前列腺增生)。

【来源】 上海红光医院著名老中医张寿永验方。

疝 气

疝者,有块冲击作痛的病症。中医学之"疝气"主要指腹部剧烈作痛兼有二便不通或睾丸、阴囊部的病症,包括西医学所称的"疝"及某些睾丸病变。

气疝方

【组成】 茴香 60 克,桔梗 60 克,食盐 6 克。

【用法】 上药研成末或不研成末,放于铁勺内微火炒之,勿使烧焦,待热适温置布袋内封口,放患处温敷。

【主治】 气疝。

【来源】 北京中医院著名老中医房芝萱教授验方。

水疝方

【组成】 木香、肉桂各 2.4 克,归尾、赤芍、红花、茴香、橘核、牛膝、橘枝各 6 克,二丑(牵牛子)、乌药、生槟榔、甘草各 3 克。

【用法】 水煎,每日 1 剂,2 次分服,余渣湿热敷患处。

【主治】 水疝。

【来源】 北京中医院著名老中医房芝萱教授验方。

寒疝方

【组成】 西小茴、广木香、青皮、川楝子、附子、香橼、元胡各 10 克,肉橘

3 克,橘核 15 克,炒熟地黄 15 克,甘草 3 克。

　　【用法】　水煎,每日 1 剂,2 次分服。

　　【主治】　寒疝。

　　【来源】　河南省著名老中医张海岑验方。

荔枝橘核散

　　【组成】　荔枝核、广橘核各 500 克。

　　【用法】　微烤研成末,每日 2 次,每次 15 克,拌糖服。

　　【主治】　腹股沟疝。

　　【来源】　著名老中医周选堂验方。

血栓性静脉炎

　　血栓性静脉炎是以静脉内膜损害为主要因素所致的一种静脉血管疾病。病变部位疼痛,可见条索状红肿或远端水肿,多伴有发热、脉率加速等全身症状。发生于浅静脉者,可见于四肢,胸腹壁,发于深静脉者多在下肢和骨盆内静脉。本病与祖国医学的恶脉、青蛇毒相似。

静脉炎口服方

　　【组成】　牛膝、赤芍、木瓜各 15 克,桃仁、苍术、泽泻各 9 克,鸡血藤、薏苡仁、泽兰各 30 克,乌药 6 克。

　　【用法】　水煎,每日 1 剂,2 次分服。

　　【主治】　血栓性静脉炎。

　　【来源】　中国中医研究院裴玉昆、赵水昌教授验方。

深静脉炎方

　　【组成】　附子、肉桂、桃仁、红花、归尾、泽泻、牛膝、干姜各 9 克,川续断18 克,玄参、生黄芪、桑寄生、鸡血藤各 24 克,木瓜、桂枝各 15 克,防己、赤芍各 12 克。

【用法】 水煎,每日 1 剂,2 次分服。

【功效】 温寒化湿,益气活血。

【主治】 深静脉炎慢性期。

【来源】 北京中医院房芝萱教授验方。

静脉炎方

【组成】 当归 230 克,川芎 150 克,赤芍 230 克,制乳香、没药各 30 克,红花 90 克,苏木 150 克,地龙 150 克,炙黄芪 230 克,郁金 150 克,络石藤 450 克。

【用法】 上方制成片剂,每片 0.3 克(含生药 1.3 克),每次 10 片,每日 2 次服。

【主治】 血栓性浅静脉炎。

【来源】 北京中医学院东直门医院陈淑长副主任医师验方。

熨药方

【组成】 苏木、红花、乳香、没药、干姜各 15 克,花椒、桂枝各 10 克,透骨草 30 克,千年健、鸡血藤、银花、樟脑各 15 克。

【用法】 取上方 2 剂,分别装入 2 个小布袋内,各倒入少量白酒,缝好后上锅蒸热,先取 1 袋置于患处,5 分钟后与锅内一袋交换反复 10 次,每日 1 次,3～4 天更换新药。

【主治】 血栓性浅静脉炎。

【来源】 北京中医学院东直门医院陈淑长副主任医师验方。

血栓闭塞性脉管炎

血栓闭塞性脉管炎是由周围脉管(中、小动脉及静脉)的慢性、持续性、进行性炎症所致血栓形成而使血管腔闭塞的一种疾病。多发生于下肢,初起仅足部或小腿酸痛、间歇性跛行,继则出现足趾持续性疼痛,夜间尤甚,皮肤苍白感冷,足背动脉及胫后动脉搏动消失,终则发生自下而上的坏死、脱落。相当于中医学之"脱疽"。

温经通络方

【组成】 鸡血藤 15～30 克,海风藤 9～15 克,金丝瓜 15～30 克,鬼见愁(无患子)6～12 克,鬼箭羽 15～30 克,路路通 9～15 克,桂枝 9～15 克,蕲艾 9～15 克,全当归 9～15 克,赤、白芍各 15～30 克。

【用法】 每日 1 剂,水煎 2 次分服。

【功效】 温通经络,活血止痛。

【主治】 血栓闭塞性脉管炎初期,雷诺氏病初期,静脉曲张,橡皮腿,关节痛。

【来源】 北京中医院赵炳南主任医师验方。

鸡丹通络汤

【组成】 鸡血藤、丹参、黄芪、熟地黄、当归、党参各 30 克,炮附子、陈皮、炒白术各 20 克,牛膝、鹿角胶(烊化)各 12 克,白芥子、炮姜各 10 克,肉桂、生乳香、没药、生甘草各 5 克。

【用法】 水煎服,每日 1 剂。

【功效】 温养经脉,益气通络。

【主治】 血栓闭塞性脉管炎。症属寒邪侵袭,血为寒凝者。

【来源】 全国著名老中医郑长松验方。

化湿通络汤

【组成】 丹参、金银花各 10 克,薏苡仁 50 克,茯苓、川草薢、赤芍、赤小豆各 30 克,泽兰、茜根、泽泻、防己各 20 克,佩兰 15 克,地龙 12 克,木通、甘草各 6 克。

【用法】 水煎服,每日 1 剂。另用透骨草、艾叶各 30 克,乳香、没药、防风、荆芥穗、紫草、刘寄奴、苦参各 15 克,白芷、黄柏各 12 克,水煎带渣烫洗两脚,每日 1 次。

【功效】 醒脾化湿,活血通络。

【主治】 血栓闭塞性脉管炎。症属湿浊蕴结,阻遏脉络者。

【来源】 全国著名老中医郑长松验方。

祛寒通络药酒

【组成】 附子 45 克,细辛 15 克,红花、丹参各 60 克,土元、苏木、川芎各 30 克,大枣 20 枚。

【用法】 上药浸泡于 1500 毫升白酒中 1 周后备用。每日服 2 次,每次 30 克。

【主治】 血栓闭塞性脉管炎虚寒型无溃疡者或血瘀型患者。

【来源】 河南著名老医李在明验方。

肩周炎

肩周炎也称粘连性关节囊炎,是指肩周肌肉、肌腱、滑囊及关节囊等软组织的慢性炎症,其形成多与外伤、劳损、年龄和体质等因素密切相关。临床以肩痛、活动限制和肩周肌肉萎缩为特征,俗称冻结肩、肩凝症、露肩风或五十肩。

化瘀通痹汤

【组成】 当归 18 克,丹参 30 克,鸡血藤 21 克,制没药 9 克,制乳香 9 克,香附 12 克,延胡索 12 克,透骨草 30 克。

【用法】 每日 1 剂,水煎 2 次分服。

【功效】 活血化瘀,行气通络。

【主治】 瘀血痹(肩凝症、损伤后遗症、网球肘等)。

【来源】 河南中医学院教授娄多峰验方。

玉竹汤

【组成】 玉竹 30 克,桑寄生 30 克,鹿含草 15 克,白术 15 克,茯苓 15 克,牛膝 15 克,白芍 15 克,炙甘草 9 克。

【用法】 每日 1 剂,水煎 2 次分服。

【功效】 活血化瘀,行气通络。

【主治】 一臂或两臂痹痛而致不能高举或转动不灵者,不论病之新或久,均有效。若再用玉竹 30 克,熭兔肉或老母鸡佐膳,疗效尤为巩固。

【来源】 广州市中医医院刘赤选教授验方。

解凝汤

【组成】 熟地黄 30 克,鹿角霜 30 克,桂枝 9 克,炮姜 9 克,麻黄 9 克,白芥子 10 克,片姜黄 10 克,没药 10 克,羌活 10 克,炙甘草 6 克。

【用法】 水煎服,每日 1 剂。

【功效】 散寒除湿,化痰逐瘀。

【主治】 痹症(肩关节周围炎)。症属寒湿流注,痰浊瘀者。

【来源】 著名老中医李从惠验方。

颈椎病

颈椎病又称颈椎综合征,是指由于颈椎退行性病变,形成骨质增生,压迫或刺激神经根而引起的颈肩、上肢、头部等部位产生疼痛及麻木的病症。

威灵苁蓉汤

【组成】 威灵仙 15 克,肉苁蓉 15 克,熟地黄 15 克,青风藤 15 克,丹参 15 克。

【用法】 每日 1 剂,煎 2 遍和匀,每日 2 次分服。或研末炼蜜为丸,每粒 10 克,每服 1 粒,日 2 次。

【主治】 颈椎、腰椎及足跟骨质增生,老年骨关节炎疼痛等。

【来源】 解放军军医进修学院陈树森教授验方。

筋骨止痛酒

【组成】 生草乌 10 克,细辛 10 克,洋金花 6 克,冰片 10 克。

【用法】 先将前 3 味药研成末,用 50%酒精 300 毫升浸入,冰片另用

50％酒精 200 毫升浸入每日搅拌 1 次,约 1 周后全部溶化,滤去渣,将 2 药液和匀,用有色玻璃瓶贮藏。每次用棉球蘸药液少许涂痛处或放痛处片刻,痛止取下,每天 2～3 次。

【主治】 颈椎、腰椎及跟骨质增生。

【来源】 解放军军医进修学院陈树森教授验方。

白芍木瓜汤

【组成】 白芍 30 克,木瓜 13 克,鸡血藤 13 克,葛根 10 克,甘草 10 克。

【用法】 水煎,每日 1 剂,2 次分服。

【功效】 舒筋活血,滋阴止痛。

【主治】 颈椎病。

【来源】 北京中医医院著名老中医成业田验方。

化脓性骨髓炎

化脓性骨髓炎是指骨膜、骨质、骨髓发生的化脓性感染。相当于中医学之"附骨疽"。

益气托毒汤

【组成】 骨碎补 17 克,生黄芪 20 克,党参 20 克,枸杞子 20 克,当归 10 克,赤芍 10 克,菟丝子 20 克,肉桂 10 克,桂枝 12 克,五加皮 17 克,川续断 17 克,芡实 12 克,茯苓 12 克,猪苓 10 克,泽泻 10 克,红花 10 克,甘草 3 克。

【用法】 水煎,每日 1 剂,2 次分服。

【功效】 补肾健脾,益气养血,温经散寒。

【主治】 化脓性骨髓炎。

【来源】 北京中医医院著名老中医房芝萱验方。

蜈蚣散

【组成】 蜈蚣 10 条。

【用法】 上方研成粉,装入胶囊内,分为 7 等分,每日服 1 分,外用凡士林纱布条蘸上蜈蚣粉末,填入瘘管内,每日换药 1 次。

【功效】 补肾健脾,益气养血。

【主治】 慢性骨髓炎。

【来源】 南通市中医院朱良春主任医师验方。

消核膏

【组成】 大戟、芫花、甘草、甘遂、海藻各 30 克,麻油 500 毫升,黄丹250 克。

【用法】 上方除黄丹外,浸入麻油 5～7 天后,入锅内慢火煎熬至药枯浮起为度,离火片刻去渣,然后将黄丹逐渐加入锅内,边加边搅,至乌黑漆亮,滴水成珠为度,摊于牛皮纸上待用。用时将膏药加热后,贴于患处,1 日或隔日换药 1 次。

【功效】 软坚散结,消肿止痛。

【主治】 骨髓炎急性期及一切痈疽未溃而肿胀疼痛者。

【来源】 山西省稷山县骨髓炎医院主任医师杨文水验方。

骨 折

骨的完整性或连续性中断时称为骨折。

接筋续骨合剂

【组成】 炙地鳖虫 9 克,自然铜、骨碎补各 15 克,当归、川芎各 4.5 克,续断 12 克,红花、赤芍各 9 克,甘草 4.5 克。

【用法】 水煎服,每日 1 剂。

【功效】 活血散瘀,消肿止痛,接骨续筋。

【主治】 骨折。

【来源】 南通市中医院朱良春主任医师验方。

三色敷药方

【组成】 紫荆皮(炒黑)、黄金子(去衣炒黑)各 240 克,全当归、赤芍、丹参、牛膝、片姜黄、五加皮、木瓜、羌活、独活、白芷、威灵仙、防风、防己、天花粉各 60 克,川芎、秦艽各 30 克,连翘 24 克,甘草 18 克,番木鳖 60 克。

【用法】 上方共研成细末,和匀,用饴糖适量拌为厚糊,摊于纸上后,加上桑白皮纸 1 层,敷于患处。

【主治】 骨折肿痛。

【来源】 上海中医学院伤科著名老中医石筱山验方。

麒麟散

【组成】 血竭 60 克,炙乳香、没药各 30 克,制锦纹 30 克,地鳖虫 30 克,杜红花 60 克,当归尾 120 克,黄麻炭 45 克,参三七 15 克,自然铜(煅)30 克,雄黄 18 克,辰砂 6 克,冰片 3 克。

【用法】 上药炮制后共研成细末,和匀,每服 1.5～3 克,开水或陈醋送下。

【功效】 祛瘀生新,理伤续断。

【主治】 骨折后出现的肿胀疼痛瘀斑。

【来源】 上海中医学院伤科著名老中医石筱山验方。

和营续骨汤

【组成】 当归 10 克,赤芍 5 克,川芎 5 克,红花 5 克,骨碎补 5 克,自然铜 9 克,接骨木 9 克,鸡血藤 9 克,陈皮 5 克,枳壳 5 克。

【用法】 水煎,每日 1 剂,2 次分服。

【主治】 骨折肿退之后。

【来源】 上海卢湾区中心医院施维智著名老中医验方。

骨质增生

骨质增生是指骨质不同程度的增生性改变,俗称骨刺。它不是一个独立性疾病,如骨关节病、类风湿关节炎、创伤性关节炎及大骨节病等均可出现骨质增生的病理改变。临床多以局部疼痛、发板及压痛、功能受限为特征。中医学认为其形式多内因肝肾亏虚,外因劳损、外伤刺激而致气滞血瘀,或风寒湿邪乘虚侵入肌表所致。

"骨金丹"14 号

【组成】 炙马钱子 5 克,炙川乌 5 克,炙草乌 5 克,威灵仙 10 克,乳香 15 克,没药 15 克,川续断 10 克,桑寄生 10 克,赤芍 10 克,茜草 20 克,丁公藤 20 克。

【用法】 上方烘干为细末,炼蜜为丸,每丸重 10 克(马钱子砂炒,以黄褐色为度)。用时每次 1 丸,早、晚空腹内服,3 个月为 1 个疗程。

【功效】 温经活络,祛湿散寒。

【主治】 骨质增生(寒湿型)。

【来源】 黑龙江省祖国医药研究所骨科著名中医藤义和验方。

木瓜灵脾汤

【组成】 淫羊藿 30 克,鹿衔草 30 克,骨碎补 15 克,熟地黄 10 克,当归 10 克,木瓜 15 克,桂枝 5 克,鸡血藤 30 克,细辛 5 克,鳖甲 10 克,龟版 10 克,甘草 10 克。

【用法】 水煎,每日 1 剂,2 次温服。

【功效】 滋补肝肾,活血通络软坚。

【主治】 骨质增生。

【来源】 湖南中医药研究院著名中医刘其浩验方。

补肾克刺汤

【组成】 淫羊藿、杜仲、木瓜、独活各 15 克,巴戟天、天川、苟鹿胶(对服)各 10 克,续断、黄芪、狗脊各 20 克,当归 12 克,薏苡仁 30 克,炙甘草 3 克。

【用法】 水酒各半煎服,每日 1 剂。

【功效】 补肾壮骨,祛风散寒,除湿通络,除疾化瘀。

【主治】 腰椎骨质增生。

【来源】 湖南省新田县中医院著名老中医谢金荣验方。

烧烫伤

烧烫伤多以沸水、蒸汽、火焰所致。故俗称"水、火烫伤"。临床极为常见。中医药内外疗法不仅取效快,疗效高,且可防变端,毒副作用少,显示出空前优势。

烧烫伤方

【组成】 银花 24 克,川连 6 克,伏龙肝 9 克,连翘 24 克,黄柏 15 克,灯芯炭 9 克,陈皮 6 克,半夏 9 克,绿豆衣 9 克,归尾 9 克,赤芍 9 克,车前子 9 克(包),猪苓 9 克,川军 6 克(单包),六一散 18 克,竹茹 9 克。

【用法】 水煎,每日 1 剂,2 次分服。

【功效】 清热解毒,利湿通下。

【主治】 烧烫伤。

【来源】 北京中医院房芝萱教授验方。

收干生肌药粉

【组成】 乳香面 30 克,没药面 30 克,琥珀面 6 克,血竭面 12 克,儿茶面 15 克,水飞甘石面 21 克。

【用法】 薄撒于疮面上,或制成药捻用。

【功效】 收敛止痛,固皮生肌。

【主治】 烫灼伤、女阴溃疡、臁疮、疮面脓毒已尽者均可用。

【来源】 北京中医院赵炳南教授验方。

生津解毒汤

【组成】 银花、连翘、生地黄、骨皮、赤芍、知母、水牛角、玄参、石斛、郁金、夏枯草、黄芩、黄连、黄柏、山药、鸡内金各适量。

【用法】 水煎,每日 1 剂,分 3 次服,重症者可每日 2 剂。

【功效】 清热解毒,养阴生津,调和营卫。

【主治】 烧伤初期(因烧伤初期失去大量水分,伤阳耗气,热毒传心,故易出现休克,此疗法可减轻患者痛苦,防止毒邪传变,缩短疗程)。

【来源】 成都中医学院文琢之教授验方。

烧伤喷雾剂

【组成】 虎杖 100 克,黄芩 80 克,明矾 80 克,松香 100 克,冰片 10 克。

【用法】 上方加入浓度 85% 酒精溶液 1000 毫升,浸泡 48 小时,过滤。分装于 100～200 毫升喷雾瓶内。治疗时于烧伤创面喷药,每小时 1 次,24 小时后改为每 4 小时 1 次,直至脱痂,对污染严重的烧伤创面,先清创,后喷药。

【主治】 小面积烧伤。

【来源】 湖北省黄石市中医院名中医施后源验方。

妇　科

痛　经

　　痛经即指妇女在经期前后或行经期间,小腹部有较剧烈疼痛,并随月经周期发作。临床以经行小腹疼痛并随月经周期发病为本病的主要特征,以青年妇女特别是未婚女子多见。痛经一病可发生于子宫发育不良、子宫过于前屈和后倾、子宫颈管狭窄、或子宫内膜呈片状排出、或盆腔炎、子宫内膜异位等疾病。

活血散瘀汤

　　【组成】　当归尾、川芎、赤芍、苏木、丹皮、官桂、延胡索、乌药、刘寄奴、生地黄各适量。

　　【用法】　每日 1 剂,2 次分服。

　　【功效】　破血行气,止痛。

　　【主治】　痛经属血瘀者。

　　【来源】　全国著名中医专家秦伯未验方。

痛经宁

　　【组成】　当归 9 克,赤芍 15 克,川芎 6 克,柴胡 6 克,丹皮 9 克,香附 15 克,延胡索 6 克,白芥子 6 克,郁金 9 克,蒲黄 10 克,五灵脂 15 克,甘草 6 克,夏枯草 15 克,皂刺 9 克,九香虫 15 克。

　　【用法】　水煎服,每日 1 剂。

　　【主治】　痛经偏血瘀者。

　　【来源】　天津中医学院王敏之副教授验方。

热性痛经方

【组成】 当归 10 克,川芎 10 克,赤芍 12 克,大生地黄 12 克,红藤 30 克,败酱草 20 克,金铃子 10 克,炒五灵脂 12 克,炙乳香、没药各 5 克。

【用法】 先将上药用清水浸泡 30 分钟,再煎煮 30 分钟,每剂煎 2 次,于经行腹痛开始每日 1 剂,早、晚各服 1 次。

【主治】 经行腹痛,往往于经行第一天腹痛甚剧,或见血块落下则痛减。舌质红、苔薄黄、脉弦或弦数。

【来源】 上海中医学院附属岳阳医院著名老中医沈仲理教授验方。

香桃止痛汤

【组成】 香附、桃仁、元胡、干姜、生蒲黄、赤芍、陈皮各 9 克,当归、白芍各 12 克,川芎、肉桂、小茴香、炙甘草各 6 克。

【用法】 水煎服。原发性痛经者,月经来潮前每日服 1 剂,连服 3 剂,若月经未至,则加服 1～2 剂,一般需连用 3 个月经周期。继发性痛经者,月经前后均需服药。

【主治】 各型严重痛经。

【来源】 山东中医学院副教授李广文验方。

理气温经汤

【组成】 陈艾 6 克,制香附 9 克,当归 6 克,续断 9 克,白芍 6 克,熟地黄 9 克,煨木香 4.5 克,台乌药 6 克,川楝子 9 克,黄芪 9 克,肉桂 2.4 克。

【用法】 水煎服,每日 1 剂。

【功效】 温经理气。

【主治】 临经腹痛较剧,腰酸,经来量少不畅,夹有紫红血块,脉沉细带弦,舌苔薄白。

【来源】 全国著名妇科专家朱小南验方。

内异化瘀方

【组成】 当归 9 克,丹参 9 克,川芎 4.5 克,川牛膝 9 克,制香附 9 克,赤芍 9 克,血竭 3 克,制没药 6 克,延胡索 9 克,苏木 9 克,失笑散 15 克。

【用法】 每于经来前 3 天即开始服用,水煎,每日 1 剂,分 2 次服。

【功效】 活血化瘀。

【主治】 子宫内膜异位症。

【来源】 上海中医学院附属龙华医院教授王大增验方。

消痛方

【组成】 柴胡、郁金、香附、川楝、元胡、蒲黄、五灵脂、当归、白芍各适量。

【用法】 水煎服,每日 1 剂。

【功效】 疏肝理气,活血止痛。

【主治】 痛经。

【来源】 全国著名老中医陈雨苍教授验方。

止痛快

【组成】 当归、益母草各 15 克,川芎 6 克,细辛 5 克,丹参 20 克,白芍、泽兰、元胡、川药、白芷各 10 克。

【用法】 水煎服,每日 1 剂。经前 1 周开始服用,服 6 剂为 1 个疗程,连服 3 个月经周期。

【功效】 活血化瘀,理气止痛。

【主治】 痛经。

【来源】 陕西中医学院著名医杨鉴冰验方。

闭 经

闭经即指发育正常的女子逾十八岁尚未初潮,或已行经而又中断达 3 个月以上者。临床以经水不通为其主要特征,不同年龄的行经妇女皆可发生。

活血汤

【组成】 当归尾 9 克,桃仁 9 克,红花 9 克,泽兰 9 克,益母草 12 克,丹参 30 克,白芍 9 克,柴胡 6 克,香附 9 克,陈皮 9 克,牛膝 9 克,甘草 3 克。

【用法】 水煎,每日 1 剂,分 2 次服。

【功效】 活血理气。

【主治】 闭经(气滞血淤型)。

【来源】 河南著名老中医孙一民主任医师验方。

补虚通经汤

【组成】 党参、黄芪、当归、熟地黄、茜草、乌贼骨、川芎、香附各适量。

【用法】 水煎,每日 1 剂,分 2 次口服。

【功效】 活血理气。

【主治】 闭经虚证。

【来源】 上海著名中医妇科教授唐吉父验方。

育肾养血方

【组成】 炒当归 9 克,生、熟地黄各 9 克,川芎 9 克,熟女贞子 9 克,淫羊藿 12 克,肉苁蓉 9 克,狗脊 9 克,山萸肉 9 克,制黄精 12 克,河车大造丸 9 克(吞)。

【用法】 每日 1 剂,水煎服,1 个月为 1 个疗程,通常观察 3 个月,最好能观察基础体温。

【功效】 活血理气。

【主治】 原发性闭经。

【来源】 上海著名老中医蔡小荪主任医师验方。

通经开闭汤

【组成】 紫河车 9 克,紫丹参 9 克,巴戟天 9 克,川牛膝 9 克,木瓜 9 克,淫羊藿 9 克,杜仲 9 克,熟地黄 9 克,白芍 6 克,紫石英 9 克(先煎),白术 9 克,黄芪 9 克。

【用法】 水煎服,每日 1 剂。

【功效】 补肝肾,益气血。

【主治】 闭经,身体羸瘦,头晕眼花,小便频数,腰酸畏寒,精神疲惫、舌淡、苔白。

【来源】 全国著名专家朱小南验方。

疏通汤

【组成】 党参 12 克,白术 9 克,茯苓 15 克,麦冬 9 克,丹参 12 克,丹皮 9 克,桃仁 9 克,鸡血藤 15 克,灯芯草 1.8 克,制香附 6 克,延胡索 9 克。

【用法】 水煎服,每日 1 剂。

【功效】 健脾疏肝,化瘀。

【主治】 闭经,口干欲饮,面浮心烦。便干溲少,苔薄腻,脉细软。

【来源】 全国著名中医妇科专家钱伯煊验方。

养阴通经汤

【组成】 瓜蒌 15 克,石斛 12 克,元参、麦冬、车前子各 9 克,生地黄、瞿麦、益母草、牛膝各 12 克,马尾连 6 克。

【用法】 水煎服,每日 1 剂。

【主治】 闭经,属阴虚胃热型者。

【来源】 全国著名中医专家刘奉五验方。

女金丹

【组成】 当归 150 克,川芎、元胡、桃仁、红花、三棱、莪术各 50 克,丹皮 45 克,青皮、枳壳、广皮、赤芍、炙甘草、香附各 40 克,木香 25 克。

【用法】 共研为细末,炼蜜为丸,每丸重 15 克,每日 3 次,每次 1 丸。

【主治】 闭经,属气血瘀滞者。凡气血瘀滞之闭经,用之皆效。

【来源】 黑龙江中医学院名医高仲山教授验方。

月经不调

　　月经不调即指月经的周期、经期和经量等发生变化。其包括月经先期、月经后期、月经先后无定期,经量过多、经量过少等症。临床以经期、量、色、质改变为特征,不同年龄的行经妇女均可发生本病,是妇科常见病之一。

疏肝调经汤

【组成】 柴胡、炒川芎各 4.5 克,瓜蒌皮、郁金、制香附、全当归、炒赤芍、失笑散(包)各 10 克,制乳香 3 克。

【用法】 水煎服,每日 1 剂,经行前 3 天开始,连服 10～12 天。

【功效】 疏肝通络。

【主治】 月经先后无定期,经量少而色黯,兼有行经时乳房胀痛,胸胁不舒,少腹两则引痛,舌边尖红,苔黄腻,脉小弦滑。

【来源】 浙江著名老中医朱承汉验方。

调经汤

【组成】 全当归 12 克,白芍、云苓、山药各 10 克,熟地黄 15 克,川芎、香附各 6 克,益母草、柴胡各 9 克。

【用法】 水煎服,每日 1 剂。

【功效】 活血理气。

【主治】 月经不调。

【来源】 全国著名老中医赖良蒲验方。

益气摄经汤

【组成】 党参、禹余粮各 15 克,生黄芪、仙鹤草、乌贼骨各 20 克,白术、荆芥炭、茜草炭各 10 克,柴胡、升麻炭各 5 克,炮姜炭 3 克。

【用法】 水煎服,每日 1 剂。

【功效】 活血理气。

【主治】 月经过多,属中气虚陷,气不摄血者。

【来源】 著名老中医陈丹华验方。

益气调经汤

【组成】 当归 4.5 克,川芎 4.5 克,白芍 9 克,熟地黄 9 克,黄芪 15 克,党参 9 克,炒艾叶 3 克,阿胶 9 克(烊化),川续断 6 克,白术 6 克,地骨皮 9 克。

【用法】 1 剂 2 煎,共取 200 毫升,分 2 次温服。

【功效】 益气止血。

【主治】 月经量多,属气虚血热者。

【来源】 全国著名中医专家蒲辅周验方。

温散理血汤

【组成】 当归 12 克,金毛狗脊 9 克,香附 9 克,丹参 9 克,酒白芍 9 克,益母草 9 克,艾叶 4.5 克,桑寄生 12 克,葫芦巴 9 克,玄胡 9 克,炮姜 4.5 克,失笑散 9 克。

【用法】 砂糖为引服,每日 1 剂。

【功效】 温经散寒,活血化瘀。

【主治】 月经失调,症属血为寒凝,阳气不足者。

【来源】 著名老中医胡占元验方。

调气和血汤

【组成】 当归 6 克,川芎 4.5 克,官桂 6 克,吴茱萸 9 克,三棱 6 克,莪术 6 克,制香附 6 克,大茴香 3 克,川楝子 6 克(炒黑),元胡 3 克,葱白 6 厘米(后下)。

【用法】 1 剂 2 煎,共取 200 毫升,分早、晚 2 次温服。另外,香附丸 180 克,每晚服 6 克,白开水送服。

【功效】 调和气血,兼活血消瘀。

【主治】 月经不调,属气血不和,兼有瘀结者。

【来源】 全国著名中医专家蒲辅周验方。

带下症

　　带下症即指妇女带下量明显增多,色、质、气味异常,或伴全身或局部症状者。带下一病临床极为常见,素有"十女九带"之说,以带量、色、质及气味等发生改变为本病的特征。现代医学的盆腔炎、宫颈炎等多科疾病均可在带下症中辨症治疗。

败酱红藤汤

【组成】 败酱草 30 克,红藤 30 克,鸭跖草 20 克,赤芍 12 克,丹皮 12 克,金铃子 9 克,延胡索 12 克,柴胡梢 6 克,生薏苡仁 30 克,制乳香 6 克,制没药 6 克,连翘 9 克,黑山栀 9 克。

【用法】 水煎,每日 1 剂,分 2 次服。

【功效】 清热泻火、化湿祛瘀。

【主治】 急性盆腔炎。

【来源】 上海市第一人民医院蔡小荪主任医师验方。

加味消炎汤

【组成】 金银花、败酱草、生石膏、白花蛇舌草、草河车各 30 克,蒲公英、连翘、薏苡仁、丹参各 15 克,赤芍 12 克,丹皮、大黄各 10 克。

【用法】 水煎服,每日 1 剂。

【功效】 清热解毒,活血化瘀。

【主治】 急性盆腔炎,属热毒炽盛,急性炎症型。

【来源】 天津市中心妇产科医院主任医师张丽蓉验方。

清热解毒汤

【组成】 连翘 15 克,银花 15 克,蒲公英 15 克,紫花地丁 15 克,瞿麦 12 克,萹蓄 12 克,冬瓜子 30 克,黄芩 9 克,车前子 9 克(另包),丹皮 9 克,赤芍 6 克,地骨皮 9 克。

【用法】 水煎服,每日 1 剂。

【主治】 急、慢性盆腔炎,属于湿毒热盛者。

【来源】 全国著名妇科专家刘奉五验方。

消炎止带散

【组成】 枯矾、蛇床子、银花、儿茶、土茯苓各 100 克,氯霉素 150 克,泼尼松(强的松)5 克。

【用法】 以生理盐水棉球蘸药粉涂子宫颈处,24 小时后自行取出。每月上药 1～2 次。

【主治】 子宫颈炎。

【来源】 天津河西医院著名医李慎燕验方。

理化止带汤

【组成】 焦术 24 克,苍术 12 克,升麻 30 克,萆薢 30 克,益智仁 12 克,首乌 30 克,牡蛎 15 克,枣皮 15 克。

【用法】 浓煎,每日 2 剂,口服。

【功效】 理气升阳,化湿止带。

【主治】 白带日久,延月不治。继而如崩状,绵绵不断,色清无臭,伴形体消瘦,精神萎靡,厌食便溏,舌淡白,脉细微。

【来源】 湖南著名老中医易聘海验方。

温阳散结汤

【组成】 鹿角片 10 克,大熟地黄 30 克,白芥子 6 克,川桂枝 10 克,炮姜 10 克,生黄芪 30 克,麻黄 5 克,昆布 15 克,海藻 15 克,皂角刺 6 克。

【用法】 水煎,每日 1 剂,分 2 次服。

【功效】 温阳散结。

【主治】 慢性盆腔炎,症属阳虚寒凝者。

【来源】 著名老中医姚寓晨主任医师验方。

子宫脱垂

子宫脱垂即指妇女子宫下脱,甚则挺出于阴户之外者。其病多发于产后,临床以子宫从正常位置沿阴道下脱为特征。传统中医学称之为子宫脱垂。

子宫脱垂方

【组成】 枳壳 30 克,菟丝子 15 克,棉花根 30 克,黄芪 3 克,升麻 6 克,柴胡 6 克,党参 30 克,白术 10 克,当归 12 克,陈皮 10 克,鳖甲骨 1 个(醋炙)。

【用法】 水煎,每日 1 剂,分 2 次服。

【主治】 子宫脱垂。

【来源】 四川省著名医贾河先验方。

收脱汤

【组成】 黄芪 24 克,续断 15 克,菟丝子 15 克,山茱萸 12 克,柴胡 9 克,升麻 6 克,桔梗 9 克,益母草 15 克,莲蓬壳 1 个。

【用法】 水煎服,每日 1 剂。

【主治】 子宫脱垂。

【来源】 湖南著名老中医朱卓夫验方。

加减补中益气汤

【组成】 党参 24 克,鸡血藤 18 克,生黄芪 60 克,白术 9 克,当归 9 克,炒升麻 24 克,柴胡 9 克,红藤 24 克,蒲公英 24 克,琥珀末 6 克(冲服或布包煎)。

【用法】 水煎服,每日 1 剂。

【功效】 升提益气。

【主治】 子宫脱垂,面色苍白畏冷,疲惫,心悸气短,大便溏薄,小便频数,舌淡、苔光薄,脉虚细。

【来源】 成都中医学院教授王渭川验方。

加减十全大补汤

【组成】 党参 60 克,鸡血藤 18 克,生黄芪 60 克,桑寄生 15 克,菟丝子 15 克,白术 9 克,茯苓 9 克,生、熟地黄各 12 克,当归 9 克,炒升麻 24 克,鹿角胶 15 克,桔梗 9 克,鱼鳔胶 9 克。

【用法】 水煎服,每日 1 剂。

【功效】 补气益血。

【主治】 子宫脱垂,面色萎黄,皮肤干燥,头晕目眩,耳鸣,腰酸骨痛,大便秘结,舌淡红、苔光,脉濡缓。

【来源】 成都中医学院教授王渭川验方。

升脱汤

【组成】 黄芪 24 克,西党参 24 克,焦术 24 克,山药 30 克,当归 12 克,枣皮 15 克,五味子 15 克,诃子 12 克,熟地黄 15 克,升麻 24 克,白头翁 15 克,天麻 15 克。

【用法】 浓煎取汁,日服半剂。

【功效】 升阳举陷、补气益血。

【主治】 子宫脱垂。

【来源】 湖南老中医易聘海验方。

阴　痒

阴痒即指妇女外阴部及阴道内瘙痒,痒痛难忍,甚至波及肛门周围,或伴有带下增多或时出黄水。临床以前阴瘙痒,甚至波及后阴及大腿内侧为特征,现代医学的滴虫性阴道炎、霉菌性阴道炎及妇女外阴白斑症等均属本病范畴。

苦参外洗方

【组成】 苦参、白鲜皮、蛇床子各 30 克,冰片 3 克,防风 15 克,荆芥 10 克,花椒 20 克,透骨草 35 克。

【用法】 上药除冰片外,煎取药液,再入冰片 1.5 克,乘热外熏外阴 10～20 分钟,待药液稍凉后,徐徐洗涤患处,每日 1 剂,早、晚各 1 次。

【功效】 祛风清热,胜湿止痒。

【主治】 阴痒。

【来源】 浙江著名老中医彭云辉验方。

止痒合剂

【组成】 生、熟地黄各 10 克,麦冬、天冬各 10 克,当归 10 克,白芍、赤芍各 10 克,鸡血藤 15 克,黄芪 12 克,防风 10 克,刺蒺藜 15 克,苦参 10 克。

【用法】 水煎,每日 1 剂,分 2 次服。

【功效】 养血润肤,疏风止痒。

【主治】 女阴瘙痒,属血虚风燥型。

【来源】 全国著名皮肤科专家赵炳南教授验方。

加减全虫方

【组成】 全虫 6 克,皂刺 6 克,刺藜 15 克,苦参 10 克,白鲜皮 15 克,泽泻 10 克,当归 10 克,首乌藤 30 克,生地黄 15 克,生槐米 15 克。

【用法】 水煎,每日 1 剂,分 2 次服。

【功效】 祛风利湿,养血润肤。

【主治】 女阴瘙痒,症属风湿蕴阻型。

【来源】 全国著名中医皮肤科专家赵炳南教授验方。

阴痒洗剂

【组成】 蛇床子 30 克,黄柏 12 克,枳壳 10 克,紫草 30 克,苦参 30 克,明矾 10 克,椒目 20 粒。

【用法】 煎水外洗。

【功效】 祛风利湿,养血润肤。

【主治】 阴痒。

【来源】 成都中医学院王渭川教授验方。

归白止痒汤

【组成】 当归、白鲜皮 12 克,贝母、牛膝各 10 克,苦参 15 克,连翘、蒲公英各 20 克,蝉蜕 6 克。

【用法】 水煎,每日 1 剂,头煎内服,2 煎加枯矾 6 克,熏洗。

【主治】 阴痒,属湿热型者。

【来源】 全国著名老中医王法良验方。

治痒方

【组成】 内服:生白芍 20 克,黄芩 18 克,香附 15 克,白芷 12 克,蛇床子 21 克,丹参 15 克,龙胆草 12 克,荆芥 10 克,防风 12 克,泽泻 15 克,车前子 12 克,炙甘草 15 克;外洗:花椒 15 克,白矾 12 克,苍耳子 21 克,蛇床子 30 克,黄柏 15 克。

【用法】 内服方:水煎服,每日 1 剂;外洗方:水煎熏洗,每晚 1 次。

【主治】 妇女阴痒。连用 3~7 天,即可痊愈。

【来源】 河南郑州著名医牧书奇验方。

外阴瘙痒方

【组成】 大生地黄 30 克,粉丹皮 9 克,马鞭草 30 克,地肤子 12 克,黄柏 9 克,玄参 12 克,龙胆草 9 克,川楝子 9 克,鹿衔草 30 克,炙鳖甲 15 克,苏木 9 克,石韦 12 克。

【用法】 水煎服,每日 1 剂。配合外用方:龙骨 4.5 克,煅石膏 4.4 克,炮山甲 3 克,飞滑石 7.5 克,制南星 4.5 克,肥皂荚 4.5 克(去子筋)。将上药共研成细末,凡士林调匀,搽于外阴痒处。

【功效】 养血凉血,清肝止痒。

【主治】 外阴瘙痒,延及阴道作痒。

【来源】 上海中医学院著名老中医沈仲理验方。

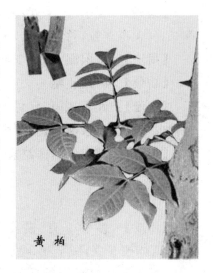

黄柏

妊娠恶阻

妊娠恶阻是指妇女妊娠初期,出现恶心呕吐,头重眩晕,心中烦闷,四肢倦怠沉重、欲多睡卧,择食嗜酸晨起泛恶,或食入即吐者。恶阻属妊娠期最常见的疾病反应。轻者,经一段时间即可逐渐恢复;重者,可影响母体健康及胎儿发育,或诱发多种疾病。临床多表现为孕后出现恶心、呕吐、懈怠嗜睡、择食嗜酸等症,是妇产科常见病之一。

益气和胃汤

【组成】 党参、白术、茯苓、当归、藿香各 10 克,陈皮、半夏、竹茹各 6 克,白芍 12 克,川朴 5 克,砂仁、生姜各 3 克,伏龙肝 30 克。

【用法】 水煎服,每日 1 剂。

【功效】 益气养血,和胃止呕。

【主治】 妊娠恶阻,属气血两虚型者。

【来源】 河南省洛阳市第二中医院秦继章验方。

泻痞通阻汤

【组成】 太子参 18 克,法半夏 12 克,干姜 3 克,黄连 5 克,黄芩 5 克,甘草 3 克,大枣 3 粒,竹茹 8 克,生姜 3 片。

【用法】 水煎服,每日 1 剂。

【功效】 泻痞止呕。

【主治】 妊娠恶阻,症见胸闷作呕,难以进食,口苦目眩,心烦失眠,二便皆少,舌质红,苔薄白,脉滑数。

【来源】 湖南省名医赵志壮验方。

沙参橘皮汤

【组成】 沙参 9 克,橘皮 9 克,竹茹 9 克,茯苓 9 克,麦冬 9 克,砂仁 6 克,紫苏梗 9 克,细辛 0.9 克。

【用法】 水煎服,每日 1 剂。

【功效】 补虚理气降逆。

【主治】 妊娠脘腹闷胀,胃气上逆,食入辄吐,或呕吐清水,舌淡、苔薄白,脉缓滑。

【来源】 成都中医学院教授王渭川验方。

调肝和胃汤

【组成】 戊已丸(包煎),紫苏梗、炒甘菊、陈皮各 4.5 克,姜半夏、桑寄生、姜竹茹各 9 克,春砂壳、乌梅各 2.4 克,枇杷叶(去毛)3 片。

【用法】 水煎服,每日 1 剂。

【功效】 补虚理气降逆。

【主治】 妊娠恶阻,肝胃不和者。

【来源】 著名妇科专家陈大年验方。

香砂六君加味汤

【组成】 党参、白术、茯苓、法半夏、柿蒂各 10 克,炙甘草、陈皮、木香、砂仁、姜汁、炒竹茹各 6 克,生姜 3 克,大枣 3 枚。

【用法】 水煎服,每日 1 剂。

【功效】 和中健胃,顺气开阻。

【主治】 妊娠恶阻。

【来源】 广东老中医蔡仰高验方。

加减解肝煎

【组成】 当归 9 克,炒杭芍 9 克,半夏 6 克,生白术 9 克,炒黄芩 4.5 克,苏梗 1.5 克,砂仁 3 克,续断 9 克,香附 4.5 克,生甘草 3 克。

【用法】 水煎服,每日 1 剂。

【功效】 和中养血安胎。

【主治】 妊娠恶阻,属肝胃不和,脾虚血少,胎之失养者。

【来源】 山东济南著名老中医吴少怀验方。

崩 漏

崩漏是妇女非行经期间阴道出血的总称。其出血量多,来势急者称崩;出血量少或淋漓不断的称漏。临床以阴道出血为其主要特征。现代医学的功能性子宫出血、女性生殖器炎症、肿瘤等所出现的阴道出血,都属于崩漏范畴。

归经汤

【组成】 党参 15 克,白术 10 克,茯苓 10 克,炙甘草 5 克,北黄芪 20 克,当归 10 克,大枣 5 枚,桂圆肉 12 克,炙远志 2 克,枣仁 10 克,灵脂炭 10 克,蒲黄炭 10 克,荆芥炭 5 克。

【用法】 上药用冷水浸泡后煎服。文火煎煮 3 次,每次 150 毫升,分 3 次服用。

【功效】 益气宁神,化瘀止血。

【主治】 月经过多,形成崩漏,腹痛有凝块,淋漓不断,或经期延长出现气血两虚症状。

【来源】 湖南省中医研究院研究员刘炳凡验方。

补血冲任汤

【组成】 小茴香 3 克,炒当归 9 克,鹿角霜 6 克,女贞子 12 克,沙苑蒺藜 9 克,党参 15 克,淡肉苁蓉 9 克,紫石英 12 克,枸杞子 9 克,墨旱莲 9 克,补骨脂 12 克,淡竹茹 15 克。

【用法】 水煎服,每日 1 剂,连服 1~2 个月。

【功效】 补冲任,益肝肾。

【主治】 崩漏久治不愈。

【来源】 浙江中医学院教授何任验方。

清热止崩汤

【组成】 黄芩 10 克,白芍 10 克,生地黄 15 克,丹皮 6 克,墨旱莲 15 克,白茅根 15 克,乌贼骨 10 克,血余炭 6 克,茜草根 6 克。

【用法】 上药除茅根、墨旱莲用鲜者外(干品亦可),黄芩、白芍、乌贼骨宜微炒用,茜草根、血余、丹皮炒炭用。上药先用水浸泡 30 分钟,然后再放火上煎 30 分钟,每剂煎 2 次。每日 1 剂,将 2 次煎出的药液混合,日服 3 次。病重者可日服 2 剂。

【主治】 血大下如崩,或淋漓不止;月经不调或经期错后,或经来不断,对症见血色较鲜,心烦口干,夜眠不安,舌质红、苔黄等阳盛阴虚及血热偏重的患者最为适宜。

【来源】 湖北中医学院著名中医李培生验方。

逐瘀止崩汤

【组成】 益母草 30 克,贯众炭 12 克,茜草 12 克,生山楂 15 克,炒红花 10 克,枳壳 10 克,三七粉 3 克(另冲)。

【用法】 水煎服,每日 1 剂。

【功效】 逐瘀止血。

【主治】 崩漏,属血瘀所致者。

【来源】 河南中医学院褚玉霞副教授验方。

治崩汤

【组成】 党参 30 克,川七粉 5 克,肉桂 6 克。

【用法】 水煎,分 3 次冲川七粉服,隔 2 小时服 1 次。

【功效】 益气活血,温宫散寒。

【主治】 崩漏。

【来源】 福建省著名老中医沈国良验方。

宫血灵

【组成】 益母草 30 克,贯众炭 15 克,茜草 12 克,生山楂 15 克,炒红花 10 克,墨旱莲 30 克,藕节 30 克,三七粉 3 克(另冲)。

【用法】 每日 1 剂,早、晚各服 1 煎,若出血量多,可日服 2 剂,分 4～6 次,每日 4～6 小时服 1 次,趁热温服。

【功效】 祛瘀止血。

【主治】 崩漏。

【来源】 河南中医学院著名中医李文忠验方。

归地桃红汤

【组成】 当归 12 克,生地黄 30 克,桃仁 10 克,红花 10 克,甘草 6 克,枳壳 10 克,赤芍 15 克,柴胡 10 克,川芎 10 克,牛膝 15 克,党参 15 克,桔梗 10 克,麦冬 10 克,五味子 10 克。

【用法】 水煎服。

【主治】 功能性子宫出血,属血瘀者。

【来源】 全国著名中医专家方药中教授验方。

流 产

流产属现代医学病名,即指妊娠不满 28 周,胎儿尚未具有独立生存能力而中断。其发生在妊娠 12 周之前者,称为早期流产;发生在 18～28 周者,称为晚期流产;对连续发生自然流产 3 次以上者,称习惯性流产。对此,祖国医学分别称为堕胎、小产及滑胎。临床以阴道出血、腰酸腹痛,继而胎儿产出为特征,是妇女妊娠常见病之一。

保胎丸

【组成】 党参、熟地黄、当归各 150 克,土炒白术、续断、炒黑杜仲各 90 克,川芎、姜制厚朴各 15 克,醋制祈艾 75 克,枸杞子、菟丝子、酒制黄芩、砂仁(炒黑)、荆芥各 30 克,炙甘草 45 克,炙黄芪、炒阿胶珠各 60 克,升麻 18 克。

【用法】 上药用米酒湿透 1 夜,蒸熟,捣烂、晒干、研成细末,炼蜜为小丸如绿豆大。每次 6 克,每日早、晚各 1 次,空腹服。

【主治】 习惯性流产。

【来源】 广东汕头市著名老中医蔡仰高验方。

固胎汤

【组成】 炙黄芪、辽党参、熟地黄、菟丝子各 12 克,当归身、陈阿胶(烊化兑服)、生杭芍、桑寄生、川杜仲各 9 克,仙鹤草 9 克,炙甘草 4.5 克。

【用法】 水煎服,每日 1 剂。

【功效】 滋养肝肾,固胎元。

【主治】 流产。

【来源】 著名老中医王鼎三验方。

参芍会皮汤

【组成】 党参、炒白芍、新会皮、苏梗各 4.5 克,生黄芪、焦白术、菟丝子、覆盆子、阿胶珠各 9 克,炙甘草 3 克,大红枣 3 枚,米炒荷蒂 3 个。

【用法】 水煎服。

【功效】 滋养肝肾,固胎元。

【主治】 流产。

【来源】 著名中医妇科专家陈大年验方。

千金保孕丸

【组成】 山药 9 克,杜仲 12 克,川续断 12 克,白术 9 克,龟版 15 克,牡蛎 15 克,白芍 9 克,女贞子 9 克,阿胶 9 克,黄芩 6 克,砂仁 6 克,桑寄生 15 克。

【用法】 水煎服,每日 1 剂。

【功效】 滋养肝肾,固胎元。

【主治】 流产,属肝肾两虚者。

【来源】 全国著名中医妇科专家钱伯煊验方。

更年期综合征

更年期综合征即指妇人精神忧郁、情志烦乱、哭笑无常,哈欠频作。其临床常以精神忧郁、烦躁不宁、哭笑无常、哈欠频作为特征。

滋肾舒肝饮

【组成】 夜交藤 30 克,远志 10 克,石菖蒲 6 克,炒枣仁 15 克,茯苓 15 克,合欢皮 10 克,龙齿 12 克,柴胡 6 克,陈皮 10 克,紫贝齿 10 克,香附 15 克,生地黄 12 克,当归 12 克,白芍 15 克,橘皮 10 克。

【用法】 水煎服,每日 1 剂。

【功效】 养心滋肾,舒肝安神。

【主治】 更年期综合征。经长期观察证实,临床效果良好。

【来源】 天津中医学院王敏之副教授验方。

清心平肝汤

【组成】 黄连 3 克,麦冬 9 克,白芍、白薇、丹参、枣仁各 9 克,龙骨 15 克。

【用法】 每日 1 剂,煎服 2 次。

【功效】 清心平肝。

【主治】 更年期综合征。

【来源】 上海中医学院附属龙华医院名医王大增验方。

平肝调更汤

【组成】 柴胡 12 克,白芍 10 克,甘草 6 克,炒枳壳 10 克,知母 10 克,生地黄 10 克,青蒿梗 10 克,地骨皮 10 克,白薇(炙)10 克,郁金 10 克,淮小麦 30 克,忍冬藤 30 克。

【用法】 水煎服,每日 1 剂。

【功效】 养阴平肝,清热。

【主治】 妇女更年期综合征。低热长期不退,郁闷易怒,左胁隐痛,腰背酸楚,夜寐少宁,口苦而干,神疲乏力,舌红、苔黄,脉弦数。

【来源】 盛循卿主任医师验方。

加味芩连四物汤

【组成】 黄芩 10 克,黄连 3 克,生、熟地黄各 10 克,川芎 10 克,当归 10 克,赤、白芍各 10 克,桑叶 10 克,菊花 10 克,女贞子 10 克,枣仁 10 克,墨旱莲 10 克,香附 10 克,五味子 10 克。

【用法】 作汤剂,水煎服,每日 1 剂。也可共研成细末,炼蜜为丸,每丸重 10 克,早、晚各服 1 丸,白开水送服。

【功效】 养阴平肝,清热。

【主治】 妇女更年期综合征,属肾虚肝旺型者。

【来源】 祝谌予教授验方。

安更汤

【组成】 党参 9 克,炒白术 9 克,茯苓 12 克,朱远志 4.5 克,夜交藤 15 克,柴胡 4.5 克,白芍 9 克,白蒺藜 9 克,淮小麦 30 克,炙甘草 3 克,大枣 15 克。

【用法】 水煎服,每日 1 剂。

【功效】 健脾宁心,疏肝缓急。

【主治】 妇女更年期综合征。症见头胀痛,夜寐不安,纳呆心悸,烦躁欲哭,胸郁闷乏力,大便较薄,脉虚,苔薄。

【来源】 全国著名中医专家蔡小荪验方。

不孕症

不孕症即指妇女结婚两年以上,夫妇同居,配偶生殖功能正常,未避孕而不怀孕者,或曾孕育而间隔数年生育的。前者称原发性不孕症,后者称继发性不孕症,临床表现为妇女婚后不孕。

补益肝肾汤

【组成】 生地黄、熟地黄、桑椹、川续断、菟丝子、桑寄生、墨旱莲、女贞子各 12 克。

【用法】 水煎,每日 1 剂,2 次分服。

【功效】 补益肝肾。

【主治】 女子不孕。

【来源】 全国著名老中医朱南荪验方。

雄鸡汤

【组成】 大雄鸡 1 只,黄芪、当归、红花、白广椒、小茴香、陈皮各 9 克,生姜 120 克,葱白 150 克。

【用法】 月经净后第一天开始服用。将备用雄鸡宰杀，去毛开膛去杂（心脏、肾脏留用）后，用纱布裹上药，放入鸡腹内，置锅中，加水 3000 毫升，炖至肉熟，3～4 天服完（每次服前加热）。

【功效】 补益肝肾。

【主治】 女性不孕症，属于素体气血虚弱，寒凝胞宫所致者。

【来源】 河南省南阳市谢时娟验方。

助孕汤

【组成】 川续断、狗脊、肉苁蓉各 12 克，阳起石 30 克，香附 6 克，川楝子、柴胡、佛手片、当归、川军各 9 克，山药 12 克，广木香 5 克，六曲、藿香、苏叶、牛膝各 10 克，鸡血藤 15 克。

【用法】 水煎服，每日 1 剂。

【主治】 疏肝，益胃，健脾。

【来源】 上海中医学院附属曙光医院著名老中医吴竺天验方。

变通交感丸

【组成】 香附 72 克，茯苓 21 克，菟丝子 108 克，当归 24 克。

【用法】 将上药混合研末过筛，炼蜜为丸，每丸重 10 克。早、晚各1丸，连服 3～4 个月（经期停服）。

【功效】 补肾气、益精血，调冲任，助胎孕。

【主治】 不孕症（幼稚子宫）。

【来源】 陕西榆林地区中医院副主任医师高智验方。

排卵汤

【组成】 柴胡 6 克，白芍 10 克，赤芍 10 克，泽兰 10 克，益母草 10 克，鸡血藤 10 克，牛膝 10 克，刘寄奴 10 克，苏木 10 克，生蒲黄共 10 克，女贞子 10 克，覆盆子 10 克，菟丝子 10 克，枸杞子 10 克。

【用法】 用本方治疗，采用周期服药法，以建立正常月经周期或不干扰正常月经周期。每月 6～9 剂药，分 2 次服完。

(1)月经期服药:月经第一天开始连服 3～4 剂。

(2)中期服药:月经第十三天开始连服 3～4 剂。如果患者月经后错、稀发或闭经,则采用服药 3 剂,停药 7 天,再服 3 剂。以后停药 7 天再服。同时配合测基础体温,如果基础体温超过 36.6℃,连续 3 天就停药。等月经来潮,再按第一种方法服药;如果不来月经,仍按基础体温的测定序贯服药。

如果基础体温连续上升 15～20 天,有可能是怀孕,即作化验,如为妊娠则服保胎药,以预防流产。

【功效】 温宫补血。

【主治】 不孕症。

【来源】 北京妇产医院名医赵松泉临床验方。

疏肝开孕汤

【组成】 香附 9 克,郁金 9 克,白术 6 克,当归 9 克,白芍 6 克,陈皮 6 克,茯苓 9 克,合欢皮 9 克,路路通 9 克,柴胡 2.4 克。

【用法】 继发性不孕症,属肝气郁结者。

【功效】 暖宫疏肝。

【主治】 水煎服,每日 1 剂。

【来源】 全国著名中医妇科专家朱小南验方。

补肾种子方

【组成】 金樱子 18～30 克,菟丝子 24 克,党参 24 克,桑寄生 30 克,熟地黄 24 克,首乌 30 克,淫羊藿 9 克,枸杞子 15 克,砂仁 3 克(后下)。

【用法】 水煎服,每日 1 剂。

【功效】 补血益气。

【主治】 子宫发育不良,月经不调或不排卵的不孕者。

【来源】 全国著名中医妇科专家罗元恺教授验方。

通孕汤

【组成】 穿破石 30 克,穿山甲 15 克,香附 12 克,丹参 18～20 克,当归

12 克,川芎 6 克,赤芍 12 克,乌药 12 克,木通 6 克,桃仁 9 克,王不留行 9 克,青皮 6 克。

【用法】 水煎服,每日 1 剂。

【功效】 疏肝、益气、温宫。

【主治】 输卵管不通不孕。

【来源】 广州中医学院教授罗元恺验方。

续孕汤

【组成】 酒炒当归 9 克,炒赤芍 6 克,炙桂枝 1.5 克,制香附 9 克,炮姜炭 2.4 克,炒延胡 1.5 克,煨木香 3 克,茴香 2.4 克,狗脊 9 克,焦白术 6 克,炒川续断 9 克,菟丝子 9 克,淫羊藿 9 克,炒牛膝 9 克,炒莪术 9 克。

【用法】 水煎服,每日 1 剂。

【功效】 安律补肾,温宫。

【主治】 继发型不孕症,属脾肾阳虚型。

【来源】 上海著名老中医蔡柏春验方。

通经促孕汤

【组成】 熟地黄 15 克,炒白芍 10 克,全当归 10 克,炒川芎 6 克,制香附 10 克,枸杞子 10 克,山茱萸肉 10 克,茺蔚子 12 克,甜肉苁蓉 10 克,淫羊藿 12 克,仙茅 12 克,巴戟天 12 克,炒小茴 3 克。

【用法】 水煎服,每日 1 剂。

【功效】 补养精血,温肾暖宫。

【主治】 婚后不孕,月经后期,量中色鲜,经前腰痛,经行腹胀痛,形凛畏寒,面黄少年,性欲淡漠,精神欠振,苔白润,脉沉迟。

【来源】 著名老中医陈尚志验方。

二仙开孕汤

【组成】 仙茅 12 克,淫羊藿 12 克,熟地黄 12 克,枸杞子 12 克,葫芦巴 12 克,黄芪 15 克,党参 12 克,当归 9 克,升麻 6 克。

【用法】 水煎服,每日 1 剂。

【功效】 疏肝、益气。

【主治】 不孕,伴腰背痛,神疲乏力,头目眩晕,苔薄质淡,舌体胖,边有齿痕,脉细濡。

【来源】 上海著名老中医陈学勤验方。

子宫肌瘤

子宫肌瘤是由于宫平滑肌纤维发生的良性肿瘤,属祖国医学痕的范畴。临床以小腹肿块、月经量多、疼痛及胀满等症为特征,是妇科常见肿瘤之一。

攻坚汤

【组成】 王不留行 100 克,夏枯草、生牡蛎、苏子各 30 克。

【用法】 水煎服,每日或隔日 1 剂,30 剂为 1 个疗程。

【功效】 活血、益气。

【主治】 子宫肌瘤。

【来源】 山西省著名老中医刘绍武主任医师验方。

宫症汤

【组成】 当归、炮山甲、桃仁、莪术、香附、续断、夏枯草、牛膝各 12 克,王不留行、三棱各 9 克,昆布 15 克,薏苡仁 30 克。

【用法】 水煎服,每日 1 剂。

【功效】 疏肝益气。

【主治】 子宫肌瘤。

【来源】 湖北中医学院附属医院名医吴定言验方。

除瘤汤

【组成】 生柴胡、醋柴胡各 12 克,枳壳、桔梗、陈皮、云茯苓各 9 克,白芷、川芎、白芍、半夏、麻黄、苍术、厚朴炙、甘草各 6 克,干姜、肉桂各 5 克,生姜 3 片,葱白 3 段。

【用法】 水煎服,每日 1 剂。

【功效】 疏肝益气。

【主治】 子宫肌瘤。

【来源】 著名老中医王惠五验方。

消瘤汤

【组成】 黄芪、党参、牡蛎、昆布各 30 克,鳖甲、海藻、夏枯草、乌梅、炒白术、丹参各 15 克,制乳香、制没药、当归、血余炭、桃仁、三棱、莪术各 6 克。

【用法】 水煎服,每日 1 剂。

【功效】 疏肝益气。

【主治】 子宫肌瘤,经量多,久失治,亏伤气血者。

【来源】 著名老中医郑长松验方。

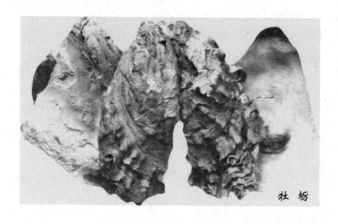

牡蛎

儿 科

发 热

发热是指体温高出正常标准,很多急、慢性疾病均有发热,为儿科临床上最为常见的症状之一。一般说来,发热的高低不能作为判断病情和预后的根据。如外感六淫或内伤乳食所致的发热,只要治疗及时,虽壮热而易愈;但外感温疫,则发热越高,病情越重。内损阴阳气血之发热,或为低热,或为潮热,来势较缓,病程较长,病情多重。此外,发热的预后与患儿正气之盛衰有很大关系。

表里和解丹

【组成】 僵蚕 45 克,蝉蜕、甘草各 30 克,大黄 135 克,皂角、广姜黄、乌梅炭各 15 克,滑石 180 克。

【用法】 诸药研成极细末,以鲜藿香汁、鲜薄荷汁各 30 克,鲜萝卜汁 240 克,泛丸如绿豆大。小儿 2～5 岁每服 0.5～1 克;6～8 岁服 1～1.5 克;10 岁左右服 2 克;成人服 5～6 克(妇女、体弱者酌减)。每日 1 次,连服 1～3 日,退热即勿再服。

【功效】 疏表泄热,清肠解毒。

【主治】 时感高热表现为卫气同病者。

【来源】 江苏南通市中医院著名老中医朱良春主任医师验方。

清热饮

【组成】 青黛 3 克,天竺黄 6 克,藿香 9 克,寒水石 12 克。

【主治】 小儿感冒发热,以及原因不明的发热。

【来源】 北京儿童医院著名儿科专家王鹏飞教授验方。

退热神剂

【组成】 生石膏 24 克,知母 5 克,黄芩 3 克,地骨皮 10 克,青蒿 10 克,白芍 10 克,元参 10 克,生甘草 3 克。

【用法】 水煎服,每日 1 剂。

【功效】 清热泻火,敛阴生津。

【主治】 流感、乙型脑炎等急性传染病、温热病,症见热盛烧高,大汗口渴,心烦面赤,唇焦、舌红、尿黄、苔黄、大便干、脉洪大等气分热盛者。

【来源】 北京著名儿科老中医周慕新验方。

疏风清热汤

【组成】 葛根、山栀子、淡豆豉(后下)、金银花、连翘、风火硝(冲)、淡竹叶各 10 克,黄芩 15 克,生石膏(先煎)30 克,枳实、薄荷叶各 5 克,通草 3 克。

【用法】 水煎服,每日 1 剂。

【功效】 疏风解表,清泻里热。

【主治】 小儿高热。

【来 源】 福建中医学院著名儿科专家李学耕验方。

七味茶

【组成】 连翘、钩藤、前胡各 6～12 克,防风、木通各 6～9 克,荆芥 3～6 克,蝉蜕 3～9 克。

【用法】 水煎,每日 1 剂,重症 2 剂,分次服。

【主治】 儿童外感发热、咳嗽、泄泻诸疾。

【来源】 福建中医学院名中医朱国城验方。

感 冒

感冒是风邪侵袭人体所引起的头痛、鼻塞、流涕、喷嚏、恶寒、发热等为主的外感疾病,俗称伤风。若病情较重,广泛流行,征候相似者,称为流行性感冒。本病是小儿时期最常见的外感性疾病,婴幼儿发病尤高,且常出现夹痰、夹滞、夹惊等兼症。西医的上呼吸道感染、流行性感冒属本病范畴。

清解丹

【组成】 银花 90 克,蔓荆子 60 克,薄荷 24 克,法半夏 30 克,生石膏 150 克,橘红 60 克,浮萍 30 克,生地黄 90 克,天竺黄 60 克,杏仁 60 克,大黄 90 克,杭菊 90 克。

【用法】 上药共轧细面,对研冰片 3 克,炼蜜为丸,每丸重 3 克。周岁左右服 1 丸;2 岁以上服 1 丸半;5 岁以上服 2 丸。日服 2 次,白天水送服。

【功效】 解毒清热,止咳清痰,化滞。

【主治】 小儿感冒发热,停食停奶,便秘,恶心,头痛咳嗽,惊搐烦急,水痘和风疹等。

【来源】 全国著名儿科专家赵心波教授验方。

马氏感冒方

【组成】 银花 6 克,连翘 6 克,甘菊花 6 克,冬桑叶 6 克,杏仁 6 克,前胡 6 克,炒牛蒡子 6 克,元参 6 克,大青叶 9 克,薄荷 4.5 克,桔梗 3 克,甘草 3 克(1～3 岁小儿量)。

【用法】 水煎服,每日 1 剂。

【功效】 辛凉解毒,宣通肺气。

【主治】 小儿风热感冒。

【来源】 浙江著名儿科专家马莲湘教授验方。

荆防葱豉汤

【组成】 荆芥 6 克,防风 6 克,苏叶 6 克,羌活 3 克,白芷 3 克,淡豆豉 6 克,薄荷 3 克,黄芩 6 克,淡竹叶 5 克,葱白 2 根。

【用法】 水煎服,每日 1 剂。

【功效】 驱寒解表,祛风清热。

【主治】 风寒感冒,或寒热夹杂而寒多于热的外感症。

【来源】 全国著名儿科专家王伯岳验方。

银菊解毒汤

【组成】 金银花9克,菊花9克,薄荷3克,荆芥6克,羌活6克,黄芩6克,连翘9克,山栀子6克,板蓝根9克,蒲公英9克,甘草3克。

【用法】 水煎服,每日1剂。

【功效】 疏风宣肺,清热解毒。

【主治】 流行性感冒。

【来源】 全国著名儿科专家王伯岳验方。

保儿宁

【组成】 黄芪12克,芦根、山药、茯苓、白术、鸡内金各6克,防风4克。

【用法】 上方制成糖浆剂100毫升,含生药100克;块状冲剂,每块含生药3克。3岁以下每日10毫升(或冲剂3块);3岁以上每日10～20毫升(或冲剂3～6块)。均分2次服,疗程为2个月。

【功效】 健中醒脾,益气固表。

【主治】 体弱儿童的反复感冒。

【来源】 江苏省徐州市中医院名医孙英华验方。

增免抗感方

【组成】 太子参10～15克,黄芪10～15克,水仙草10～15克,地锦草10～15克,黄芩4.5～6克,淫羊藿6克,五味子4.5～6克,黄精6克,生地黄9克,麦冬6克,白术9克,甘草4.5克。

【用法】 每日1剂,以水煎服。可连续服用6～8周。

【功效】 益气升阳,健脾补肾,清热祛邪,增强小儿抗病免疫能力。

【主治】 小儿因反复感染(主要为呼吸道感染)病程较久而引起的脾虚证。

【来源】 上海儿科著名老中医孟仲法主任医师验方。

痄　腮

痄腮,民间称蛤蟆瘟,是由风热湿毒引起的一种急性传染病。临床以发热、耳下腮部弥漫性肿大、疼痛为主要特征。一年四季皆有散发,冬春易于流行,以学龄儿童发病率高;一般患者预后良好,但病情严重者偶见神昏或痉厥,年长儿童可并发睾丸肿痛等症。本病与西医所称的流行性腮腺炎相同。

清解汤

【组成】　龙胆草9克,黄芩6克,连翘9克,板蓝根9克,蒲公英9克,甘草3克,山栀6克,夏枯草9克。

【用法】　水煎服,每日1剂。

【功效】　清热解毒。

【主治】　小儿痄腮,症见腮颊一侧或两侧肿胀,痛拒按,吞咽不便,表证不明显,精神正常,脉象、舌苔无明显变化,无其他兼症。

【来源】　中医研究院西苑医院著名儿科专家王伯岳验方。

预防方

【组成】　贯众6克,板蓝根9克,甘草3克。

【用法】　水煎,每日1剂,每日服2次。

【主治】　预防小儿痄腮。在流行季节连服3天,可以减少发病,如已发病可以减轻症状。

【来源】　中医研究院西苑医院著名儿科专家王伯岳验方。

赵氏痄腮方

【组成】　大青叶10克,马勃6克,银花10克,连翘10克,黄芩6克,桔梗3克,麦冬10克,桃仁5克,花粉6克,生甘草3克,板蓝根6克,生石膏15克。

【功效】　清热解毒消肿。

【主治】 高热谵语,重用生石膏、大青叶,甚至可加入安宫牛黄丸;大便秘结,加大黄;睾丸肿痛,加川楝子、橘皮。

【来源】 全国著名儿科专家赵心波教授验方。

腮腺宁

【组成】 葛根 4.5 克,赤芍、连翘、大青叶、全瓜蒌、花粉各 9 克,金银花 3 克。

【用法】 以上方药制成冲剂 1 袋(10 克)。3 岁以下每日 1/2～2/3 袋,分 2～3 次服;3～7 岁每日 1 袋,分 2～3 次服;7 岁以上,每日服 3 次,每次 1/2 袋。

【功效】 清热解毒,凉血消肿。

【主治】 腮腺炎。

【来源】 北京友谊医院儿科名医李贵验方。

龚氏痄腮方

【组成】 龙胆草 10 克,黄芩 10 克,柴胡 15 克,木通 12 克,蒲公英 30 克,银花藤 30 克,车前草 30 克,萆草 30 克,橘核 12 克,荔枝核 12 克,台乌 10 克。

【用法】 水煎服,每日 1 剂。

【功效】 清热解毒,利水降火,行气消结。

【主治】 痄腮并发睾丸红肿疼痛者。

【来源】 重庆市中医研究所著名老中医龚志贤验方。

清热解毒汤

【组成】 柴胡 10 克,牛蒡子 12 克,连翘 10 克,银花 10 克,大青叶 30 克,板蓝根 30 克,蒲公英 10 克,夏枯草 20 克。

【用法】 水煎服,每日 1 剂。

【功效】 清热解毒。

【主治】 流行性腮腺炎。

【来源】　重庆市中医研究所著名中医贾河先验方。

乳　蛾

乳蛾,又名喉蛾,发病部位在咽部两侧或一侧喉核处,或左或右,且有红肿疼痛,因其形似乳头状如蚕蛾而得名。本病为儿科常见疾病,小儿症状一般较重,往往伴有高热。大都由外感引起而致的风热乳蛾,也有因多次发作转为阴虚乳蛾。前者相当于急性扁桃体炎,后者相当于慢性扁桃体炎。

凉膈增液汤

【组成】　连翘 8 克,银花 8 克,栀子 5 克,黄芩 5 克,生地黄 6 克,元参 8 克,麦冬 8 克,芦根 8 克,蝉蜕 5 克,板蓝根 8 克,大黄 2 克,竹叶 3 克。

【用法】　先将上药用凉水浸泡 20 分钟,再用文火煎煮 25 分钟,每剂煎 2 次,将 2 次煎出的药液混合。每日 1 剂,分 3～4 次温服。

【功效】　清热解毒为主,佐以辛凉解表,通腑泻热。

【主治】　风热乳蛾,症见咽喉红肿疼痛,发热不退,口渴喜饮,面红唇赤,口鼻干燥,大便秘结,小便短赤,舌红苔少,指纹红紫,脉数有力。

【来源】　太原市中医研究所著名老中医张刚验方。

清喉饮

【组成】　青黛 3 克,青果 9 克,白芷 3 克,茶叶 6 克,金果榄 9 克。

【用法】　水煎服,每日 1 剂。

【主治】　小儿咽喉红肿疼痛、溃烂,兼治口舌生疮。

【来源】　北京儿童医院著名中医儿科专家王鹏飞教授验方。

祁氏乳蛾方

【组成】　芥穗 4.5 克,薄荷 3 克,金银花 6 克,大青叶 6 克,玄参 6 克,生栀子 4.5 克,熟军 2.1 克。

【用法】　水煎服,每日 1 剂。

【功效】 清热解毒,疏表调中。

【主治】 乳蛾早期。

【来源】 北京中医医院著名老中医祁振华验方。

王氏经验方

【组成】 石膏(先煎)30 克,板蓝根、龙胆草、瓜蒌、皮升麻各 3 克,马勃、马兜铃各 9 克,水牛角(煎)24 克,腊梅花、生地黄、赤芍、黄芩、红条紫草各 12 克,银花 15 克,岗梅根 18 克(6 岁小儿用量)。

【用法】 水煎服,每日 1 剂。

【功效】 清热解毒。

【主治】 麻疹挟烂乳蛾(扁桃体炎),症属热毒炽盛,上攻咽喉。

【来源】 著名老中医王香石验方。

加味喉科六味汤

【组成】 荆芥、防风、薄荷、银花、连翘、板蓝根、僵蚕、桔梗、甘草各适量。

【用法】 水煎服,每日 1 剂。

【功效】 清热解毒,疏表调中。

【主治】 小儿乳蛾。

【来源】 云南著名老中医廖泉验方。

喉 痹

喉痹是指咽部红肿痛,或微红咽痒不适等为主的咽部疾病,与西医的“咽炎”相类似。由于风热而致者称为风热喉痹,属急性实热证,相当于急性咽炎,由于脏腑亏损,虚火上炎为主而致病的,称为虚火喉痹,与慢性咽炎相类似。

清降丸

【组成】 皂角子 18.8 克,板蓝根 18.8 克,元参 18.8 克,赤芍 18.8 克,晚蚕砂 18.8 克,麦冬 18.8 克,生川军 18.8 克,白茅根 18.8 克,金银花 18.8 克,青连翘 18.8 克,大生地黄 18.8 克,粉丹皮 12.5 克,青黛 9 克,薄荷 9 克,川贝母 9 克,粉甘草 6 克。

【用法】 共研为细末,制蜜丸,每丸 1.6 克重。1 日总量:1 岁 2 丸;3 岁 4 丸;6 岁 6 丸。分 2～3 次服。

【功效】 清热凉营,解毒消肿。

【主治】 急性咽炎、扁桃体炎、腮腺炎、腥红热、疱疹性口腔炎等伴有大便干燥者。

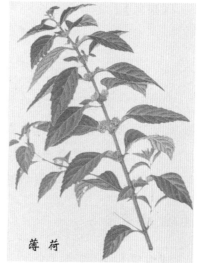

薄荷

【来源】 天津市儿童医院著名儿科专家何世英老中医验方。

喉痹方

【组成】 知母 6 克,连翘 10 克,佩兰叶 10 克,焦麦芽 10 克,丹皮 6 克,竹茹 5 克,酒大黄 3 克,酒黄芩 6 克,银花 13 克,扁豆花 6 克,炒莱菔子 6 克(4 岁小儿用量)。

【用法】 水煎服,每日 1 剂。

【功效】 祛暑消热化滞。

【主治】 喉痹(泡疹性咽炎),症见高热,咽部充血并有多数小泡疹,舌苔白垢厚,质红,脉滑数等属暑热挟滞者。

【来源】 北京同仁医院名老中医陆石如验方。

解毒清里汤

【组成】 薄荷 10 克,黄芩 15 克,连翘 12 克,天冬 12 克,生地黄 12 克,玄参 12 克,牛蒡子 10 克,板蓝根 12 克,苦梗 10 克,杏仁 10 克,赤芍 15 克,鲜芦、茅根各 30 克,银花 15 克。

【用法】 水煎服,每日 1 剂。

【功效】 辛凉解表,清热解毒。

【主治】 急性咽炎,症属风温客肺,热盛灼阴者。

【来源】 北京中医医院著名中医专家关幼波教授验方。

白 喉

白喉，又名白缠喉、锁喉风，是一种急性呼吸道传染病。临床以咽喉部形成白膜、咽喉痛、发热为主要特征。多在秋末冬初发生，以2～6岁小儿发病率为最高，其发病急骤，传染迅速，严重危害儿童的生命健康，必须及时隔离与治疗。本病与西医的白喉病相同。

加减沙参麦冬汤

【组成】 北沙参6克，大麦冬10克，桑叶6克，玉竹6克，花粉10克，玄参6克，银花10克，锦灯笼6克，生甘草3克。

【用法】 水煎服，每日1剂。

【功效】 清解利咽。

【主治】 小儿白喉。

【来源】 全国著名儿科专家赵心波教授验方。

解表清咽汤

【组成】 桑叶12克，葛根10克，薄荷12克，川贝母3克（冲服），木通10克，竹叶12克，银花15克，生地黄10克，枇杷叶15克，甘草3克。

【用法】 水煎服，每日1剂。

【功效】 辛凉透表，清咽利喉。

【主治】 风毒型白喉，症见中等度发热，扁桃体稍红肿，咽痛，头痛，口流涎液，继则咽头两侧及口腔黏膜被盖点状或小片状假膜。舌质红、苔黄，脉浮数。

【来源】 重庆市中医研究所著名中医贾河先验方。

清解疫毒汤

【组成】 生地黄15克，丹皮12克，白芍10克，土牛膝15克，连翘12

克,射干 12 克,山豆根 10 克,槟榔 10 克,草果 10 克,甘草 5 克,银花 20 克,厚朴 10 克,浙贝母 10 克。

【用法】 水煎服,每日 1 剂。

【功效】 清解疫毒,逐邪外达。

【主治】 疫毒型白喉,症见口腔有腐臭味,颈部肿大,发热口渴,恶心呕吐,数便秘结,呼吸喘促,鼻翼煽动,喉中痰声如拽锯,语声嘶哑,饮食则呛咳。检查时可见充血明显,两侧扁桃体焮红肿大,表面布满白色假膜。苔黄燥、舌质红,脉洪数。

【来源】 重庆市中医研究所著名中医贾河先验方。

青龙白虎汤

【组成】 生橄榄 10 枚,生萝卜(切片)120 克。

【用法】 水煎服,每日 1 次,或用以代茶饮。

【功效】 清解疫毒,逐邪外达。

【主治】 预防白喉及其他喉疾。

【来源】 江西著名老中医杨志一验方。

白喉汤

【组成】 银花藤、一点红各 15 克,土牛膝、山大颜各 30 克。

【用法】 上方水煎成浓缩剂 30 毫升,日服 2～3 次,每次 30 毫升,一般服用 5～7 天。

【功效】 清解疫毒,逐邪外达。

【主治】 白喉。

【来源】 广州市传染病医院名医雷永乐验方。

麻　疹

麻疹是由麻毒时邪引起的出疹性急性传染病,临床上常以发热、咳嗽、鼻塞流涕、遍身布发红色斑疹为特征。本病由麻毒从口鼻而入,经呼吸道侵入机体,主要病变部位在肺、胃二经,其病变过程可分为疹前期、出疹期和收疹期三个阶段。冬、春两季发病率较高,多见于 6 个月以上 5 岁以下的小幼儿,传染性很强,易成流行。西医所称的"麻疹"与本病相同,一般患过 1 次后,终身不再发病。

解表汤

【组成】 桑叶 4.5 克,蝉蜕 1.5 克,淡豆豉 4.5 克,芦苇根 6 克,薄荷 1.5 克,菊花 3 克,连翘 4.5 克,山栀 1.5 克,甘草 1.5 克(3 岁用量)。

【用法】 水煎服。

【功效】 辛凉解表。

【主治】 麻疹疹前期,或风热感冒,症见发热、鼻塞、流涕、眼泪汪汪、咳嗽、声音嘶哑。

【来源】 河南安阳市中医院著名老中医孙一民主任医师验方。

透疹四紫汤

【组成】 紫浮萍 1.5 克,紫花地丁、紫草各 6 克,紫苑 3 克,桑叶 4.5 克,芦苇根 6 克,蝉蜕 3 克,连翘、淡豆豉、山栀衣各 4.5 克。

【用法】 水煎服。

【功效】 透疹解毒。

【主治】 麻疹出疹期,症见麻疹开始透标或尚未出齐时,发热、烦躁、咳嗽。

【来源】 河南安阳市中医院著名老中医孙一民主任医师验方。

养阴解毒汤

【组成】 元参 6 克,石斛 5 克,麦冬 9 克,紫花地丁、金银花、连翘各 5 克,山栀、竹叶各 1 克(3 岁左右用量)。

【用法】 水煎服。

【功效】 养阴解毒。

【主治】 麻疹退后,阴液耗伤,余毒未净,症见口咽干,口唇裂,鼻干无涕,手足心热,烦躁,夜间汗出,食欲不振,大便干,小便黄。

【来源】 河南安阳市中医院著名老中医孙一民主任医师验方。

解毒透疹汤

【组成】 蝉蜕 3 克,浙贝母 6 克,连翘 10 克,银花 10 克,芥穗 3 克,花粉 6 克,紫草 3 克,芦苇根 1.2 克,薄荷 2.4 克,麦冬 10 克,桃仁、杏仁各 3 克。

【用法】 水煎服。

【功效】 透疹,肃肺,清热,利咽。

【主治】 麻疹。本方为麻疹通治方,在疹前期、出疹期和疹后期皆可使用。

【来源】 全国著名儿科专家赵心波教授验方。

逆症方

【组成】 玄参 6 克,麻黄 1.5 克,生地黄 6 克,鲜芦根 10 克,麦冬 6 克,大青叶 6 克,知母 6 克,生栀子 4.5 克。

【用法】 水煎服。

【功效】 养阴清肺。

【主治】 疹后余毒归肺,症见面色黄白不泽,潮热,烦躁不安,咽干,重则昏睡,谵妄,大便秘结或黏滞不爽,舌质红,少苔欠津,脉数无力。

【来源】 北京中医医院著名老中医祁振华主任医师验方。

险症方

【组成】 龟版 9 克,阿胶 6 克,玉竹 9 克,当归 4.5 克,麦冬 6 克,甘草 3 克,牡丹皮 6 克,西洋参 4.5 克(另煎)。

【用法】 水煎服,西洋参另煎后代茶饮,随时服用。

【功效】 益气、育阴、固脱。

【主治】 麻疹合并肺炎,形成脱证。症见体温时高时低,气短,鼻翼扇动,口周青紫,胸腹部气胀,四肢厥逆,舌质紫而干,少苔或光镜无苔,脉细数或浮大无力。

变症方

【组成】 犀角、生地黄、丹皮、赤芍、焦栀子、黄芩、红花（藏红花为佳）、生石膏、生甘草、鲜藕汁各适量。

【用法】 水煎服。

【主治】 麻疹并发走马牙疳者。

【来源】 浙江著名老中医程仲颐验方。

麻疹方

【组成】 银花 10 克,薄荷 6 克,蝉蜕 6 克,桑白皮 15 克。

【用法】 水煎服。

【功效】 辛凉透表,清热解毒。

【主治】 麻毒攻肺。

【来源】 江苏淮阴市中医院著名老中医秦正生验方。

痧子内陷方

【组成】 蝎尾 9 克(研末,温开水冲服),生石膏 90 克(先煎),麻黄、杏仁、天浆壳各 9 克,地龙、紫草茸各 12 克,钩藤 15 克(后下),甘草 3 克。

【用法】 水煎服,每日 1 剂。

【功效】 宣肺清热,化痰解毒,熄风止痉。

【主治】 痧子内陷,症见高热烦躁,谵语神昏,气息鼻扇,渴欲频饮,抽搐不止,舌质红,脉洪数。

【来源】 上海市中医文献馆著名老中医茹十眉验方。

水　痘

水痘是由于感染水痘病毒引起的一种急性传染病。临床以发热、皮肤及黏膜分批出现斑疹、疱疹、疮疹、痂盖为特征。

水痘方

【组成】 蒲公英 6 克,金银花 10 克,紫花地丁 6 克,连翘 10 克,黄芩 5 克,芦苇根 10 克,炒栀衣 3 克,薄荷 2.4 克,蝉蜕 3 克,木通 3 克,滑石 10 克,甘草 3 克。

【用法】 水煎服,每日 1 剂。

【功效】 散风清热,解毒利湿。

【主治】 小儿水痘,出痘期。

【来源】 著名儿科专家赵心波教授验方。

水痘汤

【组成】 芦苇根 9 克,桑叶 5 克,蝉蜕 3 克,薄荷 1 克,淡豆豉 5 克,山栀衣 2 克,金银花 6 克,连翘 6 克,紫花地丁 6 克。

【用法】 水煎服,每日 1 剂。

【功效】 透表,清热,解毒。

【主治】 水痘初起,发热,微痒。

【来源】 河南著名老中医孙一民主任医师验方。

银石汤

【组成】 银花、石膏各 30 克,玄参、紫草、泽泻各 15 克,薄荷 9 克,荆芥 6 克。

【用法】 每日 1 剂,共煎 2 次共取汁 200～250 毫升。分服其中 3 岁以下服 200 毫升;3 岁以上服 250 毫升。

【功效】 疏风清热,解毒祛湿。

【主治】 小儿水痘。

【来源】 湖北沙市著名中医李江验方。

银翘二丁汤

【组成】 银花、连翘、六一散(包)、车前子各 6～10 克,紫花地丁、黄花地丁各 10～15 克。

【用法】 每日 1 剂,水煎 50～100 毫升,分 2～3 次服,2 煎外洗患部。

【功效】 清热解毒,利湿。

【主治】 小儿水痘。

【来源】 江苏省泰县著名老中医王玉玲主任医师验方。

流行性脑脊髓膜炎

流行性脑脊髓膜炎是由脑膜炎双球菌引起的急性传染病,简称流脑。临床以起病急,骤发热头痛、呕吐、项强、神昏、惊厥及皮肤发斑为特征。本病多流行于冬、春两季,14 岁以下儿童发病率较高。属中医温疫、春温的范畴。

解毒开窍汤

【组成】 生地黄 15 克,生石膏 60 克(先煎),川黄连、赤芍、丹皮、白僵蚕各 5 克,山栀子、淡竹叶、大青叶、生大黄(后下)、钩藤(后下)、玄参各 10 克,羚羊角(先煎)、甘草各 3 克。

【用法】 水煎服,每日 1 剂。

【功效】 清热解毒化斑,辛凉开窍。

【主治】 流脑,症属温热之邪燔灼营血,邪陷心包者。

【来源】 广东著名老中医张季高副主任医师验方。

凉血熄风汤

【组成】 生地黄 15 克,当归 10 克,川芎 3 克,荷叶 30 克,茅根 30 克,甘草 10 克,全虫 10 克,蜈蚣 3 克,地龙 10 克,石菖蒲 3 克。

【用法】 每日 1 剂,水煎后鼻饲。

【功效】 清热凉血,熄风透窍。

【主治】 风温(流行性脑脊髓膜炎),症见神志昏迷,四肢厥冷,顽强抽搐,角弓反张,口唇干燥,面色紫红,舌质红绛,舌苔黄燥缺津,指纹青紫而粗,脉数等属热极生风,邪陷心包者。

【来源】 河南洛阳市中医院著名老中医祁廷端验方。

清热镇惊通窍汤

【组成】 龙胆草 2.5 克,白僵蚕 5 克,酒地龙 5 克,干蝎尾 3 克,全蝎蚣 1 条,双钩藤 6 克,西洋参 3 克(另炖对服),首乌藤 10 克,白蒺藜 10 克,黄菊花 6 克,酒杭芍 10 克,大生地黄 6 克,青连翘 6 克,炙甘草 2.5 克,鲜生地黄 6 克(3 岁小儿用量)。

【用法】 水煎服。

【功效】 清热、镇惊、通窍。

【主治】 流行性脑脊髓膜炎,属邪热炽燔,热盛动卫,热入心包者。

【来源】 全国著名老中医施今墨验方。

育阴清热和胃汤

【组成】 芦根、白茅根、杏仁、薏苡仁、丹皮、生地黄、生紫菀、白薇、郁金、生杷叶、麦冬、络石藤各适量。

【用法】 水煎服。

【功效】 育阴清热,和胃扶正。

【主治】 流脑,辨证为热耗阴虚,胃气不振者。治 1 例 4 岁女孩,以上方加减治疗而愈。

【来源】 北京中医医院著名儿科老中医袁述章验方。

流行性乙型脑炎

流行性乙型脑炎简称“乙脑”,是由乙型脑炎病毒引起的中枢神经系统的急性传染病。临床以高热、嗜睡、头痛、惊厥、昏迷及脑膜刺激征为主要临床表现,蚊子是该病传播的媒介,流行于夏秋 7～9 月份,多发生于 10 岁以下的小儿,常危及生命,或留下后遗症。本病属中医的“暑瘟”范畴。

乙脑方

【组成】 银花、生石膏、紫花地丁、大青叶、板蓝根、贯众各 30～60 克,知母、连翘、薏苡米各 15 克。

【用法】 水煎,每日 3 剂,6 次分服,连服 6 日为佳。

【功效】 清热解毒。

【主治】 乙脑,病在卫气者。

【来源】 山西省中医研究所著名中医王怀义验方。

三花三叶汤

【组成】 藿香叶 3 克,荷叶 9 克,香薷叶 5 克,白蔻花 3 克(后入),扁豆花 10 克,银花 10 克,连翘 10 克,鸡苏散 30 克(布包)。

【用法】 清水文火煎服,取微汗解肌。

【功效】 透邪辟秽,利湿清暑。

【主治】 小儿乙脑,表现为阳为湿遏,始恶寒后发热,身热不扬者。

【来源】 福州市中医院郑孙谋主任医师验方。

加减风引汤

【组成】 龙骨 12 克,牡蛎 12 克,寒水石 15 克,滑石 12 克,赤石脂 12 克,白石脂 12 克,紫石英 12 克,生石膏 60 克(以上均先煎),羚羊角 3 克(磨服),双钩藤 15 克,丹皮 9 克,甘草 3 克。

【用法】 水煎服。

【功效】 清热平肝熄风。

【主治】 高热神昏,颈项强直,抽搐之小儿乙脑。

【来源】 江西著名老中医杨惠猷验方。

加减解毒汤

【组成】 黄连 6 克,生石膏 15 克,知母 9 克,大青叶 9 克,连翘 9 克,金银花 9 克,黄芩 9 克,鲜藿香 9 克,石菖蒲 6 克,粳米 15 克,甘草 3 克,钩藤 9 克。

【用法】 水煎服。

【功效】 清热解毒,芳香开窍,平肝熄风。

【主治】 小儿乙脑重型,症见发热(39～40℃),头痛,烦躁,口渴,胸闷,恶心,呕吐,神志恍惚,偶有惊厥,舌质红,苔黄或腻,脉数。

【来源】 江西著名老中医杨惠猷验方。

全蝎镇痉汤

【组成】 全蝎末、葛根各 9 克,蜈蚣 2 条(研末灌服),大青叶、板蓝根、钩藤、七叶一枝花各 30 克,地龙 12 克。

【用法】 水煎服。

【功效】 清热解毒,开窍熄风。

【主治】 小儿乙脑,症见高热不退,呕吐项强,继而昏迷不醒,牙关紧闭,抽搐频繁,角弓反张,脉弦数,舌红绛。

【来源】 上海市中医文献馆著名老中医茹十眉研究员验方。

肺 炎

肺炎,又名肺炎喘嗽,为小儿时期常见的一种肺部系统疾病,与现代医学的肺炎相类似。本病多见于婴幼儿,四季均有发生,而冬春寒冷季节气候变化时发病率尤高。主要因外感风邪,内蕴痰浊,导致肺气闭塞所引起,临床以发热、咳嗽、气促、鼻翼扇动等为主要特征,严重者涕泪俱无,颜面口唇青紫。好发于先天不足或后天失调的患儿,如软骨病、营养不良,或继发于其他疾病的过程中。

肺炎痰喘汤

【组成】 生麻黄 1.5 克,生石膏 15 克,银花、连翘、杏仁各 9 克,炒葶苈子、天竺、黄瓜、瓜蒌皮、玄参各 6 克,生甘草 3 克。

【用法】 2 周岁以下及病轻者,每日 1 剂;2 周岁以上及病重者,每日 2 剂。加水煎 2 遍,去滓,将药液混合在一起 80～100 毫升,每隔 4 小时服 20～25 毫升。

【功效】 清宣开闭,豁痰平喘。

【主治】 小儿肺炎。

【来源】 浙江中医学院著名儿科专家马莲湘教授验方。

苦降辛开汤

【组成】 黄连 1 克(或用马尾连 3 克),黄芩 10 克,干姜 1 克,半夏 3 克,枳壳 5 克,川郁金 5 克,莱菔子 3 克。

【用法】 水煎服,每日 1 剂。

【主治】 小儿肺炎,发热较高,喉中痰鸣,咳逆喘急泛吐,胸闷胀满,苔白腻,脉弦滑等,症属热毒壅盛,痰闭肺窍者。

【来源】 北京中医学院著名儿科专家刘弼臣教授验方。

葶苈五子汤

【组成】 葶苈子 3 克,牛蒡子 6 克,炙苏子 4.5 克,炒杏仁、莱菔子各 6 克,川贝母 4.5 克,炙橘红 6 克,大枣(去核)5 个。

【用法】 每日 1 剂,研成细末,水煎,分 3 次服。

【功效】 化痰定喘,降气止咳。

【主治】 小儿肺炎。

【来源】 河南省安阳市中医院著名老中医孙一民主任医师验方。

鱼蛤石花汤

【组成】 生石膏 30 克,鱼腥草 15 克,双花 15 克,海蛤粉 15 克,北沙参 10 克,杏仁 10 克,前胡 10 克,川贝母 6 克,木蝴蝶 6 克,橘红 6 克。

【用法】 水煎服,每日 1 剂。

【功效】 清热宣肺,化痰止咳。

【主治】 小儿咳嗽,实热哮喘,肺炎。尤其是病毒性肺炎疗效更佳。

【来源】 河南中医学院附属医院儿科马荫笃副教授验方。

肺炎方

【组成】 苏子 10 克,黄芩 10 克,枳壳 10 克,葶苈子 10 克,瓜蒌 10 克,射干 10 克。

【用法】 水煎服,每日1剂。

【功效】 泻肺定喘,解毒化痰。

【主治】 小儿肺炎。

【来源】 长春中医学院附属医院儿科王烈教授验方。

小儿重症肺炎灌肠方

【组成】 麻黄 10 克,石膏 50 克,杏仁 5 克,甘草 5 克,知母 10 克。

【用法】 将上药用水 500 毫升,煎至 160 毫升,药温 30℃左右,用小号导尿管入肛门 14 厘米左右,每次 40 毫升保留灌肠,每日 4 次。

【功效】 宣肺、祛痰、清热、养肺阴。

【主治】 小儿重症肺炎。

【来源】 吉林著名老中医董治中副主任医师验方。

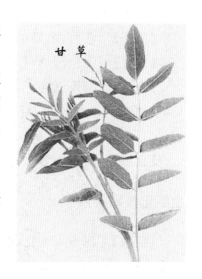

甘草

清金一贯饮

【组成】 枯芩 4.5～12 克,桔梗 1.5～6 克,牛蒡子 1.5～6 克,荆芥 1.5～4.5 克,白前 1.5～9 克,青皮 1.5～6 克,木通 1.5～6 克,甘草 0.8～2 克,白芍 1.5～6 克。

【用法】 先用冷开水将药泡透,一沸即用筷子拌合,5～10 分钟即可取汁,不宜久煎(久煎反而无效)。每日服 1 剂。

【主治】 小儿咳喘,尤其是麻疹合并肺炎喘嗽甚佳。

【来源】 重庆中医研究所著名老中医谢仁甫主任医师验方。

咳 嗽

咳嗽是儿科最为常见的肺系征候之一。无论外感还是内伤所致的肺失清肃而壅遏不宣者,皆可发生咳嗽。临床以外感咳嗽为多见,尤其多见于 3 岁以下的婴幼儿。四季均可发病,以冬春尤多,一般预后良好。本症常见于西医的感冒,急、慢性支气管炎疾病以咳嗽为主要症状者。

补肺止咳汤

【组成】 黄芩 6 克,知母 6 克,地骨皮 10 克,桑白皮 10 克,桔梗 6 克,牛蒡子 6 克,阿胶 10 克,乌梅 6 克,五倍子 10 克,葶苈子 10 克,生甘草 5 克,黛蛤散 15 克。

【用法】 水煎,每日 1 剂,早、晚各 1 次。

【功效】 泻肺清热,养阴补肺。

【主治】 慢性气管炎、百日咳等肺热久咳,气阴耗伤且火盛的病儿。症见咳嗽日久,早晚咳重,痰稠或无痰,咳重时口鼻出血,鼻干,舌质红,苔黄或少。

【来源】 北京著名儿科老中医周慕新验方。

止喘化痰定喘丸

【组成】 麻黄 1.2 克,杏仁 10 克,生石膏 18 克,黄芩 3 克,知母 6 克,生甘草 3 克,桑白皮 6 克,苏子 6 克,葶苈子 6 克,胆南星 3 克,瓜蒌 5 克,莱菔子 6 克。

【用法】 共成研细面,炼蜜为丸,丸重 3 克。每日 2～3 次,每次 1 丸。

【功效】 清热解毒,化痰止咳平喘。

【主治】 小儿上感、气管炎或支气管炎初起,鼻塞流涕,口渴目赤,大便干燥,舌质红,苔薄白等既有症状,又有里热者。

【来源】 北京著名儿科老中医周慕新验方。

咳嗽方

【组成】 黄连 1.5～6 克,芦苇根 12～30 克,桔梗 6～10 克,炙麻绒 6～12 克,炙金沸草 9～15 克,炙百部 6～12 克,炙款冬花 6～12 克,炙前胡 6～12 克。

【用法】 水煎服,1 剂服 2 日,每日 4～8 次,每次 20～100 毫升。

【功效】 清心泻炙,宣炙降逆,化痰止咳。

【主治】 小儿风热咳嗽和湿热咳嗽。

【来源】 成都市中医院著名儿科老中医王静安主任医师验方。

咳痰安

【组成】 款冬花4.7克,川贝母9克,肥知母6克,寸麦冬9克,润元参9克,天冬9克,野百合9克,粉甘草3克,粉丹皮4.7克,马兜铃4.7克,杷叶6克,北沙参9克。

【用法】 共研为细末,制蜜丸,每丸重1.6克。1岁每日服2丸,3岁每日服4丸,6岁每日服6丸。咳剧加重用量。百日咳高潮期可加量半至1倍,减轻后再恢复一般用量。

【功效】 滋阴润肺,止嗽化痰。

【主治】 无症状的急性咽炎、喉炎,气管炎的剧烈咳嗽或少痰的久咳,阴虚咳嗽或百日咳等。

【来源】 天津儿童医院著名老中医何世英验方。

宣肺止咳汤

【组成】 生侧柏叶10克,荆芥6克,杏仁6克,陈皮3克,桔梗6克,车前子10克,甘草3克。

【用法】 水煎服,每日1剂。

【功效】 宣肺止咳。

【主治】 小儿外感风邪所致的咳嗽。

【来源】 福建省龙岩卫生学校吴炳章教授验方。

顿 咳

顿咳,又名百日咳、疫咳,是小儿常见的肺部系统传染病。由时疫之邪侵袭肺卫所致,临床上以阵发性痉挛性咳嗽和痉咳后伴有鸡啼样深吸气吼声为特征。本病病程较长,可分为顿咳初期、顿咳中期和顿咳后期,若不及时治疗,可持续2~3个月甚至以上。好发于冬春季节,以5岁以内婴幼儿罹患者为多,年龄愈小,病情愈重;病程越长,对患儿身体康健影响越大。若无并发症,预后一般良好。病后可获得持久的免疫力,再次发病者极少。

顿咳汤

【组成】 射干 6 克,麻黄 2 克,炒杏仁 6 克,橘皮 9 克,生姜 12 克,竹沥膏 6 克。

【用法】 将前 5 味药水煎 30 分钟,冲竹沥膏调匀温服。每剂日煎 2 次,周岁以内的患儿药量酌减。

【功效】 祛痰、理咳、止嗽。

【主治】 百日咳。

【来源】 山西省太原市儿童医院著名中医赵广泰验方。

温肺化饮汤

【组成】 半夏、麻黄、五味子、干姜、天竺黄、贝母、甘草各 10 克,细辛 3 克,百部、葶苈子各 15 克。

【用法】 用水先煎麻黄,除去浮沫后再加余药,水煎,30 分钟,煎取药液 200 毫升。1～3 岁每日服 70 毫升,4～10 岁服 100 毫升,11～16 岁服 150 毫升,分早、晚 2 次服。

【功效】 温肺化痰降逆。

【主治】 百日咳属寒邪束肺者。

【来源】 天津市汉沽医院著名老中医张先五验方。

一味宁肺饮

【组成】 花生仁 40 粒(用生者,泡去皮,打碎如泥),白冰糖 12 克。

【用法】 水煮至乳糜状液汁为度,临卧时连渣服饮,连服 3～5 次。

【主治】 小儿百日咳及麻疹、肺炎后期遗留的咳嗽有燥象者。

【来源】 著名中医学家杨志一验方。

顿咳止

【组成】 桑白皮、山栀、黄芩、鱼腥草、枇杷叶(布包)、百部、北沙参、天冬、麦冬各 10 克,蜈蚣 2 条,生甘草 6 克。

【用法】 加水 500 毫升,浓煎至 200 毫升药液。1 岁内每日喂 50 毫升;1～2 岁每日喂 100 毫升,3 岁以上每日喂 200 毫升。分 3～4 次服完。连服 3 剂后,去蜈蚣,加僵蚕 10 克,再服 3 剂,用法及用量同上。同时每晚用大蒜瓣 1～2 枚捣烂敷于患儿双侧涌泉穴,以纱布带固定,晨起去之,连用 2～3 晚。

【主治】 小儿百日咳痉咳期。

【来源】 江苏著名老中医张慕骞验方。

麻杏代赭汤

【组成】 炙麻黄 6 克,杏仁 6 克,旋覆花 8 克,代赭石 6 克,法半夏 8 克,云茯苓 8 克,前胡 10 克,枇杷叶 10 克,百部 8 克,鹅不食草 8 克,甘草 4 克。

【用法】 水煎服,每日 1 剂。

【功效】 降肺和胃,化痰散邪。

【主治】 百日咳。

【来源】 河北中医学院附属医院儿科著名老中医张贵印验方。

旋磁白部汤

【组成】 旋覆花(包)4～8 克,灵磁石(先煎)10～15 克,白芍 6～9 克,百部 6～9 克,鹅不食草 6～9 克,蝉蜕(杵)3～5 克,黄芩 5 克,大贝母 4～6 克,枇杷叶(蜜炙)4～6 克。

【用法】 水煎服,每日 1 剂。

【功效】 镇(清)肝解痉,化痰止咳。

【主治】 小儿百日咳。

【来源】 江苏省泰州市中医院儿科王继安验方。

哮　喘

哮喘,又名痰喘,是一种发作性痰鸣气喘疾病,发作以喉间有水鸣声,呼吸困难,不能平卧为其特征。主要因素体不足,痰伏肺窍,遇到气候变化,情绪波动,饮食改变或接触其他物质而诱发。以春秋两季发病率较高,易反复发作,迁延难愈,病程越长,对患儿机体影响越大。本病包括现代医学的支气管哮喘和哮喘性支气管炎。

哮喘方

【组成】 桑白皮 12 克,麻黄 3 克,法半夏 5 克,炒杏仁 6 克,黄芩 10 克,银杏 10 克,生石膏 30 克,瓜蒌 12 克,阿胶 10 克,麦冬 10 克,生草 3 克,苏子 5 克。

【用法】 水煎服,每日 1 剂。

【功效】 清热补脾,肃肺止哮。

【主治】 小儿急、慢性哮喘。

【来源】 全国著名中医儿科专家赵心波老中医验方。

止哮豆

【组成】 腊月新鲜猪胆(不落水)3～5 个,水洗黄豆(拣去浮末)适量。

【用法】 把猪胆吊起,将黄豆(计好粒数)纳入猪胆中,装至六七成,使豆没入胆汁中,将胆囊口扎紧,悬挂于背阴通风处,待百日后取出,吹干(不能见阳光,否则要发臭)。用炭火加瓦上,炙焦存性,摊在地上(垫一层纸)出火气一宿,然后研成粉末,装入玻璃瓶中待用。每日 1～2 次,每次约 10 粒豆之量,3 岁以上小儿加倍。用粥浆或温水调服。连服 1～3 个冬春,最有效的仅需服 1 个冬春,一般服 2 个冬春,其哮自平。祖辈相传屡验不爽。

【功效】 清热补脾,肃肺止哮。

【主治】 小儿哮喘。无论寒热久暂都可用,尤其是麻疹或其他急性感染后所致者。平时喉中哮吼作声,哮喘发作不能平卧,痰少咳不多。

【来源】 南京中医学院著名中医学家丁光迪教授验方。

止喘方

【组成】 黄芩 6 克,知母 5 克,地骨皮 10 克,桑白皮 10 克,葶苈子 10 克,五倍子 10 克,乌梅 6 克,阿胶 10 克,黛蛤散 18 克,白果 10 克,生甘草

3 克。

【用法】 水煎服,每日 1 剂。

【功效】 养阴清肺,祛痰平喘。

【主治】 小儿支气管哮喘,症见哮喘发作,时轻时重,时日持久,或咳喘连绵,日久不解。夜咳重、痰多、舌质红、苔白黄或少苔,属痰热阻肺,肺阴已伤之痰热型者。

【来源】 北京著名儿科老中医周慕新验方。

河车散

【组成】 河车粉适量。

【用法】 每次 3 克,每日 2 次。

【主治】 小儿哮喘,有预防发作的作用。

【来源】 上海著名老中医陈耀堂教授验方。

止哮平喘汤

【组成】 生熟地黄、云苓、炙杷叶各 10 克,冬花、炒白术各 6 克,冬虫草、川牛膝各 5 克,生山药 15 克,川贝母 6 克。

【用法】 水煎服,每日 1 剂。

【功效】 理肺滋肾,健脾化痰。

【主治】 小儿哮喘时作时止,遇寒即发,张口抬肩,喉中痰鸣,入夜尤甚,舌淡苔白,脉沉缓无力。

【来源】 河南中医学院附属医院马荫笃副主任医师验方。

小儿止哮汤

【组成】 地龙 15 克,露蜂房 10 克,川芎 15 克,侧柏叶 15 克,白鲜皮 15 克,僵蚕 10 克,射干 10 克,黄芩 15 克,苏子 15 克,刘寄奴 10 克。

【用法】 水煎服,每日 1 剂。

【功效】 活血化瘀,理气除痰。

【主治】 小儿哮喘发作期,症见发作时有吼哮之症,面色青,尤是口唇色暗、鼻孔气热、舌尖暗赤、脉数而沉等血瘀指征者。

【来源】 长春中医学院儿专家王烈教授验方。

鹅口疮

鹅口疮,以患儿口腔及舌上白屑,或白膜满布,状如鹅口,故名。因其色白类似雪片,又称雪口。本病是初生儿时期最常见的一种口腔疾患,主要为先天胎毒,蕴积心脾,或口腔不洁,局部感染所致。

赵氏雪口方

【组成】 生草 3 克,银花 6 克,黄芩 5 克,陈皮 5 克,焦麦芽 6 克,焦军 2.4 克,花粉 6 克。

【用法】 水煎服,每日 1 剂。

【功效】 清胃火,化滞热,消口糜。

【主治】 小儿鹅口疮。

【来源】 全国著名儿科专家赵心波教授验方。

鹅口散

【组成】 冰片 1.5 克,黄连 9 克,青黛 6 克,硼砂 3 克,寒水石 9 克。

【用法】 上药研成极细面,过筛为散。鹅口疮、口糜,每日外涂 1～2 次,口角及口周外有溃疡可用麻油或其他植物油调涂。对乳蛾可作咽部喷涂。

【功效】 清热解毒,祛腐生肌,消肿止痛。

【主治】 鹅口疮、口糜、乳蛾。

【来源】 北京中医院著名老中医祁振华验方。

生肌散

【组成】 象皮 30 克,牙皂 3 克,松花粉 15 克,乳香 12 克,松香 12 克,冰片 3 克。

【用法】 上药共研成极细面,外敷患处,每日 1 次,干面或油调用。

【主治】 鹅口疮、口腔溃疡及疮痛溃烂久不收口者。

【来源】 北京儿童医院著名老中医王鹏飞教授验方。

厌 食

厌食又名恶食,是儿科最常见的病症之一,临床以食欲不振,甚至不思乳食,日久精神疲惫,体重减轻,抗病力弱为特征。多因乳食不节,痰湿滋生,感染诸虫及脾胃虚弱所致。本病与西医的厌食症含义相同,包括局部或全身性疾病影响消化道功能引起的食欲减退或消失,以及精神因素导致的神经性厌食等。

消食散

【组成】 厚朴 10 克,茯苓 10 克,陈皮 6 克,广木香 6 克,槟榔 10 克,建曲 6 克,谷芽 10 克,麦芽 10 克,石斛 10 克,灯芯 3 只。

【用法】 水煎服,每日 1 剂。

【功效】 消食导滞,行气消积,安神清心热。

【主治】 小儿厌食症。

【来源】 武汉市中医院儿科专家张介安主任医师验方。

消积散

【组成】 焦六曲、焦山楂、焦麦芽各 4.5 克,鸡内金 1.5 克,枳壳 3 克。

【用法】 上药共研成细末,每日 1 剂,包煎,加水 500 毫升,煎取 100 毫升,分 3 次服。病情严重者,用量可加倍。

【功效】 消食导滞。

【主治】 小儿厌食之实证。

【来源】 浙江著名老中医舒鸿年验方。

厌食方

【组成】 明党参 9 克,乌梅肉 5 克,生甘草 3 克,白茯苓 6 克,炒白术

6克,怀山药9克,橘皮5克。

【用法】 水煎服,每日1剂。

【功效】 平补气阴,调和胃气。

【主治】 厌食属胃阴不足,脾气虚弱者。

【来源】 浙江中医学院儿科专家马莲湘教授验方。

健脾汤

【组成】 白术10克,生谷芽、生麦芽、焦三仙各10克,神曲9克,枳实、陈皮各6克。

【用法】 水煎服,每日1剂。

【功效】 健脾和胃,助运化。

【主治】 小儿厌食症。

【来源】 浙江中医学院著名中医朱君华验方。

黎氏厌食方

【组成】 人参(暑天用西洋参)4克(另煎,如无人参亦可倍用党参代之),麦冬8克,五味子4克,白术4克,白芍8克,龙骨10克,独脚金6克,鸡内金4克。

【用法】 水煎服,每日1剂。

【功效】 健脾胃、益气阴、消积滞。

【主治】 小儿厌食症。

【来源】 广州中医学院儿科专家黎炳南教授验方。

疳积散

【组成】 红参9克,当归9克,胡黄连9克,芦荟9克,芜荑15克,使君子仁12克,川芎6克,青皮6克,广皮9克,木香6克,五灵脂6克,干蟾皮9克,红花6克,鸡内金6克,朱砂3克。

【用法】 上药共研成细末。每次服0.6~0.9克,每日2次。轻症服药数次,重症服药2~3周,多能见效。

【主治】 小儿厌食。

【来源】 北京中日友好医院名医杨梦兰家传方。

詹氏厌食方

【组成】 川朴花、郁金、炒淡芩、炒白术、炒枳壳、大腹皮、藿香、姜半夏、茯苓、神曲各适量。

【用法】 水煎服。

【主治】 小儿厌食属脾虚挟湿者。

【来源】 浙江著名儿科专家詹起荪教授验方。

腹　痛

腹痛是小儿常见的一种征候,涉及疾病范围很广,这里所指的是针对儿科无外科急腹症指征的腹痛。多由感受寒邪,乳食积滞,蛔虫内扰,脏腑虚冷、气滞血瘀等因素引起。小儿腹痛,除较大儿童外,大部分不能自述症状,有时虽能自述,但往往说不准确腹痛的部位和性质。婴幼儿腹痛常表现为突然或阵发性的反常哭闹,曲腰啼叫,或双手捧腹,起卧颠倒,烦躁不安,或撅气出汗,面色苍白,或精神委靡,屈膝跻卧等症状,临症时须注意鉴别诊断。

温中止痛汤

【组成】 桂枝 1.5 克,白芍 12 克,小茴香 3 克,生姜 6 克,当归 6 克,生甘草 3 克,木香 3 克,大枣 4 个。

【用法】 水煎服,每日 1 剂。

【功效】 温中补虚,缓痉止痛。

【主治】 生冷寒伤脾胃引起的腹痛,症见当脐腹痛,时作时止,痛时绵绵,喜按、喜暖,食欲不佳,面色黄白。

【来源】 北京著名儿科老中医周慕新验方。

温通合剂

【组成】 元胡 6 克,艾叶 4.5 克,荜拨 3 克,肉桂 1.5 克,番泻叶 1.2 克,台乌药 9 克,小茴香 4.5 克。

【用法】 水煎服,每日 1 剂。

【功效】 温通气机,活血散瘀。

【主治】 过食生冷,影响气化,造成气滞血瘀而腹痛。其临床表现为胸膈胀满,腹中滚痛,转矢气则减,脉象沉紧,舌质红,苔薄白或白腻,指纹隐暗。

【来源】 河南中医学院附属医院儿科著名老中医郑颉云主任医师验方。

温化止痛汤

【组成】 党参 9 克,白术 3 克,杭芍 9 克,陈皮 6 克,焦山楂 9 克,木香 3 克,荷梗 9 克,甘草 3 克。

【功效】 温化止痛。

【主治】 过食生冷,寒邪凝滞中脘而致的热寒腹痛,多伴有面色苍白,四肢发凉,瘦弱,舌淡等。

【来源】 北京儿童医院著名老中医金厚如验方。

施氏腹痛方

【组成】 巴戟天 3 克,紫河车 3 克,生、熟地黄各 3 克,荔枝核 5 克,川楝子 3 克(醋炒),米党参 3 克,野白术 3 克,炒吴茱萸 3 克,酒杭芍 6 克,炙甘草 1.5 克,鹿角胶(另烊化兑服)3 克(3 岁小儿用量)。

【用法】 水煎服,每周 2～3 剂。

【功效】 培补脾肾。

【主治】 脾肾两虚少腹疼痛。

【来源】 全国著名老中医施今墨验方。

肖氏腹痛方

【组成】 沙参 15 克,乌梅 10 克,山药 15 克,莲米 15 克,木瓜 10 克,生谷芽 15 克,生麦芽 15 克,山楂 10 克,白芍 10 克,珍珠母 10 克。

【用法】 水煎服,每日1剂。

【主治】 小儿阴虚夹食型腹痛。

【来源】 成都中医学院儿科专家肖正安教授验方。

泄 泻

泄泻又名下利,以大便次数增多,便质稀薄或呈水样,或完谷不化为特征。常因外感六淫,内伤乳食,损伤脾胃,导致运化失常所致。多见于3岁以下的婴幼儿,年龄愈小,发病率愈高。四季皆有发生,夏、秋两季发病较多。本病最易耗伤气液,重证患者可引起伤阴、伤阳或阴阳俱伤之危重征候;迁愈日久不愈,常导致小儿营养不良,生长发育迟缓,疳积等慢性疾患。相当于西医的婴幼儿腹泻等病。

小儿止泻散

【组成】 苍术(米泔浸陈土炒焦)90克,车前子、羌活(炒)各60克,川乌(去皮,面包煨遂)、生甘草(炒)各45克,生熟、大黄(均炒)各30克。

【用法】 诸药研细。1～4岁服0.5克;5岁以上服0.6克。

【功效】 燥湿散寒,健脾止泻。

【主治】 小儿泄泻。

【来源】 浙江中医学院马莲湘教授验方。

消食清肠汤

【组成】 生三仙各5克,秦皮10克,乌梅5克。

【用法】 每日1剂,煎2次,和匀。日3次,食前服之。

【主治】 婴幼儿伤食或湿热蕴结,中焦失宣,以致腹泻溏便,酸臭异常或带黏液,或伴腹胀,腹痛者。

【来源】 解放军总医院陈树森主任医师验方。

温中健脾汤

【组成】 煨肉豆蔻10克,煨木香10克,焦白术10克,肉桂10克,焦楂炭 10 克,姜汁、炒川连 5 克。

【用法】 上药用水浸泡 30 分钟,再煎煮 20 分钟,每剂煎 2 次,将 2 次药液混合。每日 1 剂,日服 3～4 次。

【功效】 温中健脾。

【主治】 小儿久泻,泻下呈青色水样,少有粪便,舌苔腻嫩,脉象细数。

【来源】 苏州医学院著名老中医吴克潜验方。

芩芍香连饮

【组成】 黄芩、白芍、木香、黄连、川朴、荷叶、滑石、生甘草各适量。

【用法】 根据小儿年龄、病情确定药量。水煎,每日 1 剂,分 4 次喂。

【功效】 清热解暑,利湿止泄。

【主治】 小儿暑湿泄泻,症见大便稀溏,日十余次,色绿或黄,夹有赤白黏冻,发热,纳呆,腹痛,小便黄,或见呕吐,舌红、苔黄腻,脉滑数,指纹紫。

【来源】 甘肃省天水市中医院著名老中医徐光棣副主任医师验方。

温阳止泄方

【组成】 炒党参 6 克,陈皮 3 克,广木香 3 克,米泔浸苍术 10 克,车前子 10 克,葛根 10 克,炒麦芽 10 克,淡附片 1.5 克,干姜 1.5 克,炒银花 5 克。

【用法】 上药煎取 150 毫升,每日 1 剂,分 3～4 次口服。

【功效】 温阳止泄。

【主治】 婴儿泄泻。

【来源】 上海中医文献馆著名儿科老中医董廷瑶主任医师验方。

消食饮

【组成】 广木香 3 克,川黄连 3 克,大白 6 克,乌梅 6 克,川朴 4.5 克,焦三仙各 3 克,番泻叶 0.6 克。

【用法】 水煎服,每日 1 剂。

【功效】 健脾助消化。

【主治】 乳食过量,损伤胃肠而引起的腹泻,症见噫臭,嗳酸,腹胀满,便前腹痛肠鸣,便如鸭粪状,杂有多量不消化乳食,便气恶秽,食欲不振,啼叫不安。脉象数,指纹隐暗,舌质微红,苔白厚或微黄。

【来源】 河南中医学院儿科著名老中医郑颉云主任医师验方。

痢　疾

痢疾是儿科最常见的一种急性肠道传染病,临床以发热、腹痛、里急后重、大便脓血为主要特征。常在夏、秋季节流行,为外感湿热疫毒之邪,内伤饮食生冷,或不洁食物所致。儿童发病率较成人高,尤以2～7岁小儿患疫毒痢者为最多。本病包括西医的细菌性痢疾和阿米巴痢疾等病。

久痢方

【组成】 益母草30～60克,乌梅肉炙炭3～6个,炮姜5～10克,炙甘草3～6克,大枣6～12个(随小儿年龄大小酌量用药)。

【用法】 上药浓煎1小时,只取头道,滤清加红糖10克,再煎2沸,频饮。如脱肛甚者,加川芎3～6克,陈粳米100粒。

【功效】 和营止痢。

【主治】 小儿痢疾久久不愈,或反复发作,脓血垢冻杂下,后重脱肛,小溲少,不欲食,形体消瘦萎黄。或疳痢,口舌生疮,肛门不收等症。

【来源】 河南中医学院儿科著名老中医郑颉云主任医师验方。

周氏噤口痢方

【组成】 生地黄6克,麦冬10克,鲜石斛10克,木香3克,黄连2克,石莲子10克,当归3克,白芍10克,焦山楂6克,阿胶3克,米壳3克。

【用法】 水煎服,每日1剂。

【功效】 养阴补血,开胃止痢。

【主治】 痢疾伤阴,不能进食的噤口痢。

【来源】 重庆市中医研究所著名老中医龚志贤验方。

荡痢方

【组成】 川黄连 6 克,广木香 4.7 克,白头翁 9 克,秦皮 6 克,山楂炭 9 克,川厚朴 4.7 克,血余炭 9 克,藿香梗 4.7 克,车前子 9 克,谷芽炭 9 克,麦芽炭 9 克。

【用法】 制成片剂,每片 0.3 克。口服,1 日总量:1 岁 4 片,3 岁 9 片,6 岁 12 片。

【主治】 急性菌痢,泻脓血便或深绿色黏液便,腹痛下坠,大便次数多而量少,身热或不热,食欲不振或呕吐者。

【来源】 天津市儿童医院著名老中医何世英教授验方。

大黄煎剂

【组成】 生大黄适量。

【用法】 水煎至 100 毫升,每次 20～30 毫升保留灌肠。

【主治】 小儿疫毒痢,实热证。

【来源】 江苏徐州市中医院儿科著名医孙英华验方。

积　滞

积滞是指小儿由于内伤乳食,停聚中焦,积而不化,气滞不行所形成的一种胃肠疾患。临床以不思乳食,食而不消,腹满胀痛,嗳腐呕吐,大便酸臭等为特征。伤乳食、疳症等均与积滞有密切的关系。如伤于乳食,经久不愈,可变成积;积久不消,迁延失治,可转化为疳。三者名虽异而源则一,惟病情有新旧长短、轻重深浅之不同。本病大致相当于西医的消化功能紊乱症。

滞泻方

【组成】 党参 10 克,白术 6 克,茯苓 10 克,甘草 5 克,薏苡仁 10 克,陈皮 5 克,麦芽 10 克,黄连 3 克,石榴皮 6 克,马齿苋 10 克,神曲 6 克。

【用法】 水煎服,每日 1 剂,药汁稍浓缩,加糖,半岁以内,1 次服 15 毫升,每隔 2～3 小时 1 次;半岁至 1 岁,1 次 20 毫升,2～3 小时 1 次;1 岁以上,1 次 25～30 毫升,2～3 小时 1 次。

【功效】 健脾和胃,清热化滞。

【主治】 小儿积滞腹泻。

【来源】 武汉市职工医学院李浚川教授验方。

黑白散

【组成】 黑、白牵牛子各适量。

【用法】 炒熟,碾筛取头末,以 1 小撮合红糖少许服下。一般服后大便微见溏,红线立消,喜进饮食后愈。

【功效】 健脾和胃,清热化滞。

【主治】 小儿伤食,鼻下人中两旁发炎,垂 2 条如韭叶之红线,有时发热,不喜食,或有口臭者。

【来源】 全国著名老中医岳美中教授验方。

消积散

【组成】 建曲、谷芽、麦芽、焦内金各 6 克,焦山楂 9 克,莱菔子 6 克,香附、广陈皮、炒枳壳各 3 克,厚朴 6 克,甘草 1.5 克(3 岁小儿用量)。

【用法】 每日 1 剂,研粗末,水煎,分 3～4 次温服。

【功效】 消积和胃,理气止疼。

【主治】 消化不良,饮食积滞,症见胃脘胀满,按之作痛,纳食不佳,大便有不消化食物。

【来源】 河南安阳市中医院著名老中医孙一民验方。

增食丹

【组成】 焦神曲 9 克,焦山楂 15.6 克,云茯苓 9 克,清半夏 6 克,陈皮 9 克,连翘 6 克,莱菔子 6 克,焦麦芽 6 克,焦谷芽 6 克,炒枳壳 6 克,厚朴 6 克,砂仁 3 克,焦内金 9 克,槟榔 9 克。

【用法】 制成片剂,每片 0.3 克。1 日总量:1 岁 4 片,3 岁 9 片,6 岁 12 片,分 2～3 次服。大便秘结者,可酌加用量 1/3～1/2。

【功效】 健胃,化食,消胀满。

【主治】 纳呆,食后胀饱,停乳,停食,厌食嗳气,矢气,消化不良有腹泻及大便黏稠腥臭者。

【来源】 天津市儿童医院著名老中医何世英验方。

小儿积滞茶

【组成】 葫芦茶、谷芽、布渣叶、夏枯草各 10 克,岗梅根 15 克,黄糖适量。

【用法】 每日 1 剂,用清水 1 碗半,煎成 1 碗,口服。

【主治】 心烦、纳差、溏泻。

【来源】 广州市越秀区儿童医院著名老中医潘仲明验方。

疳 积

疳积是指小儿脾胃虚损,运化失常,脏腑失养,气液干涸,形体羸瘦的一类疾病。多见于 3 岁左右的婴幼儿,主要因乳食不节,喂养不当,营养失调,或其他疾病导致气液消耗所致。临床上以面黄肌瘦,毛发焦枯,肚大青筋,精神委靡,饮食异常等为特征。本症大致相当于西医的营养不良,是一种慢性营养障碍性疾病。

消疳散

【组成】 大蟾蜍 3 只(重 90～120 克者最佳),砂仁(连壳杵碎)15 克,胡黄连(研碎)15 克。

【用法】 先将蟾蜍分养,每只喂五谷虫 90～250 克,然后放入瓮中,饿 1 周,使腹中物净,取出,将砂仁、胡黄连末塞入口,填腹中(塞药末时要戴手套,捏住蟾头,防喷浆伤人),用线扎住。另用黄泥湿和,每只分别封固,泥厚 1 指半,阴阳瓦煨煅,至泥赤裂便成,放土地上,出火气,候冷掰开,取蟾蜍药炭研细末,收入瓶中待用。用量视蟾蜍大小,每料分作 100～120

份。每日 1~2 份,每份用鲜鸡蛋 1 个,同药末打和,加少许食盐,干蒸发透食用。

【功效】 化积杀虫,健脾和胃。

【主治】 小儿疳积。

【来源】 南京中医学院丁光迪教授验方。

小儿健脾散

【组成】 党参 60 克,神曲 30 克,胡连 30 克,炒鸡内金 90 克,三棱 60 克,莪术 30 克,青皮 30 克,使君子 60 克,二丑 60 克,枳壳 60 克,川朴 30 克,青蒿 60 克,苍术 60 克,槟榔 60 克,炒麦芽 90 克,大黄 90 克,草果 60 克,灵脂 60 克。

【用法】 以上诸药共轧细面,每 300 克,兑冰片 1.5 克,每包重 0.6 克。1 岁内小儿可每次服半包,每日 2 次;3 岁内小儿每服 1 包,每日服 2 次;5 岁上下之小儿可每服 2 包,每日 2 次。

【功效】 化积杀虫,健脾和胃。

【主治】 小儿疳积,面黄身瘦,不思纳食,颈细腹大,喜食异物,兼有蛔虫。

【来源】 全国著名老中医赵心波教授验方。

肥儿粉

【组成】 焦山楂 120 克,大黄 90 克,焦槟榔 90 克,炮姜 21 克。

【用法】 上药共研成细面,过筛为散。3 岁以内每日 1~2 克,分 2 次服;3 岁以上量酌增。

【功效】 清热导下,温中化滞。

【主治】 肠胃积滞,伤食吐泻,饮食失调所引起的疳积。

【来源】 北京著名老中医祁振华主任医师验方。

疳积饼

【组成】 焦内金 15.6 克,焦黑芝麻 15.6 克。

【用法】 共研为细末,制成饼状。婴幼儿每次服 3 克,温开水送服。

【功效】 消积化疳。

【主治】 慢性消化不良及营养不良。

【来源】 天津市著名儿科专家何世英老中医验方。

龚氏疳积方

【组成】 鸡矢藤 30 克,鱼鳅串 30 克,侧耳根(鱼腥草)30 克,(白首乌)30 克,车前草 30 克。

【用法】 水煎服,每日 1 剂。

【功效】 健脾和胃,消食利水。

【主治】 小儿疳积。

【来源】 重庆市中医研究所著名老中医龚志贤验方。

小儿疳积重症方

【组成】 煅石燕、煅石决、煅牡蛎、使君子各 30 克,胡黄连、川厚朴、鸡内金各 15 克。

【用法】 研末,每日 6～12 克,猪肝蒸服。

【功效】 理脾杀虫,涵肝软坚。

【主治】 重症疳积,腹胀如鼓,青筋暴露,饮食不进,头发焦稀,甚至夜盲,或两目生翳(眼疳),或牙龈腐烂,穿腮脱齿(牙疳)。

【来源】 湖南著名老中医欧阳履钦验方。

惊 风

惊风即惊厥,民间称为抽风,临床以频繁抽痉伴有意识不清为特征。本症在任何季节,很多疾病中均可发生,一般以 1～5 岁婴幼儿为多见,年龄越小,发病率越高,为儿科危重急症之一。

临床上将病来急暴,实象毕具,属阳属热者,称为急惊风;病来缓慢,虚证明显,属阴属寒者,称为慢惊风。若慢惊风进一步发展,出现阳气衰败,纯阴无阳者,则谓之慢脾风,是慢惊风中的危重征候。

甲壬金散

【组成】 天竺黄 10 克,广橘红 10 克,银花 10 克,麻黄 6 克,桃仁 6 克,杏仁 10 克,栀子 10 克,川黄连 10 克,浙贝母 15 克,全蝎 10 克,羌、独活各 6 克,锦纹 30 克,赭石 10 克,朱砂 30 克。

【用法】 共研成极细面,每 30 克药面加羚羊角粉 2.4 克,犀角面 1.5 克,牛黄 5 克,麝香 2.4

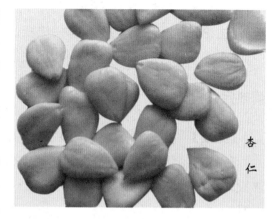

克,珍珠 1.8 克,琥珀 5 克,冰片 1 克,共研匀。幼儿每服 0.3 克,日 3 次。较大儿童酌加至每服 0.4～0.6 克。

【功效】 清热解毒,熄风镇惊,化痰止搐。

【主治】 小儿高热抽风,谵妄昏迷,咳嗽痰壅,鼻翼扇动气促,斑不透等。

【来源】 全国著名儿科专家赵心波教授验方。

赵氏慢惊风方

【组成】 人参 3 克,白术 6 克,肉桂 2.4 克,黄芪 10 克,阿胶 6 克,炙草 3 克,橘红 5 克,僵蚕 6 克,云苓 10 克,升麻 5 克。

【用法】 水煎服,每日 1 剂。

【功效】 扶正止搐,固气熄风。

【主治】 形体瘦弱,小抽无力,阴虚液亏,元阳欲脱的慢惊风。

【来源】 全国著名儿科专家赵心波教授验方。

清宫粉

【组成】 广郁金 30 克,黄芩 30 克,生栀子 30 克,黄连 30 克,寒水石 30 克,琥珀 1.5 克,玳瑁 30 克,朱砂 1.5 克,冰片 9 克。

【用法】 上药共研成极细面,过筛为散。1～5 岁每次服 0.6～1 克,每日 2 次。

【功效】 清热,凉血,镇惊。

【主治】 小儿热性病之高热、惊厥。

【来源】 北京中医医院著名老中医祁振华验方。

解热定痉丸

【组成】 僵蚕 10 克,炙全蝎 6 只,飞朱砂 5 克。

【用法】 共研成极细末,加青蒿虫(青蒿节间有小虫,须在秋分前后剥取)适量,捣和为丸,如绿豆大,每服 2～4 粒,日 2～3 次。待热退搐止后,停服。

【功效】 清热定痉。

【主治】 小儿高热、惊搐。

【来源】 江苏南通市中医院朱良春主任医师验方。

张氏惊风方

【组成】 冬桑叶、杭菊花、金银花、带心连翘、钩藤、玄参、淡竹叶、鲜石斛、竹茹、莲子心各 10 克,龙胆草 1.5 克,生石膏粉 15 克,鲜芦苇根 30 克。

【用法】 加水浓煎,代茶频服。

【功效】 祛风清热,平肝熄风。

【主治】 急惊风,症见小儿突然面红耳赤,目睛窜视,口眼㖞斜,肢体抽搐掣搦,痰哽喉中,气闭吐沫等。

【来源】 湖北中医学院著名老中医张梦侬验方。

镇惊汤

【组成】 钩藤 5 克,薄荷、蝉蜕各 1.5 克,僵蚕 3 克,芦苇根 9 克,地龙 3 克,天竺黄、茯神各 5 克,琥珀 1 克(1 岁小儿用量)。

【用法】 水煎服。

【功效】 清热熄风,镇惊安神。

【主治】 小儿惊风,症见惊战,抽搐,烦躁,睡眠不宁。

【来源】 河南安阳市中医院著名老中医孙一民主任医师验方。

夜　啼

夜啼指小儿白天安静,入夜则啼,甚至通宵达旦者。多见于1岁以内的乳婴儿,常以脾寒、心热、惊骇等为发病原因。本病应与其他疾病引起身体不适而夜啼,或护理不当引起的夜啼相鉴别。

钩藤饮

【组成】 钩藤10克,蝉蜕、木香、槟榔各3克,乌药6克,益元散10克。

【用法】 水煎服,每日1剂。

【功效】 清热平肝,调理胃肠,通利关窍。

【主治】 小儿夜啼,入睡惊闹,日间倦乏,食欲不佳,指纹淡紫,舌质红,苔白。

【来源】 北京儿童医院儿科专家王鹏飞教授验方。

赵氏夜啼方

【组成】 朱寸冬10克,炒枣仁6克,木通6克,滑石10克,莲子心3克,知母5克,焦麦芽6克,神曲6克。

【用法】 水煎服,每日1剂。

【功效】 清心泻热,安神益智。

【主治】 小儿夜啼。

【来源】 全国著名儿科专家赵心波教授验方。

牛军散

【组成】 牵牛、川军各等分。

【用法】 共研为细末。6个月以下,每次0.09克;6个月~1岁,每次0.15克;1~3岁,每次0.3克;3~6岁,每次0.45~0.75克;6~12岁,每次

0.9～1.5克。均日服3次。

【功效】 清热消导。

【主治】 实热型夜啼,症见面赤唇红,眼多眵,手足发热,大便臭秽,腹胀拒按,小便黄赤而短,夜啼声洪大。指纹紫暗,舌红,苔厚腻或燥(色白或黄)。

【来源】 全国著名儿科专家赵心波教授验方。

痫 症

痫是一种发作性神志异常的疾病,亦称羊痫风。临床上以突然仆倒,昏不知人,两眼发直,口吐涎沫,四肢颤动,或抽搐,或作猪羊叫声,片刻即醒,醒后一如常人为特征。本病平素可无异常状态,但时发时止。幼年发病,往往遗患终身。大致相当于西医的癫痫病。

熄风活血汤

【组成】 钩藤5克,法半夏3克,全蝎1.5克,南红花5克,桃仁3克,天麻6克,僵蚕6克,生侧柏10克,珍珠母10克,煅牡蛎10克,远志6克。

【用法】 水煎服,每日1剂。

【功效】 熄风止搐,疏络活血。

【主治】 癫痫小发作,症见短暂的意识障碍,目呆直视或头向前倾。

【来源】 全国著名中医儿科专家赵心波教授验方。

加减千金龙胆汤

【组成】 龙胆草9克,钩藤6克,天麻6克,柴胡6克,黄芩6克,赤芍6克,胆南星6克,远志6克,地龙6克,甘草3克。

【用法】 水煎服,每日1剂。

【功效】 清肝泻热,祛痰定搐。

【主治】 癫痫发作,症见突然昏倒,面色发红,手足抽搐,口吐涎沫,片刻即醒,一如常人,平时眠食正常,二便无异,脉象平和,舌苔正常。

【来源】 全国著名中医儿科专家王伯岳验方。

定痫豁痰汤

【组成】 明天麻、钩藤、制天虫（僵蚕）、地龙、陈胆南星、当归、白芍、陈皮、茯苓、郁金各适量。

【用法】 水煎服,每日 1 剂。

【功效】 清肝泻热。

【主治】 小儿癫痫。

【来源】 浙江著名中医儿科专家詹起荪教授验方。

治痫宝丹

【组成】 白花蛇头（其他蛇头亦可）3 具,玳瑁 20 克,郁金 25 克,天竺黄 30 克,天麻 15 克,沉香 10 克,胆南星 15 克,白芍 5 克,清半夏 10 克,全蝎 10 克,蜈蚣 5 条,僵蚕 15 克,牛黄 0.15 克,麝香 0.3 克,琥珀 5 克,西红花 5 克,动物脑（以猴、羊脑为优,牛、马、猪脑多不用）1 具。

【用法】 上药焙干,共研为细末。成人每服 10 克,1 日 2 次,白天水送下,儿童药量酌减。

【功效】 疏络活血。

【主治】 癫痫。

【来源】 长春中医学院著名老中医任继学教授验方。

导滞定痫汤

【组成】 酒大黄 3 克,川朴 6 克,槟榔 10 克,莱菔子 6 克,广木香 3 克,麦芽 10 克,苍术 3 克,六神曲 10 克,陈皮 6 克,僵蚕 10 克,地龙 6 克,草河车 6 克,胆南星 3 克。

【用法】 水煎服,每日 1 剂。

【功效】 清热导滞,化痰定痫。

【主治】 小儿癫痫食痫型（腹痛性癫痫）。

【来源】 北京中医院儿科著名老中医袁述章验方。

抗痫灵

【组成】 天竺黄9克,胆南星9克,僵蚕9克,白附子4.7克,全虫3克,钩藤9克,白矾1.6克,郁金4.7克,青礞石9克,煅磁石31克,朱砂1.6克,半夏9克,菊花9克,盔沉香1.6克,龙胆草3克,竹沥15.6克,神曲15.6克,紫石英18.8克,牛黄0.6克,羚羊角粉0.6克。

【用法】 共研为细末,炼蜜为丸,每丸1.6克重。1日总量:周岁以内,1～2丸;1～2岁,2～4丸;3～6岁,4～6丸;7～10岁,6～9丸;11～14岁,9～12丸。分2～3次服。

【功效】 清热化痰,平肝熄风。

【主治】 癫痫。坚持服用半年以上可控制癫痫发作。

【来源】 天津市儿童医院著名老中医何世英验方。

乳鼠散

【组成】 乳鼠(乘活焙干)60个,朱砂4.5克,琥珀9克。

【用法】 小儿惊痫。

【功效】 共研成细末,每服1.5克(成人服3克),开水送服,每日3次。

【主治】 小儿惊痫。

【来源】 甘肃著名老中医席染丞验方。

遗　尿

遗尿又称"尿床",是指3周岁以上的小儿,睡眠中小便自遗,醒后方觉的一种病症。其发生主要与肾和膀胱有直接关系,多由于肾气不足,下元虚寒,或病后体质虚弱,脾肺气虚或不良习惯所致。

遗尿方

【组成】 益智仁6克,茯神6克,女贞子6克,覆盆子6克,金樱子6克,菟丝子9克,生龙骨9克,生牡蛎9克,莲须3克,桑螵蛸6克,五味子3克,白果 6 克。

【用法】 水煎服，每日 1 剂。

【功效】 养脑固肾，收涩止遗。

【主治】 遗尿。睡眠中不自觉排尿者。

【来源】 河南著名老中医孙一民主任医师验方。

脾虚遗尿方

【组成】 小麦 60 克，甘草 12 克，大枣 12 克，花粉 12 克，瞿麦 18 克。

【用法】 水煎服，每日 1 剂。

【主治】 脾虚遗尿。症状：口渴思饮，贪饮不拘冷热，务以满足暂时为快，每进食亦必饮水，食欲不佳，形体瘦弱，小腹微胀，尿次较多，白天解 10 余次，夜间 3～5 次，每次量少不畅，要解即解，稍慢即尿于床上。

【功效】 补中益气，健脾除湿。

【来源】 四川著名老中医龚志贤研究员验方。

赵氏遗尿验方

【组成】 仙茅 6 克，淫羊藿 6 克，巴戟天 4.5 克，桑螵蛸 4.5 克，金樱子 6 克，党参 9 克，黄芪 9 克，白术 6 克，益智仁 3 克，石菖蒲 3 克。

【用法】 水煎服，隔日 1 剂。

【功效】 补肾固摄，培中健脾，醒神开窍。

【主治】 小儿遗尿。

【来源】 河南著名老中医赵清理教授验方。

麻黄止遗汤

【组成】 麻黄、钩藤、益智仁、桑螵蛸各 10 克（6 岁以下用量酌减）。

【用法】 于睡前 1 小时煎服，并在睡后每隔 1～2 小时唤醒患儿 1 次，连服 1 周为 1 个疗程。

【主治】 小儿遗尿症。

【来源】 武汉市著名中医杜献琛验方。

遗尿粉

【组成】 覆盆子、金樱子、菟丝子、五味子、仙茅、山茱萸肉、补骨脂、桑螵蛸各 60 克,丁香、肉桂各 30 克。

【用法】 共研成细末装瓶,取遗尿粉约 1 克,倒满患者肚脐眼,滴 1～2 滴酒精或高粱酒后,再贴上暖脐膏药(中药房有出售)。暖脐膏药烘时不可太热,防止烫伤皮肤;或用薄层棉花或纱布 1 层覆盖,外加塑料膜贴上胶布条亦可。每 3 日换 1 次。

【主治】 遗尿症。

【来源】 上海著名中医朱长生验方。

徐氏遗尿方

【组成】 补骨脂 10 克,金樱子 10 克,防风 10 克,藁本 10 克,浮萍 10 克,石菖蒲 10 克,甘草 5 克。

【用法】 水煎服,每日 1 剂,7 剂为一诊,四诊为 1 个疗程。

【功效】 温肾固摄,宣肺开窍。

【主治】 小儿遗尿。

【来源】 上海中医学院附属医院著名老中医徐小洲验方。

蛔虫病

蛔虫病是小儿常见的一种肠道寄生虫病。临床以食欲异常,脐周疼痛,时作时止,大便下虫或大便检查有虫卵等为特征。由于成虫寄生在肠内,扰乱气机,劫取营养,耗伤气血,分泌毒素,妨碍正常消化与吸收,对患儿健康和生长发育影响较大。尤其是蛔虫的并发症较多,如肠梗阻、肠穿孔、胆道蛔虫等,常可危及生命,因此必须积极防虫。

驱蛔连梅汤

【组成】 川黄连 3 克(或胡黄连 6 克),乌梅 6 克,榧子 6 克,雷丸 6 克,芜荑 6 克,青皮 6 克,槟榔 9 克,使君子 9 克,川楝子 6 克,熟大黄 3 克,花椒 6 克。

【用法】 每日 1 剂,水煎 2 次,分 2 次早、晚空腹时服,连服 2～3 剂。

【主治】 蛔虫症。适用于一般体质较强小儿。

【来源】 全国著名儿科专家王伯岳研究员验方。

理中安蛔汤

【组成】 党参 9 克,炒白术 9 克,干姜 6 克,乌梅 6 克,花椒 6 克,青、陈皮各 6 克,焦三仙各 6 克,茯苓 9 克,炙甘草 3 克。

【用法】 每日 1 剂,水煎 2 次,分 2 次早、晚分服,连服 3 剂。

【主治】 蛔虫症。适用于体质较弱小儿。

【来源】 全国著名儿科专家王伯岳研究员验方。

马氏驱蛔方

【组成】 炒使君子肉 6 克,花槟榔 6 克,乌梅 2 枚,苦楝根皮 9 克,贯众 6 克,甘草 3 克(5～8 岁量)。

【用法】 每剂煎 2 遍,混合煎汁 50～80 毫升,于晚间睡前或晨起空腹顿服,连服 2 天。

【功效】 驱肠道蛔虫。

【主治】 蛔虫积聚肠内,腹痛绕脐阵作,面黄鼻痒,磨牙等。

【来源】 浙江中医学院儿科专家马莲湘教授验方。

驱蛔汤

【组成】 使君子(炒香)6 克,炒榧子 9 克,乌梅 3 克,鹤虱、胡黄连各 6 克,槟榔 9 克,香附、厚朴各 6 克,甘草 3 克。

【用法】 水煎服,每日 1 剂(上方为 5 岁左右儿童用量)。

【功效】 驱虫,理气解痉止痛。

【主治】 肠蛔虫症。

【来源】 河南著名老中医孙一民主任医师验方。

加减三仁汤

【组成】 杏仁 6 克,薏苡仁 15 克,冬瓜仁 9 克,滑石 9 克,京半夏 6 克,厚朴 9 克,砂仁 6 克,黄连 3 克,乌梅 2 枚,雷丸 12 克,川椒 2 克,甘草 6 克。

【用法】 水煎 2 次,取头汁,分 5 次 1 日服完。

【功效】 清热利湿,安蛔止痛,降逆止呕。

【主治】 小儿蛔虫病。

【来源】 云南中医学院著名中医杨卫平验方。

蛲虫病

蛲虫病是小儿常见的一种肠道寄生虫病。临床以夜间肛门、会阴部奇痒为特征。本病是感染蛲虫卵所致,多经污手感染或互相传染,易在集体机构中流行,应注意预防。

百部汤

【组成】 百部 9 克,槟榔 9 克,使君子 9 克,青皮 6 克,苍术 6 克,黄柏 6 克,甘草 3 克。

【用法】 每日 1 剂,水煎 2 次,分 2 次早、晚空腹时服,连服 3 剂。

【功效】 止痒、破滞、杀虫。

【主治】 蛲虫症。

【来源】 全国著名儿科专家王伯岳研究员验方。

王氏外洗方

【组成】 鹤虱 15 克,苦参 15 克,百部 15 克,花椒 6 克。

【用法】 水煎,临睡前洗肛门、前阴局部,连洗 3 天。

【功效】 止痒、破滞、杀虫。

【主治】 小儿蛲虫症。

【来源】 全国著名儿科专家王伯岳研究员验方。

皮肤科及其他疾病

荨麻疹

荨麻疹是一种常见的过敏性皮肤病,其临床表现为局限性风疹块样损害,骤然发生并迅速消退,愈后不留任何痕迹,有剧烈瘙痒及烧灼感。与祖国传统医学中的风疹相类似。

清风清热饮

【组成】 荆芥、防风、浮萍、当归、赤芍、大青叶、黄芩各9克,蝉蜕6克。

【用法】 水煎服,每日1剂,分2次服。

【功效】 清热消风。

【主治】 急性荨麻疹。

【来源】 全国著名中医皮肤科专家朱仁康验方。

多皮饮

【组成】 地骨皮、五加皮、大腹皮、丹皮、川土槿皮各9克,桑白皮、白鲜皮、赤苓皮、冬瓜皮、扁豆皮各15克,干姜皮6克。

【用法】 水煎服,每日1剂,分2次服。

【功效】 健脾除湿,疏风活血。

【主治】 亚急性、慢性荨麻疹。

【来源】 全国著名中医皮肤病专家赵炳南教授验方。

止痒永安汤

【组成】 荆芥、防风、桂枝、羌活、当归、赤芍、桃仁、红花各9克,麻黄、白芷、蝉蜕各 6 克。

　　【用法】　水煎服,每日 1 剂,分 2 次服。

　　【功效】　祛风散寒,活血和营。

　　【主治】　冷性荨麻疹。

　　【来源】　全国著名中医皮肤病专家朱仁康验方。

李氏止痒方

　　【组成】　苦参 3 克,荆芥、防风、苍耳子、刺藜蒺各 9 克,苍术、赤苓、茯苓、胡麻各 15 克,蝉蜕、生姜皮各 6 克,炒山栀 3 克。

　　【用法】　水煎,每日 1 剂,分 2 次服。

　　【主治】　顽固性荨麻疹。

　　【来源】　云南著名老中医李继昌验方。

治风疹方

　　【组成】　丹参 24 克,当归 9 克,生地黄、元参、赤芍、茵陈各 10 克,防风、荆芥穗各 6 克,麻黄 5 克,泽泻、连翘、益母草各 12 克,土茯苓 20 克。

　　【用法】　水煎,每日 1 剂,分 2 次服。

　　【功效】　凉血解毒,祛风胜湿。

　　【主治】　因湿热引起的风疹。

　　【来源】　全国著名老中医、重庆市中医研究所所长、龚志贤研究员验方。

祛风止痒和胃汤

　　【组成】　地肤子 30 克,净蝉蜕、草红花各 12 克,皂角刺、槟榔、独活各 7 克,荆芥、防风、全虫、炒枳实、川厚朴各 9 克,白鲜皮 14 克。

　　【用法】　水煎服,每日 1 剂。

　　【功效】　祛风止痒,和胃。

　　【主治】　荨麻疹。

　　【来源】　河南著名老中医刘学勤主任医师验方。

四物消疹汤

【组成】 当归尾 20 克,川芎 6 克,赤芍 10 克,白鲜皮、地肤子、蛇床子、苦参各 12 克。

【用法】 水煎,每日 1 剂,分 2 次温服。

【功效】 补血润燥,祛风燥湿止痒。

【主治】 荨麻疹。

【来源】 山西省中医研究所著名老中医张子琳教授验方。

百部酒

【组成】 百部 300 克,75％酒精 600 毫升。

【用法】 将百部碾碎置酒精中,浸泡 7 昼夜,过滤去渣备用。治疗时用棉棒毛刷蘸涂。

【功效】 解毒杀虫,疏风止痒。

【主治】 荨麻疹,神经性皮炎等瘙痒皮肤病。

【来源】 全国著名中医皮肤病专家赵炳南教授验方。

湿　疹

湿疹是一种常见的过敏性皮肤病,其特征为皮疹具有多形性,易于渗出,自觉瘙痒,常对称分布和反复发作。此病与祖国医学记载的奶疮、施耳疮、绣球风、四弯风类似。

健脾除湿汤

【组成】 生薏米、生扁豆、山药各 15～30 克,芡实、枳壳、萆薢、黄柏、白术、云苓、大豆黄卷各 9～15 克。

【用法】 水煎服,每日 1 剂,分 2 次服。

【功效】 健脾除湿利水。

【主治】 慢性湿疹、湿臁疮,慢性足癣渗出较多者。

【来源】 全国著名中医专家、中医皮肤科专家赵炳南教授验方。

滋阴除湿汤

【组成】 生地黄 30 克,元参、当归各 12 克,丹参 15 克,茯苓、泽泻、白鲜皮、蛇床子各 9 克。

【用法】 水煎服,每日 1 剂,分 2 次服。

【功效】 滋阴养血,除湿止痒。

【主治】 原发性湿疹,阴囊湿疹,天疱疮等。

【来源】 全国著名中医皮肤科专家朱仁康验方。

湿毒膏

【组成】 青黛 150 克,黄柏末 310 克,煅石膏末 310 克,炉甘石末 180 克,五倍子末 90 克。

【用法】 先将青黛和黄柏研细,后加入 3 种药研和,再加入凡士林,调成 30% 油膏。用时涂敷皮损上,每日 1～2 次。

【功效】 收湿止痒。

【主治】 慢性湿疹,皲裂性湿疹。

【来源】 全国著名中医皮肤科专家朱仁康验方。

湿疹外洗方

【组成】 苦参 60 克,蛇床子、百部、益母草各 30 克。

【用法】 水煎外洗,每剂可煎 2～3 次。

【功效】 清热解毒,除湿杀虫。

【主治】 湿疹。

【来源】 重庆市中医研究所所长龚志贤验方。

理脾除湿汤

【组成】 南北沙参、绿豆衣、冬瓜仁、银花各 15 克,苍术、云苓、薏苡仁、黑豆各 12 克,莲心、石斛、雷丸、陈皮、鸡内金各 10 克,生军 2.4 克。

【用法】 水煎,每日 1 剂,分 2 次服。同时配合外洗方(苍耳子、蛇床子、蒲公英、玄明粉各 20 克,苍术 12 克,黄柏 15 克,黄连 6 克),每日 1 剂,洗浴 2 次。

【功效】 调理肺脾,清热利湿解毒。

【主治】 慢性湿疹。

【来源】 武汉市职工医学院万文熙副主任医师验方。

银屑病

银屑病又称牛皮癣,是一种常见的红斑鳞屑性皮肤病。该病经过缓慢,具有复发倾向。临床具有皮损边界清楚,搔刮后有白色干燥的鳞屑层层脱落,最后一层与基底面附着较紧,呈光滑的薄膜,刮下薄膜为细小出血点的特点。

李氏治癣方

【组成】 土茯苓、薏苡仁、胡麻仁各 15 克,苦参、炒山栀、生甘草、苍术各 6 克,白鲜皮、川楝根、皮槿子各 9 克,威灵仙 12 克,川连 3 克。

【用法】 水煎服,每日 1 剂,分 2 次服。

【功效】 清热解毒,健脾燥湿。

【主治】 银屑病各期。

【来源】 著名老中医李继昌验方。

解毒除湿散

【组成】 细辛、马钱子(生用不去毛)、生草乌、硫黄各 3 克,雄黄、生白矾各 6 克,冰片 3 克。

【用法】 上药共研成细末,用酒精 100 毫升浸泡 1 周,用棉签蘸药汁外搽患处,每日 1～2 次,以愈为度。

【功效】 解毒杀虫除湿。

【主治】 各种银屑病,顽癣久治不愈之证。

【来源】 重庆市中医研究所所长龚志贤验方。

段氏验方

【组成】 斑蝥 0.2 克,皂角刺、车前草各 5 克。

【用法】 上药共研成细粉,与醋相调擦患部。

【功效】 解毒杀虫除湿。

【主治】 银屑病。

【来源】 上海著名中医段洪先验方。

周氏克银方

【组成】 防风、甘草各 10 克,威灵仙、苦参、草河车、丹皮各 15 克,白茅根 60 克,白鲜皮、地肤子各 20 克,土茯苓、忍冬藤各 30 克。

【用法】 水煎服,每日 1 剂,早、晚各 1 次。

【功效】 解毒杀虫除湿。

【主治】 风盛血热型银屑病。

【来源】 大连市第三人民医院主任周鸣歧验方。

银花虎杖汤

【组成】 银花、虎杖、丹参、鸡血藤各 15 克,生地黄、归尾、紫芍、槐花各 12 克,大青叶 9 克。

【用法】 水煎服,每日 1 剂。

【功效】 解毒杀虫除湿。

【主治】 进行期银屑病。

【来源】 武汉市著名老中医徐宜厚验方。

斑 秃

　　斑秃又名圆形脱发,系突然发生于头部的无炎症的局限性脱发,与祖国传统医学的鬼舐头、油风类似。临床特点为头发呈斑片状脱落,脱发区为圆形、椭圆形或不规则形,表面光滑,无炎症,有自愈倾向。

苣胜子方

【组成】 苣胜子、黑芝麻、桑椹、川芎、酒当归、甘草各 9 克,菟丝子、首乌、白芍各 12 克,炒白术 15 克,木瓜 6 克。

【用法】 水煎服,每日 1 剂,分 2 次服。

【功效】 养阴补血,乌须生发。

【主治】 斑秃、脱发。

【来源】 全国著名中医皮肤病专家赵炳南教授验方。

芝麻二至丸

【组成】 黑芝麻 30 克,女贞子、墨旱莲、侧柏叶、枸杞子各 10 克,生、熟地黄各 15 克,黄精 20 克。

【用法】 水煎服,每日 1 剂,分 2 次服。

【功效】 滋补肝肾。

【主治】 斑秃。

【来源】 全国著名中医专家董建华教授验方。

愈秃生发酊

【组成】 鲜侧柏叶 30 克,干红辣椒 10 克,75％酒精 100 毫升。

【用法】 将上药研碎放入酒精中浸泡 1 周后方可使用。用棉球蘸药液少许在脱发处擦拭,每日 3～4 次。

【主治】 斑秃。

【来源】 著名中医陈树森验方。

生发 2 号方

【组成】 干地黄、山药、枸杞子、女贞子、桑椹各 60 克,神曲 30 克。

【用法】 上药研成细末。炼蜜为丸,每丸重 9 克,每日早、晚各服 1 丸,开水送服。

【功效】 滋肝益肾、凉血消风。

【主治】 斑秃。

【来源】 全国著名中医皮肤科专家朱仁康验方。

足 癣

足癣是极常见的皮肤病,俗称"脚气",是由真菌侵入足部表皮所引起。通常发生在两侧足底及趾间。临床有人将此分为三型:汗泡型、擦烂型、鳞屑角化型。与祖国医学的"臭田螺""田螺皮包"相似。

足癣浸泡方

【组成】 王不留行 30 克,明矾 9 克。

【用法】 每天用药 1 份,煎水半盆,趁半温时将手或脚泡入,约 15 分钟,每日 2 次,再泡时加温。

【功效】 收敛止汗,灭菌止痒。

【主治】 手足癣、手足多汗症。

【来源】 全国著名中医皮肤科专家朱仁康验方。

羊蹄根散

【组成】 羊蹄根(土大黄)200 克,枯矾 50 克。

【用法】 直接外撒或用植物油调上。

【功效】 杀虫收敛止痒。

【主治】 趾间足癣、体癣、股癣、汗泡足癣。

【来源】 全国著名老中医皮肤科专家赵炳南教授验方。

龚氏单方

【组成】 马兜铃藤 30 克,金果榄 30 克,樟脑 9 克。

【用法】 上药共研成细末,用白酒 500 毫升浸泡。用药汁擦患处。

【功效】 清热解毒,消肿止痛。

【主治】 湿脚气,湿疹。

【来源】 全国著名老中医龚志贤验方。

足癣良方

【组成】 大枫子仁、明矾、红花、荆芥、皂角、防风各 15 克。

【用法】 上药加醋 1000 毫升,浸泡 3 天,滤去药渣备用。同时洗净患处揩干,浸入药醋中泡半小时,每日泡 1 次。

【功效】 清热解毒,消肿止痛。

【主治】 足癣、手癣、甲癣。

【来源】 重庆著名中医贾河先验方。

除癣方

【组成】 丁香、肉桂各 15 克,花椒、苦参、牙皂、大枫子各 30 克,藿香、川楝子各 60 克。

【用法】 以上各药杵碎,以陈醋浸泡 1 周后,于每晚微火温热浸泡患处达半小时许。

【主治】 各种癣疾(足癣)。

【来源】 上海著名老中医李古松验方。

脚气粉

【组成】 六一散 9 克,枯矾 3 克。

【用法】 上药研成细末,渗脚隙内。

【功效】 收湿止痒。

【主治】 脚气渗水,糜烂发痒。

【来源】 全国著名中医皮肤科专家朱仁康验方。

皮肤瘙痒症

皮肤瘙痒症是一种自觉瘙痒而无原发损害的皮肤病,由于不断搔抓,常有抓痕,血痂,色素沉解及苔藓样变化等继发损害。与祖国医学的痒风、痦瘤相类似。

祛妇止痒汤

【组成】 蝉蜕、徐长卿、生地黄各 15 克,红枣 10 枚。

【用法】 每日 1 剂,煎 2 次和匀,分 2～3 次服用。

【功效】 疏风止痒。

【主治】 老年性皮肤瘙痒症,入夜尤甚,皮肤干燥脱屑等。

【来源】 著名中医陈树森验方。

止痒熄风方

【组成】 生地黄 30 克,元参、当归、丹参、煅龙牡各 9 克,炙甘草 6 克。

【用法】 水煎服,每日 1 剂。

【功效】 养血润燥,熄风止痒。

【主治】 皮肤瘙痒症,阴囊瘙痒症,女阴瘙痒症等。

【来源】 全国著名中医皮肤科专家朱仁康验方。

百部洗方

【组成】 百部、苦参各 120 克,蛇床子 60 克,雄黄 15 克,狼毒 75 克。

【用法】 上药共碾成粗末,装纱布袋内,加水 3 升,煮沸 30 分钟。治疗时用软毛巾擦洗,或擦洗后再加热水浸浴。

【功效】 疏风止痒,祛湿杀虫。

【主治】 皮肤瘙痒症,神经性皮炎,阴囊湿疹,荨麻疹等。

【来源】 全国著名中医皮肤科专家赵炳南教授验方。

润肤止痒液

【组成】 生甘草、蛇床子各 30 克。

【用法】 水煎 2 次和匀,去渣浓缩成 200 毫升,装瓶备用。治疗时涂局部,每日 2～3 次。

【功效】 疏风止痒,祛湿杀虫。

【主治】 老年性皮肤瘙痒症。

【来源】 解放军军医进修学院教授陈树森验方。

带状疱疹

带状疱疹是由病毒感染所引起的一种急性疱疹性皮肤病。可发生于任何部位,多见于腰部,常沿一定的神经部位分布,多发于单侧、局部皮肤知觉过敏,灼热,针刺样疼痛,以后皮肤出现红斑,水疱,簇集成群,互不融合排列成带状。与祖国医学的缠腰火丹、蛇串疮、蜘蛛疮等相类似。

利湿清热方

【组成】 生地黄 30 克,黄芩、赤苓、泽泻、车前子、六一散各 9 克,木通 4.5 克。

【功效】 利湿清热。

【主治】 带状疱疹,急性湿疹,下肢丹毒。

【来源】 全国著名中医皮肤科专家朱仁康验方。

雄黄散

【组成】 雄黄 500 克,如意金黄膏 150 克,蟾酥 6 克,生白矾 450 克,冰片 6 克,凡士林 6 克。

【用法】 各药研成细末,调匀成膏,外敷患处。

【功效】 消肿止痛。

【主治】 带状疱疹。

【来源】 全国著名中医皮肤科专家赵炳南教授验方。

吴氏验方

【组成】 竹竿梢 5 个(每个约 10 厘米长),冰片 1 克。

【用法】 先把竹竿梢焙成炭,研成细末,再兑入冰片研匀,用麻油调涂患处,1 日 2 次。

【主治】 带状疱疹。

【来源】 著名中医吴少怀验方。

健脾除湿汤

【组成】 苍术、炒白术、厚朴、陈皮、茯苓、猪苓、泽泻、六一散、桂枝各9克。

【功效】 健脾除湿。

【主治】 带状疱疹，泛发湿疹，天疱疮等。

【来源】 全国著名中医皮肤科专家朱仁康验方。

白癜风

白癜风是因皮肤色素脱失而发生的局限性白色斑片。与祖国医学文献中记载的白癜或白驳风相似。

消风饮

【组成】 鲜桑白皮1.5千克，桑椹500克，何首乌2.5千克，生地黄250克，白蒺藜250克，补骨脂250克，益母草500克，元参250克。

【用法】 上药用水煎后，去渣浓缩成1000毫升，加入蜂蜜500毫升，收成1200毫升，1日3次，每次20～30毫升。

【主治】 白癜风。

【来源】 湖北省中医药研究所钱远铭教授验方。

活血祛风汤

【组成】 首乌、桑椹各30克，白蒺藜18克，姜虫、赤芍、川芎各12克，三棱、莪术、防风各15克。

【用法】 水煎服，每日1剂，分2次服。

【功效】 活血祛风，调和气血。

【主治】 白癜风。

【来源】 全国著名中医专家邓铁涛验方。

补骨脂酊

【组成】 补骨脂 300 克,75％酒精溶液 600 毫升。

【用法】 将补骨脂碾碎置酒精中,浸泡 7 昼夜,过滤去渣备用。治疗时用棉球蘸药涂患处,并摩擦 5～15 分钟。

【功效】 调和气血,活血通络。

【主治】 白癜风,疣症。

【来源】 全国著名中医皮肤科专家赵炳南教授验方。

白斑酊

【组成】 白矾、白倍、制附子、补骨脂各适量。

【用法】 以 95％酒精浸泡以上诸药制备。同时涂搽患处。

【主治】 白癜风。

【来源】 著名中医学家邓铁涛验方。

固表祛风汤

【组成】 生黄芪 20 克,党参、煅自然铜、当归各 12 克,桂枝、川芎各 4.5 克,白蒺藜、防风各 15 克,白术、制香附各 9 克。

【用法】 水煎服,每日 1 剂,分 2 次温服。

【功效】 益气固表、祛风。

【主治】 卫阳不固,风郁客表之白癜风。

【来源】 上海顾伯华教授验方。

黄褐斑

黄褐斑俗称肝斑、妊娠斑,一般多发生在面部,故又称面部色斑。本病呈对称性淡褐色至深褐色斑,形状及大小不定,无自觉症状,边境明显。与祖国传统医学的面尘、黧黑斑、黧黑相似。

消斑美容汤

【组成】 当归、川芎、赤芍、白芷、紫草各 10 克,生地黄、熟地黄、女贞子各 15 克。

【用法】 每日 1 剂,煎 2 次和匀,早、晚分服,连服 1～2 个月。

【功效】 养血活血,凉血消斑。

【主治】 妇女面部黄褐斑。

【来源】 解放军军医进修学校陈树森教授验方。

紫草洗方

【组成】 紫草 30 克,茜草 15 克,白芷 15 克,赤芍、苏木、南红花、厚朴、丝瓜络、木通各 15 克。

【用法】 上药加水 400～500 毫升,煮沸 15～20 分钟。塌洗湿敷。

【功效】 行气活血,化瘀消斑。

【主治】 肝斑(黧黑),中毒性黑皮病及面部继发性色素沉着。

【来源】 全国著名中医皮肤科专家赵炳南教授验方。

祛斑汤

【组成】 当归、生地黄、赤芍、白芍、丹皮、泽泻、郁金、陈皮、香附各 9 克,川芎、白芷各 6 克,丹参 24 克,坤草 12 克。

【用法】 水煎服,日 1 剂。

【功效】 活血理气。

【主治】 产后面部色素沉着不退。

【来源】 河南著名老中医朱相臣验方。

祛斑膏

【组成】 大枫子仁、杏仁、核桃仁、樟脑各 30 克。

【用法】 先将 3 仁同捣极细末。再加樟脑一同研细如泥,如太干加麻油少许调匀即成。每日揉擦 1 次(先涂小片,观察有无过敏反应)。

【功效】　润肌消斑。

【主治】　黄褐斑,粉刺,酒糟鼻。

【来源】　全国著名中医皮肤科专家朱仁康验方。

疣

疣是一种较常见的病毒性赘生物,多见于青少年,好发于颜面、手背。相当于祖国医学的疣目、枯筋箭、疣疮、瘊子。皮疹散在,皮损与正常肤色相同或略呈黄褐色,表面粗糙不平,一般无自觉症状,有时可自愈。

紫色疽疮膏

【组成】　琥珀粉、乳香粉、血竭各9克,冰片、珍珠粉各0.9克,蜂蜡30克,麻油120毫升。

【用法】　锅内盛油在火上,开后离火,将前3种药粉入油内溶匀,再入蜂蜡,使其完全溶化,将冷却时兑入冰片、珍珠面搅匀成膏。同时贴敷患处。

【功效】　化腐生肌,煨脓长肉。

【主治】　扁平疣、鼠疮(淋巴结核)、臁疮、顽疮等。

【来源】　全国著名中医皮肤科专家赵炳南教授验方。

加味消毒饮

【组成】　蒲公英、板蓝根、岗梅根各30克,金银花、元参、生地黄各18克,甘菊15克,丹皮、白芍12克,黄芩10克,红条紫草20克。

【用法】　水煎服,每隔天1剂。

【功效】　清热解毒,凉血散结。

【主治】　扁平疣、寻常疣。

【来源】　全国著名中医专家,广州中医学院教授邓铁涛验方。

蛇床子洗剂

【组成】　蛇床子、地肤子、白鲜皮、明矾各60克。

【用法】 上药加水浓煎,趁热擦洗患处,每次擦洗 30 分钟,每日 2～3 次,连用 10 日,1 剂药可用 6 次,愈后不留痕迹。

【主治】 寻常疣。

【来源】 四川名医贾河先验方。

去疣方

【组成】 马齿苋 60 克,蜂房 9 克,生薏苡仁 30 克,紫草 15 克。

【用法】 每日水煎服 1 剂,7 剂为 1 个疗程,至多 2 个疗程观察。

【功效】 解毒去疣。

【主治】 扁平疣、寻常疣、传染性软疣。

【来源】 全国著名中医皮肤科专家朱仁康验方。

神经性皮炎

神经性皮炎是一种皮肤神经功能障碍性皮肤病。皮损呈苔藓样变,不倾向湿润化和阵发性剧痒是本病的特点,分局限性和播散性两种。与祖国传统医学的牛皮癣、摄领疮相类似。

皮炎灵

【组成】 五虎丹 10 克,樟脑、柳酸各 15 克。

【用法】 上药以乳钵充分研至无明显粗颗粒为度,分装 95％酒精溶液 500 毫升中密封备用。用时以棉签蘸药搽皮损,每日搽 1～2 次。

【功效】 祛湿滞、疏导经脉。

【主治】 神经性皮炎。

【来源】 湖南中医学院第二附属医院肖梓荣教授验方。

风癣汤

【组成】 生地黄 30 克,元参 12 克,丹参 15 克,当归、白芍、茜草、红花、黄芩、苦参、苍耳子、白鲜皮、地肤子、生甘草各 9 克。

【用法】 水煎服。

【功效】 养血和营,消风止痒。

【主治】 泛发性神经性皮炎,皮肤瘙痒症。

【来源】 全国著名中医皮肤科专家朱仁康验方。

斑蝥醋浸剂

【组成】 全虫 16 个,斑蝥 12 个,皮硝 12 克,乌梅肉 30 克,米醋 500 毫升。

【用法】 将上药入醋中,浸泡 7 昼夜,过滤备用。用时涂患处。

【功效】 杀虫止痒。

【主治】 神经性皮炎,皮肤瘙痒症。

【来源】 全国著名中医皮肤科专家赵炳南验方。

皮癣膏

【组成】 黄柏、白芷各 25 克,煅石膏、蛤粉、五倍子各 30 克,硫黄、雄黄、铜绿、章丹各 15 克,枯矾、胆矾各 6 克。

【用法】 上药取净末,研和极匀,加凡士林 500 克,调和成膏。外擦患处,每日 1～2 次。

【功效】 润肌止痒。

【主治】 神经性皮炎、脂溢性皮炎。

【来源】 全国著名中医皮肤科专家朱仁康验方。

毛囊炎

毛囊炎为化脓性球菌侵入毛囊所致的毛囊或毛囊周围的炎症,多发生于后枕部、臀部。与祖国医学的发际疮、坐板疮相似。

消炎方

【组成】 黄连 6 克,黄芩、丹皮、赤芍、蚤休、银花、连翘各 9 克,生甘草

6 克。

【用法】 水煎,每日 1 剂,2 次分服。

【功效】 清热解毒消肿。

【主治】 毛囊炎,脓疱疮,疖肿,丹毒脚气感染等。

【来源】 全国著名中医皮肤科专家朱仁康验方。

复方松香膏

【组成】 松香 10 克,滑石粉 4 克,煅石膏 4 克,铅丹 0.5 克。

【用法】 上药共研成细末,用凡士林调成糊状,视疮面大小适量敷患处。

【功效】 清热解毒消肿。

【主治】 毛囊炎。

【来源】 安徽省凤台县名中医曹学溪验方。

四黄散

【组成】 大黄末、黄柏末、雄黄末、硫黄末各 15 克。

【用法】 麻油调搽。

【功效】 清热、解毒、消肿。

【主治】 毛囊炎、疖肿、脓疱疮。

【来源】 全国著名中医皮肤科专家朱仁康验方。

败酱草膏

【组成】 鲜败酱草 5 千克。

【用法】 将净水 4 升煮败酱草,煎至 3 小时后过滤,再煎浓缩成膏,加适量蜂蜜,贮存备用。用时外涂即可,每次 6 克,每日 2 次。

【功效】 清热解毒,除湿消肿。

【主治】 毛囊炎,疖等化脓性皮肤病。

【来源】 全国著名中医皮肤科专家赵炳南教授验方。

手足皲裂

本病是冬季常见的一种皮肤病,由于经常受机械性或化学刺激,致使皮肤弹性减低而发生燥裂。与祖国传统医学的手足皲裂、裂疮口相类似。

手足皲裂良方

【组成】 甘草 50 克,75％酒精溶液 100 毫升,甘油适量。

【用法】 先将甘草浸入 75％酒精溶液内,48 小时后过滤,取滤液加入等量的甘油和水,混合而成。用时涂患处,每日涂 2～3 次,一般涂 2～5 日后皮肤软变薄。

【功效】 润肤止痒。

【主治】 手足皲裂。

【来源】 重庆名医贾河先验方。

红油膏

【组成】 红倍 250 克,棉籽油 2500 毫升,黄蜡 250～500 克。

【用法】 先将红倍捣成细粒,与棉籽油同放入大铜锅内,置煤球炉或炭火上,熬至红倍呈橘黄色,离火待冷,取出药渣,再加温放入黄蜡(冬用 250克,夏用 500 克)溶化,离火调成膏。用时薄薄涂上 1 层。

【功效】 润肤止痒。

【主治】 手足皲裂,手痒,银屑病。

【来源】 全国著名中医皮肤科专家朱仁康验方。

腋 臭

腋臭又称狐臭,是由于大汗腺分泌物与细菌分解而产生的臭味。多见于青壮年,具有遗传性,好发于腋窝、乳晕、脐部、会阴等处,以腋窝最为常见。与祖国传统医学的体气、狐气等相似。

腋臭良方

【组成】 雄黄、煅石膏各 120 克,白矾 240 克。

【用法】 上药研成细末,用水将药粉调成糊,涂于患处,每日 2 次。

【主治】 狐臭。

【来源】 重庆名医贾河先验方。

鱼鳞病

鱼鳞病是常见的一种先天性角化病,对称的发生于四肢伸侧,皮肤干燥,粗糙形似鱼鳞状无自觉症,夏轻冬重。与祖国医学的蛇身、蛇皮、蛇胎相类似。

润肤丸

【组成】 桃仁、红花、熟地黄、独活、防风、防己各 30 克,粉丹皮、川芎、全当归各 45 克,羌活、生地黄、白鲜皮各 60 克。

【用法】 上药共研为细末,水泛为丸如绿豆大。每次 3～6 克,每日 2 次。

【功效】 活血润肤,散风止痒。

【主治】 鱼鳞病、牛皮癣、鹅掌风等。

【来源】 全国著名中医皮肤科专家赵炳南教授验方。

鱼鳞汤

【组成】 生黄芪 50 克,黑芝麻 40 克,丹参、地肤子 25 克,当归、生地黄、熟地黄、枸杞子、何首乌、白鲜皮各 20 克,生山药、苦参、防风各 15 克,川芎、桂枝、蝉蜕、甘草各 10 克。

【用法】 水煎服,每剂煎 3 次,分 4 次服,早、晚各 1 次,作 2 日用量。小儿酌减。

【主治】 鱼鳞病。

【来源】 大连市第三人民医院周鸣歧主任医师验方。

柏叶洗方

【组成】 侧柏叶、苏叶各 120 克，蒺藜秧 240 克。

【用法】 上药共研成细末，装布袋内，用水 2500 毫升煮沸 30 分钟。用软毛巾蘸汤溻洗，或后溻加热水浸浴。

【功效】 清热、润肤、止痒。

【主治】 鱼鳞病、牛皮癣及其他皮肤干燥脱屑类皮肤病。

【来源】 全国著名中医皮肤科专家赵炳南教授验方。

苍术膏

【组成】 苍术 1 千克，当归 90 克，白鲜皮 60 克。

【用法】 上药加水连熬 3 次，取汁，慢火煎成浓膏，加蜂蜜 250 毫升，调和成膏。用时每次 10 克，每日 2 次，开水冲服。

【功效】 养血润燥。

【主治】 鱼鳞病。

【来源】 全国著名中医皮肤科专家朱仁康验方。

黄芪膏

【组成】 黄芪 5 千克。

【用法】 上药加水 50 升，煎煮 6～7 小时，过滤取汁，再煎煮浓缩成膏，加入等量蜂蜜，混匀贮存备用，用时涂于患处。

【功效】 补中益气，托里生肌。

【主治】 鱼鳞病。

【来源】 全国著名中医皮肤科专家赵炳南教授验方。

冻　疮

冻疮是由于受寒冷刺激引起局部血管痉挛，瘀血而致，好发于手、足及面部。祖国医学亦称冻疮。

冻疮膏

【组成】 肉桂、紫草、熟地黄各 15 克,木香身 3 克,黄柏 30 克,炒苍术 30 克。

【用法】 上药共研为细末,用适量凡士林调成软膏涂敷患处。

【功效】 散寒止痛,活血生肌,祛湿收口。

【主治】 冻疮。

【来源】 北京著名老中医房之萱验方。

冻疮良方

【组成】 甘草、黄芪各 20 克。

【用法】 上药加水 1000 毫升,煎后泡洗患处,每日 3 次,每次 20 分钟,每剂可洗 3 次。

【主治】 冻疮。

【来源】 重庆名医贾河先验方。

疥 疮

疥疮为疥虫引起的接触传染性皮肤病,集体生活中易造成流行。皮疹好发于指缝,手腕曲侧,肘窝、腋窝、乳房周围,脐周、大腿内侧等部位。皮损为丘疹及小水疱,如继发感染则生脓疱,剧烈瘙痒以夜间为甚。祖国医学对本病早有记载。

疥疮散

【组成】 铁屑、明矾、花椒、硫黄、六一散各 15 克。

【用法】 共研成细末,过筛备用。用时先用葱白捣烂如泥,放在碗内,用文火烤热熏手掌,再用麻油擦在掌中蘸药粉乘热搽患处。

【功效】 杀虫止痒。

【主治】 疥疮瘙痒。

【来源】 上海著名老中医张赞臣验方。

蟾蜍瘦肉汤

【组成】 蟾蜍 2 只,瘦肉 50～100 克,旧陈皮 3 克。

【用法】 先用米泔水养蟾蜍 2 天,剥去皮、头、爪、内脏,再用清水浸泡 2 小时,与后 2 味煮汤趁热服食。

【主治】 疥疮。

【来源】 全国著名中医学家邓铁涛验方。

粉　刺

粉刺是指在颜面、部、胸背等处发生炎症性丘疹,挤之有米粒碎样白色粉质,又名肺风粉刺。现代医学称为痤疮。

清热凉血方

【组成】 桑白皮 25 克,当归、生地黄、丹皮、赤芍各 15 克,黄芩、桃仁、红花、茜草各 10 克。

【用法】 水煎,早、晚各 1 次。

【功效】 清热凉血,化瘀行滞。

【主治】 肺风粉刺。

【来源】 吉林省肖延令教授验方。

丹紫黄白汤

【组成】 丹参、白花蛇舌草各 20 克,紫草 10 克,制大黄 9 克,神曲 15 克。

【主治】 青年男女颜面上胸、背部等皮脂腺发达部位痤疮或伴发丘疹、脓疮者。

【来源】 解放军军医学校陈树森教授验方。

黄水疮

黄水疮即脓疱病,是一种传染性化脓性疾病。夏、秋季多见,小儿易患此症,好发于暴露部位。祖国医学称黄水疮、滴脓疮。

愈疮散

【组成】 青黛、薄荷各 150 克,黄柏 120 克,冰片 6 克,黄连 45 克,硼砂 60 克。

【用法】 先将上药研成末装瓶贮备。用时将药粉用麻油或菜籽油搅成糊状。患处用 75% 酒精溶液消毒,然后涂敷药膏,覆盖消毒纱布。隔日换药 1 次。

【功效】 祛湿解毒。

【主治】 脓痂疹(黄水疮、旋耳疮等)。

【来源】 陕西省西安谷玉臣著名老中医验方。

乌蛇蝉蜕汤

【组成】 乌梢蛇 15 克,蝉蜕、僵蚕、露蜂房各 6 克,丹皮、赤芍、苦参、白鲜皮各 9 克,土茯苓、虎耳草、千里光各 30 克。

【用法】 水煎服,每日 1 剂。

【功效】 清热解毒,除湿通络。

【主治】 脓疱疮症,属湿热内蕴、熏蒸皮肤。

【来源】 四川张锡君主任医师验方。

五黄枯矾散

【组成】 五倍子、枯矾各 50 克,黄柏 100 克。

【用法】 上述药材研成极细末,用瓶贮备。用时先用野菊花或马齿苋煎水洗净局部,用麻油调药和匀涂局部,每天 1 次。

【功效】 清热解毒,燥湿敛疮。

【主治】 脓疱疮。

【来源】 解放军军医学校陈树森教授验方。

三黄丹

【组成】 大黄 90 克,黄柏 30 克,黄连 9 克,煅石膏 60 克,枯矾 180 克。

【用法】 用麻油调擦,每日 1～2 次。

【功效】 清热解毒、收湿。

【主治】 黄水疮。

【来源】 全国著名中医皮肤科专家朱仁康验方。

柏芩软膏

【组成】 黄柏面、黄芩面各 30 克,凡士林 240 克。

【用法】 直接涂于皮损上。或用软膏摊在纱布上,敷于患处。

【功效】 清热除湿,消肿止痛。

【主治】 黄水疮、湿疹、单纯疱疹。

【来源】 全国著名老中医赵炳南教授验方。

梅 毒

梅毒为性病之一,性接触为其主要传染途径,亦有遗传所致者,多生于男女前后阴,亦可见于口唇、乳房、眼睑等处。初为粟半大丘疹或硬块,四周肿,亮如水晶,破后成溃疡色紫红无脓水,四周坚硬凸起,中间凹陷,无疼痒感,常单发。本病在解放后国内已绝迹,近年又有所发现。

加减解毒天浆散

【组成】 当归 30 克,白芍 20 克,防风 20 克,乌梢蛇 20 克,蝉蜕 30 克,蒺藜 12 克,银花 30 克,花粉 15 克,土茯苓 120 克,白鲜皮 15 克,大胡麻 15 克,生甘草 30 克。

【用法】 水煎,每日 1 剂,2 次分服。

【功效】 清热利湿解毒。

【主治】 梅毒。

【来源】 河南著名老中医刘海涵验方。

仙遗粮汤

【组成】 土茯苓 60 克,荆芥、防风、川芎各 9 克,当归、栀子、黄芩、天花粉各 10 克,连翘、银花、葛根、薏苡仁各 12 克,白芷、黄连、威灵仙、蒺藜各 6 克,甘草 3 克。

【用法】 水煎,每日 1 剂,2 次分服。

【功效】 清热利湿解毒。

【主治】 梅毒。

【来源】 河南著名中医李在明验方。

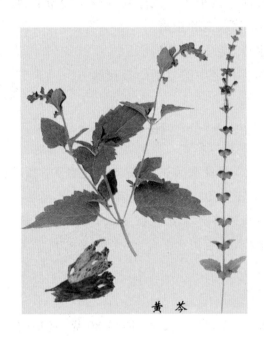

黄 芩

五官科

针　眼

本病为常见病、多发病，多见于青少年。症见眼睑生小疖肿，形似麦粒，易于溃疡。相当于西医学之麦粒肿。

加减银姻散

【组成】　银花 15 克，连翘 10 克，薄荷 6 克，赤芍 15 克，防风 10 克，蒲公英 25 克，黄芩 10 克，白芷 6 克。

【用法】　水煎服，每日 1 剂。

【功效】　祛风清热。

【主治】　麦粒肿早期，风热初起，眼睑局部刺痒、疼痛，皮肤硬结稍红。

【来源】　成都中医学院眼科著名老中医陈达夫验方。

溃疡汤

【组成】　穿山甲、皂角刺、银花、连翘、黑山栀、当归、赤芍、天花粉、黄芩各适量。

【用法】　水煎服。

【功效】　清热解毒，托里排脓。

【主治】　眼睑麦粒肿，红肿而痛。

【来源】　上海第二医学院附属第三人民医院著名老中医陆南山验方。

加减托里消毒饮

【组成】　党参 15 克，黄芪 15 克，银花 15 克，连翘 10 克，防风 10 克，赤芍 15 克,白芷 6 克,川芎 6 克,皂刺 10 克,蒲公英 25 克。

　　【用法】　水煎服。

　　【功效】　扶正祛邪。

　　【主治】　针眼反复发生,终年不愈者。

　　【来源】　成都中医学院眼科著名老中医陈达夫验方。

解毒散瘀汤

　　【组成】　荆芥 3 克,桑叶、菊花、忍冬藤、败酱草、蒲公英、赤芍、决明子、白蒺藜、女贞子各 9 克,蝉蜕 6 克。

　　【用法】　水煎服。

　　【主治】　双眼针眼(麦粒肿)。

　　【来源】　著名老中医莫维馨验方。

杞地膏

　　【组成】　生地黄、枸杞子各 10 克。

　　【用法】　烘干(勿碟化)研成细末,将麻油调成糊状,涂患处,每日 1 次。

　　【主治】　针眼。

　　【来源】　著名老中医蒋立基验方。

急性结膜炎

　　急性结膜炎是发病较急、易互相传染,甚至引起广泛流行的一类结膜炎。临床上如急性卡他性结膜炎、流行性出血性结膜炎等均属之。类似于中医的天行赤眼和暴风客热等。

加减桑菊饮

　　【组成】　冬桑叶 15 克,菊花 15 克,苏薄荷 10 克,防风 10 克,蝉蜕 6 克,赤芍 15 克,黄芩 10 克,甘草 6 克。

　　【用法】　水煎服。

【功效】 疏风清热。

【主治】 急性结膜炎风重于热,初起即见胞睑水肿,痒痛多泪,白睛红赤,眵少。

【来源】 成都市中医学院眼科著名老中医陈达夫验方。

退眼角红方

【组成】 炒栀子 6 克,知母 5 克,黄芩 5 克,桑叶 6 克,菊花 9 克,生地黄 15 克,薄荷 5 克(后下)。

【用法】 水煎服。

【功效】 滋阴降火,散风清热。

【主治】 火盛伤阴、眦部红赤、涩痒兼作、舌红少津之眦部结膜炎等。

【来源】 北京著名老中医韦文贵验方。

赤眼方

【组成】 桑叶 10 克,菊花 10 克,银花 10 克,柴胡 10 克,杭芍药 10 克,草决明 10 克,防风 10 克,生地黄 10 克,地骨皮 10 克,厚朴 10 克,谷精草 10 克,钩藤、焦楂各 10 克。

【用法】 水煎服,不宜久煎,每日 3 次。

【功效】 滋阴降火,散风清热。

【主治】 眼红肿痛、羞明畏火、舌红苔黄、脉弦细。

【来源】 贵州名医罗俊儒验方。

退红方

【组成】 龙胆草 6 克,甘菊花 6 克,生地黄 15 克,焦栀子 6 克,密蒙花 6 克,夏枯草 5 克,黄芩 3 克,连翘 6 克,桑叶 6 克,草决明 10 克。

【用法】 水煎服。

【功效】 清肝泻火、滋阴清热、退翳明目。

【主治】 急性卡他性结膜炎及肝胆火盛之巩膜炎,单纯性角膜溃疡等。

【来源】 中医研究院广安门医院著名老中医韦文贵验方。

清热祛风汤

【组成】 柴胡 15 克,法半夏 9 克,沙苑子 10 克,栀子 10 克,甘草 3 克,羌活 3 克,黄芩 10 克,芒硝 9 克(用酒溶化,待煮药煎好后兑入药汁内服)。

【用法】 分 3 次服,日服 1 剂。

【功效】 清肝泻火、滋阴清热。

【主治】 用于风火眼(急性结膜炎)。

【来源】 全国著名老中医郭贞卿验方。

聚星障

本病是黑睛骤生多个细小星翳的眼病。多单侧为患,亦可双眼同时或先后发生,病程较长,易反复发作,日久互相连缀,排列成树枝状,常伴有抱轮红赤,怕热羞明,流泪疼痛,类似于现代医学之病毒性角膜炎。

聚星决明散

【组成】 决明子、蔓荆子、蛇蜕、蝉蜕、白蒺藜、嫩钩藤、黑山栀、连翘、荆芥、防风、谷精草各适量。

【用法】 水煎服。

【功效】 疏散风热、去翳明目。

【主治】 风热上攻,目赤流泪严重,疼痛、黑睛星翳成为聚星障。

【来源】 上海第二医院附属第三人民医院著名老中医陆南山验方。

加味柴苓四物汤

【组成】 生地黄、赤芍、当归、川芎、柴胡、黄芩、羌活、防风、栀子、连翘、青葙子、木贼草、菊花各适量。

【用法】 水煎服。

【功效】 祛风清热退翳。

【主治】 聚星障早期。

【来源】 陕西中医学院老中医张子述副教授验方。

加味四物汤

【组成】 熟地黄、当归、川芎、赤芍、青葙子、草决明、密蒙花、谷精草、蝉蜕、石决明、青皮各适量。

【用法】 水煎服。

【功效】 养血退翳、调肝宣散。

【主治】 聚星障热退邪之后期。

【来源】 陕西中医学院老中医张子述副教授验方。

加减明目细辛汤

【组成】 细辛 3 克,羌活 10 克,防风 10 克,川芎 6 克,藁本 10 克,当归 10 克,麻黄 3 克,蔓荆子 10 克,荆芥 10 克,甘草 6 克。

【用法】 水煎服。

【功效】 祛风散寒,辛温解表。

【主治】 聚星障属风寒袭表,上攻于目者。症见羞明流泪,眼睑难开,黑睛生翳陷下,头痛鼻塞,恶寒无汗,苔黑润或薄白,脉浮紧或弦紧。

【来源】 湖南中医学院张怀安老中医验方。

疏风散结汤

【组成】 羌活、防风、荆芥、薄荷、蝉蜕、赤芍、黄芩各 10 克。

【用法】 水煎服,每日 1 剂。服上方 3 剂,症状基本缓解,继上方去羌活,加生地黄 20 克,知母 10 克,焦山栀 6 克。

【功效】 养血退翳、调肝宣散。

【主治】 聚星障(单纯疱疹病毒性角膜炎),连服 6 剂愈。

【来源】 庞赞襄主任医师验方。

加减托里消毒饮

【组成】 党参 12 克,黄芪、银花、大青叶、茯苓各 15 克,当归、白芷、连翘、赤芍各 10 克,川芎 8 克。

【用法】 水煎服。

【功效】 扶正祛邪。

【主治】 聚星障。

【来源】 广州中医学院附属院眼科赖锦端教授验方。

加减柴芍六君汤

【组成】 柴胡、陈皮、蝉蜕各 6 克,白术、白芍、法半夏、钩藤、木贼各 10 克,西党参 12 克,土茯苓 20 克,甘草 3 克,白蒺藜 15 克,防风 5 克。

【用法】 第一、二煎混合分服,第三煎熏洗患眼,每日 2 次。

【功效】 扶脾抑肝、退翳明目。

【主治】 聚星障。

【来源】 中医眼科名家陈达夫教授验方。

培土舒肝汤

【组成】 制苍术、神曲、胡黄连各 6 克,云茯苓、麦芽各 10 克,炒山栀 8 克,焙鸡内金、荆芥、防风各 4 克,甘草 3 克。

【用法】 水煎服,每日 1 剂。

【功效】 扶脾抑木。

【主治】 聚星障。

【来源】 安徽中医学院附院赵经梅验方。

角膜溃疡

角膜溃疡包括细菌所致的角膜溃疡,病毒性角膜溃疡、真菌性角膜溃疡等。中医根据病损形态特征,给予不同的名称:有花翳白陷、凝脂翳、黄液上冲、蟹睛等。

双解汤

【组成】 金银花、蒲公英各 15 克,桑白皮、天花粉、黄芩、荆芥、防风、龙胆草各 9 克,甘草 3 克,枳壳 6 克。

【用法】 水煎服,每日 1 剂。

【功效】 祛风清热、滋阴活血、退翳明目。

【主治】 肝胆内热、外受风邪之角膜溃疡。

【来源】 庞赞襄主任医师验方。

红肿翳障方

【组成】 生地黄 15 克,赤芍 10 克,密蒙花 10 克,白芷 6 克,石决明(先煎)25 克,赤石脂 10 克,焦冬术 6 克,夏枯草 10 克,细辛 3 克,川芎 6 克,黄芩 10 克,甘草 5 克。

【用法】 水煎服,每日 1 剂。

【功效】 祛风清热、滋阴活血、退翳明目。

【主治】 肝肺风热壅盛,羞明、流泪、疼痛等刺激症状明显的角膜炎和角膜溃疡。

【来源】 中医研究院广安门医院著名老中医韦文贵验方。

加减龙胆泻肝汤

【组成】 龙胆草 6 克,柴胡 10 克,黄芩 10 克,栀子 10 克,生地黄 15 克,当归 10 克,前仁 10 克,蒲公英 25 克,羚羊角粉 0.6 克(冲服)。

【用法】 水煎服,每日 1 剂。

【功效】 凉肝熄风、泻火解毒。

【主治】 肝胆火邪炽盛、热在气分之角膜溃疡。

【来源】 陈达夫教授验方。

眼珠灌脓方

【组成】 生锦纹 12 克(后下),枳实 6 克,玄明粉 9 克(冲服),瓜蒌仁 9 克,银花 10 克,黄芩 6 克,生石膏 12 克(先煎),夏枯草 6 克,天花粉 6 克,淡竹叶 6 克,甘草 3 克。

【用法】 水煎服,每日 1 剂。

【功效】 凉肝熄风、泻火解毒。

【主治】 应用于大便燥结、小便短赤之角膜溃疡所致前房积脓者。

【来源】 著名老中医韦文贵验方。

除风明目汤

【组成】 密蒙花、当归、刺蒺藜、地骨皮、瓜蒌仁各9克,蝉蜕、薄荷、川芎各3克,木贼草、川楝子各6克,石决明25克,生地黄15克,白菊花、羌活各4.5克。

【用法】 水煎服,每日1剂。

【主治】 角膜溃疡后期,风熄热退,眼睛有翳障者。

【来源】 著名老中医韦文贵验方。

清热养阴汤

【组成】 生地黄、胆草、大黄各15克,赤芍、当归、黄芩、枳壳、羌活、桑白皮、前仁、柴胡各10克,鱼腥草、金银花各30克,连翘20克。

【用法】 水煎服,每日1剂。

【主治】 谷芒刺伤致角膜溃疡。

【来源】 著名老中医文日新验方。

急性鼻炎

急性鼻炎又称伤风,临床极为常见。相当于中医学之伤风鼻塞,以鼻塞、鼻痒、打喷嚏等局部症状特征,可有全身不适、畏寒发热、头痛等症。

群芳煎

【组成】 金银花20克,夏枯草20克,野菊花15克,辛夷花12克,玉簪花6克,黄芩12克,苦参15克,苍耳子12克,白蒺藜12克。

另加药引:每月一花,正月用迎春花9克,二月加白玉兰花9克,三月加白桃花9克,四月加白芍药花9克,五月加石榴花9克,六月加白凤仙花

6 克,七月加白荷花 9 克,八月加银桂花 9 克,九月加白菊花 9 克,十月加白鸡冠花 9 克,十一月加白芙蓉 9 克,十二月加素心腊梅花 9 克(或绿萼梅花亦可)。

【用法】 水煎服,每日 1 剂。

【功效】 辛温解表,宣肺通窍。

【主治】 鼻渊。

【来源】 重庆市第三人民医院主任医师王建孚验方。

加减川芎茶调散

【组成】 柴胡 10 克,防风 6 克,白芷 10 克,细辛 3 克,苍耳子 10 克,羌活 6 克。

【用法】 水煎服,每日 1 剂。

【功效】 辛温解表,宣肺通窍。

【主治】 风寒袭表之急性鼻炎。症见鼻塞声重,时流清涕,喷嚏频作,恶寒发热,头痛身楚。

【来源】 北京中医学院著名中医徐鸿庆验方。

清气泻热通窍汤

【组成】 桑叶 10 克,菊花 10 克,黄芩 10 克,生栀子 10 克,苍耳子 10 克,白芷 10 克,金银花 10 克,蔓荆子 6 克,芦根 12 克。

【用法】 水煎服。

【功效】 清气泄热,宣肺通窍。

【主治】 风寒束表,日久郁而化热,由表而里。症见发热加重、鼻塞、头胀痛、流黄脓涕等。

【来源】 北京著名老中医徐鸿庆验方。

御风健鼻汤

【组成】 苍耳子 6 克,蝉蜕 6 克,防风 10 克,白蒺藜 10 克,肥玉竹 10 克,炙甘草 4.5 克,薏苡仁 12 克,百合 12 克。

【用法】 水煎服,每日 1 剂。

【功效】 清气泄热,宣肺通窍。

【主治】 用于鼻炎。

【来源】 全国著名老中医耿鉴庭验方。

慢性鼻炎

本病为一种常见病,分单纯性与肥厚性两种,是鼻黏膜及其下层组织的非特异性慢性炎症。类似于中医的鼻窒,以鼻塞时轻时重、或双侧鼻腔交替堵塞、反复发作,经久不愈,甚则嗅觉失灵为特征。

清气肃鼻汤

【组成】 近根丝瓜藤 15 克(切断晒干,微炒),黄芩 12 克,金银花 10 克,甘草 6 克。

【用法】 水煎服,每日 1 剂。

【功效】 散风通络活血,清肺与大肠。

【主治】 慢性单纯性鼻炎,轻度肥厚性鼻炎和慢性上颌窦炎。

【来源】 中国中医研究院耿鉴庭验方。

鼻炎灵

【组成】 苍耳子、白芷、辛夷各 60 克,冰片粉 6 克,薄荷霜 5 克,麻油 500 毫升,液状石蜡 1000 毫升。

【用法】 将麻油、苍耳子、白芷、辛夷同放锅内浸泡 24 小时后加热,待苍耳子、白芷、辛夷炸成黑色捞出,再下冰片粉、薄荷霜、液状石蜡,搅匀,冷却后过滤,分装眼药水瓶内,用时仰头滴鼻,每次滴 1～2 滴,每日滴 1～2 次。

【功效】 通鼻窍,疗鼻炎。

【主治】 慢性鼻炎、萎缩性鼻炎、过敏性鼻炎、鼻窦炎。

【来源】 河南中医学院教授蔡福养验方。

蠲痹通窍方

【组成】 苍耳子、赤茯苓、白芷、石菖蒲、辛荑、甘草、黄芩、黄连、薏苡仁、通草、藿香、丝瓜藤各适量。

【用法】 水煎服,每日1剂。

【功效】 清化湿热,调理脾胃,蠲痹通窍。

【主治】 脾胃蕴湿积热,湿热循经脉上注之慢性鼻炎。

【来源】 河南中医学院教授蔡福养验方。

通窍化浊汤

【组成】 升麻3克,柴胡3克,桃仁10克,红花6克,泽兰6克,石菖蒲6克,路路通10克,辛荑6克,白芷6克,鸡苏散15克(包煎)。

【用法】 水煎服,每日1剂。

【功效】 化浊通窍。

【主治】 慢性鼻炎。

【来源】 南京中医院著名老中医干祖望验方。

萎缩性鼻炎

本病为一种常见的鼻腔疾病,主要表现为鼻腔黏膜、骨膜及骨质的萎缩性病变。以鼻内干燥出血、鼻塞、嗅觉减退、鼻腔恶臭、鼻腔宽大为特征。

滋阴益肾汤

【组成】 生熟地黄、玄参、桑椹、山萸肉、制首乌、黑芝麻、女贞子、百合、知母、黄柏、龟版、鳖甲、鹿角胶、猪脊髓各适量。

【用法】 水煎服,每日1剂。

【功效】 滋阴益肾。

【主治】 萎缩性鼻炎。属肾虚水涸者。

【来源】 南京中医学院教授干祖望验方。

柔肝生津汤

【组成】 绿萼梅 6 克,菊花 9 克,干地黄 12 克,经霜桑叶 9 克,天冬 9 克。

【用法】 每日 1 剂,水煎服。7 日为 1 个疗程,需 2 个疗程。

【功效】 柔肝清热、滋肾生津。

【主治】 肾阴虚肝火旺型萎缩性鼻炎

【来源】 中国中医研究院西苑医院耿鉴庭验方。

益气通窍汤

【组成】 生黄芪、炒党参各 12 克,炒白术、当归、焦神曲、赤芍、藿香、郁金、丹参各 10 克,丝瓜络、青皮、陈皮各 6 克。

【用法】 水煎服,每日 1 剂。

【功效】 益气化浊、通窍。

【主治】 萎缩性鼻炎。

【来源】 朱祥成副教授验方。

变态反应性鼻炎

变态反应性鼻炎可分常年性和季节性两种,常年性变态反应性鼻炎的典型症状是阵发性发作,鼻内发痒,连续喷嚏,大量清水样鼻涕,且有鼻塞和嗅觉减退等。季节性变态反应性鼻炎的症状比常年性者严重,多在花粉季节发生,症状呈持续性,除鼻部症状外。尚有眼痒、流泪、咽喉痒、哮喘等。本病类似中医学之鼻鼽。

益气固表汤

【组成】 黄芪、防风、白术、党参、当归、柴胡、五味子、乌梅各适量。

【用法】 水煎服,每日 1 剂。

【功效】 补气固表。

【主治】 变态反应性鼻炎。

【来源】 天津市中西医结合耳鼻喉科著名老中医林文森验方。

加味过敏煎

【组成】 防风、银柴胡、乌梅、五味子、白芷、石菖蒲、辛荑、菊花、细辛、生地黄、苍耳子、葛根各适量。

【用法】 水煎服,每日1剂。

【功效】 补气固表。

【主治】 过敏性鼻炎(变态反应性鼻炎)。

【来源】 全国著名老中医祝谌予教授验方。

加味桂枝汤

【组成】 桂枝、甘草、蝉蜕各3克,徐长卿10克,白芍、荜澄茄各6克,生姜3片,红枣4枚。

【用法】 水煎服,每日1剂。

【功效】 益气固表、温肺散寒。

【主治】 过敏性鼻炎。

【来源】 全国著名老中医干祖望验方。

固表温肺饮

【组成】 生黄芪30克,炒白术、防风、干姜各10克,炙甘草20克。

【用法】 开水冲服,日3次。

【功效】 益气固表、温肺散寒。

【主治】 过敏性鼻炎。症属肺虚寒型。症见清晨或遇风寒则喷嚏连作,鼻流涕似水,就温得暖则减,面色白、手足欠温、神乏气短等。

【来源】 南通医学院附属医院周维镕名验方。

过敏煎剂

【组成】 银柴胡10克,防风10克,乌梅10克,五味子10克,甘草5克。

【用法】 水煎服,每日 1 剂。

【功效】 益气固表、温肺散寒。

【主治】 过敏性鼻炎。

【来源】 祝谌予副研究员验方。

鼻窦炎

本病为临床常见病,可分为急性和慢性两类。急性鼻窦炎是鼻窦黏膜的急性炎症,多继发于急性鼻炎,以鼻塞、流脓涕和头痛为主要症状;慢性鼻窦炎多因急性鼻窦炎迁延不愈转化而来,主要症状是鼻塞、流涕、头痛及嗅觉障碍等。本病类似于中医学之鼻渊。

升麻解毒汤

【组成】 升麻 6 克,葛根 15 克,赤芍、黄芩、鱼腥草各 12 克,蒲公英 20 克,桔梗、白芷、苍耳子各 10 克,生甘草 6 克。

【用法】 水煎服,每日 1 剂。

【功效】 清解阳明热毒,排脓畅窦。

【主治】 急性鼻窦炎。

【来源】 湖南中医学院附属二院老中医谭敬书验方。

鼻渊方

【组成】 粉葛根 9 克,嫩桂枝 6 克,净麻黄 1.2 克,杭赤芍 9 克,苦桔梗 9 克,生薏苡仁 15 克,生甘草 4.5 克,生姜 3 片,大枣 4 枚。

【用法】 水煎服,每日 1 剂。

【主治】 风寒内闭之鼻渊,效良。

【来源】 贵州著名老中医王聘贤验方。

鼻窦炎方

【组成】 牛黄、麝香各 0.5 克,菊花心、雄黄各 1.5 克,鹅不食草 15 克,冰片适量。

　　【用法】　将鹅不食草、菊花心轧成极细面,然后用乳钵将群药研细调匀,装入磁瓶封严备用。治疗时蘸药少许吹入鼻,每日 3～4 次。

　　【主治】　头痛、鼻塞、流黄绿色脓涕。

　　【来源】　河北中医学院附院中医田乃庚名验方。

慢性鼻窦炎方

　　【组成】　蒲公英 30 克,野菊花 12 克,黄芩 15 克,鱼腥草 15 克,败酱草 15 克,板蓝根 10 克,白芷 15 克,辛黄 15 克,苍耳子 10 克,蔓荆子 10 克,赤芍 10 克,川芎 6 克,桔梗 10 克,藁本 6 克,生甘草 3 克。

　　【用法】　每日 1 剂,水煎 2 次,分 2 次饭后 1 小时服。

　　【功效】　清热解毒,排脓止痛,活血消肿。

　　【主治】　慢性鼻窦炎。

　　【来源】　全国著名老中医谭慧珍验方。

加味小柴胡汤

　　【组成】　柴胡 12 克,黄芩、桂枝、白芍各 9 克,生姜、半夏各 10 克,党参、炙甘草各 6 克,大枣 5 枚。

　　【用法】　水煎服,每日 1 剂。

　　【主治】　用于慢性鼻窦炎。

　　【来源】　全国著名老中医刘渡舟教授验方。

慢鼻汤

　　【组成】　荆芥穗 6 克,青防风、蔓荆子、杭菊花、金银花、连翘各 9 克,苍耳子、白桔梗、生甘草、芙蓉花各 4.5 克,川芎 3 克。

　　【用法】　水煎服。外用冰硼散 1 小瓶,每日鼻 2～3 次。

　　【主治】　用于慢性副鼻窦炎。

　　【来源】　全国著名老中医张赞臣教授验方。

鼻息肉

鼻息肉系鼻腔及鼻窦因慢性炎症分泌物长期刺激或因过敏性鼻炎所引起，多见于成年人。中西医同名，以鼻塞、黏脓涕为本病的主要症状。可见鼻腔内有单个或多个息肉。

温肺散结汤

【组成】 生黄芪 12 克，茯苓 10 克，细辛 3 克，丁香 6 克，苍术 12 克，三棱 10 克，红花 10 克，生牡蛎 15 克，昆布 12 克，辛荑 10 克。

【用法】 水煎服，每日 1 剂。

【功效】 温肺益气，化痰散结。

【主治】 鼻息肉伴体弱易倦、怕冷喜暖，鼻黏膜色泽灰淡，水肿明显，属虚寒者。

【来源】 北京中医学院著名老中医徐鸿庆验方。

益气透窍汤

【组成】 黄芪 30 克，白术、党参、当归各 10 克，升麻、柴胡、陈皮、炙甘草各 6 克，苍耳子、白芷、辛荑各 10 克，薄荷 6 克。

【用法】 水煎服，每日 1 剂。

【功效】 健脾益肺，升清降浊，芳香透窍。

【主治】 鼻息肉，症属肺脾气虚，清阳不升，浊气上结所致。药服 16 剂而痊愈。

【来源】 全国著名老中医蔡福养验方。

祛息灵

【组成】 辛荑、黄芩、山栀、麦冬、枇杷叶、石膏、升麻（鼻内干燥出血加茅根）各适量。

【用法】 水煎服，每日 1 剂。

【功效】 健脾益肺,升清降浊,芳香透窍。

【主治】 鼻息肉。

【来源】 四川刘月生验方。

息肉消化散

【组成】 狗头骨灰 50 克,乌梅肉炭 25 克,硼砂末 6 克。

【用法】 将狗头骨(去净肉,不见生水)放在瓦上,另用一瓦盖住并置炭火中焙焦,凉后取焦骨研末;乌梅肉及人指甲亦如法分别焙焦研末,各药共研为极细末贮瓶备用。取本药少许均匀吹在鼻息肉上,每小时 1~2 次,10 日为 1 个疗程。

【功效】 健脾益肺,升清降浊。

【主治】 鼻息肉。

【来源】 程爵堂名中医验方。

鼻 衄

鼻衄即鼻出血,是多种疾病的常见症状。轻者仅涕中带血迹,重者可因出血过多引起休克而危及生命。

羚羊止衄汤

【组成】 羚羊角粉、生石决明、珍珠母、钩藤、白蒺藜各适量。

【用法】 水煎服,每日 1 剂。

【功效】 补益心脾。

【主治】 肝阳上亢之鼻衄。

【来源】 上海老中医朱宗云验方。

益气养血方

【组成】 大红参 6 克,黄芪 15 克,白术 9 克,白芍 12 克,当归 9 克,生地黄炭 12 克,荆芥炭 9 克,茯神 9 克,远志肉 6 克,阿胶 9 克(另烊),龙眼肉

9 克,广木香 6 克,黑姜 6 克,大枣 3 克,甘草 3 克。

　　【用法】　水煎服,每日 1 剂。

　　【功效】　补益心脾。

　　【主治】　心脾两虚、气血不足之鼻衄。

　　【来源】　四川李斯炽教授验方。

清热止衄汤

　　【组成】　银柴胡 5 克,炙鳖甲 24 克(先煎),阿胶珠 9 克,青蒿 9 克,白芍 9 克,大生地黄 15 克,侧柏炭 9 克,女贞子 9 克,墨旱莲 9 克,仙鹤草 12 克,白茅根 30 克。

　　【用法】　水煎服,每日 1 剂。

　　【功效】　滋阴清热、凉血止血。

　　【主治】　肺胃虚热之鼻衄。

　　【来源】　全国著名老中医章次公验方。

凉血止衄汤

　　【组成】　野荠菜 30 克,白茅根 20 克,水牛角 20 克(先煎),生地黄 15 克,藕节 12 克。

　　【用法】　水煎服,每日 1 剂。

　　【功效】　滋阴清热、凉血止血。

　　【主治】　肺胃蕴热、逼血妄行之鼻衄。

　　【来源】　江西瑞金县老中医陈金宏验方。

清肺调血汤

　　【组成】　生石膏 20 克(先煎),肥知母、黄芩、菊花、侧柏叶、藕节炭、当归、仙鹤草、焦山楂各 10 克,白芍 6 克,生甘草 3 克。

　　【用法】　水煎服,每日 1 剂。

　　【功效】　清泻肺热,凉血止血。

　　【主治】　肺热鼻衄。

【来源】 全国著名老中医干祖望教授验方。

张氏止血汤

【组成】 生地黄 24 克,生白芍 10 克,炒栀子 10 克,白茅根 30 克,仙鹤草 15 克,藕节 15 克,丹皮 10 克,黑柏叶 10 克,白糖参 5 克,牛膝 10 克,阿胶 10 克(冲服)。

【用法】 水煎服,每日 1 剂。

【功效】 补气养血、凉血止血。

【主治】 鼻衄之气血两亏者。

【来源】 山西著名老中医张子琳验方。

滋阴解热止衄汤

【组成】 生地黄 12 克,玄参 12 克,白茅根 12 克,炒白芍 9 克,炒栀仁 6 克,生牡蛎 24 克(先煎),生龟版 12 克(先煎),陈皮 2.4 克,生甘草 6 克(先煎)。

【用法】 水煎服,每日 1 剂。

【功效】 补气养血、凉血止血。

【主治】 用于鼻衄。

【来源】 全国著名老中医许寿仁验方。

清泻止衄汤

【组成】 大黄、芒硝(冲服)各 20 克,厚朴、枳实各 10 克,栀子炭 30 克,生石膏 25 克,玄参、白茅根各 15 克。

【用法】 水煎服,每日 1 剂。

【功效】 补气养血、凉血止血。

【主治】 用于鼻衄。服上方 3 剂随加减而愈。

【来源】 全国著名老中医伍开裕验方。

养阴止衄汤

【组成】 生地黄 12 克,熟地黄 12 克,玄参 10 克,桑白皮 12 克,黄芩、丹皮各 6 克,白茅根 12 克,荆芥炭、藕节炭、侧柏炭、血余炭(包)各 10 克,黄芩 9 克,甘草 3 克。

【用法】 水煎服,每日 1 剂。

【功效】 养阴清热。

【主治】 适用于阴虚鼻衄。

【来源】 全国著名老中医干祖望教授验方。

耳鸣、耳聋

耳鸣、耳聋都是听觉异常的症状。以患者自觉耳内鸣响,如闻潮声,或细或暴,妨碍听觉的称耳鸣;听力减退、妨碍交谈,甚至听觉丧失而不闻外声的称为耳聋。

耳聋方

【组成】 磁石 60 克,葛根 45～60 克,骨碎补 30～60 克,山药 30 克,白芍 15 克,川芎 15 克,石菖蒲 9 克,酒大黄 15～18 克,甘草 12 克,大枣 15 克。

【用法】 每日 1 剂,水煎 2 次,分 2 次口服。

【功效】 调肝和营、益气通窍。

【主治】 突发性耳聋。

【来源】 第二军医大学附属长海医院老中医孙爱华验方。

聪耳汤

【组成】 生白芍、炒当归、丹皮、丹参、白蒺藜、枸杞子各 9 克,炙远志 4.5～6 克,石菖蒲 3～4.5 克,耳聋左慈丸 12 克(包煎)。

【用法】 每日 1 剂,分 2 汁煎服。

【功效】 调肝和营、益气通窍。

【主治】 各种耳聋。

【来源】 全国著名老中医张赞臣教授验方。

升举清阳汤

【组成】 升麻、柴胡、葛根、路路通、石菖蒲、马兜铃各适量。

【用法】 水煎服,每日1剂。

【功效】 升举清阳。

【主治】 清阳不升,耳窍被蒙之耳鸣耳闭,对药物中毒性耳聋有一定的疗效。

【来源】 南京中医学院著名老中医干祖望教授验方。

活络通窍汤

【组成】 归尾、葛根、桃仁各10克,赤芍、红花、泽兰各6克,乳香、没药各3克,乌药5克。

【用法】 水煎服,每日1剂。

【功效】 调肝和营、益气通窍。

【主治】 耳鸣。

【来源】 著名老中医干祖望验方。

脓　耳

脓耳是指耳膜穿孔,耳内流脓为主要表现的疾病,为常见病、多发病,多发于夏热季节。相当于西医学之急性和慢性化脓性中耳炎等。

柴胡渗湿汤

【组成】 柴胡、半夏、黄芪、人参、甘草、生姜、茯苓、前仁、木通、泽泻、白术各适量。

【用法】 水煎服。

【功效】 疏解少阳,兼行渗湿。

【主治】 急性化脓性中耳炎,鼓室积脓或流脓量多者。

【来源】 广州中医学院林先智教授验方。

耳疳散

【组成】 已出蛾蚕茧 10 个,冰片 0.15 克。

【用法】 将蚕茧剪碎,置瓦上煅存性,加入冰片,共研成极细末,贮瓶备用。用药前先以棉签蘸 20% 黄柏溶液或 3% 双氧水溶液清洗耳道,然后取耳疳散少许,均匀吹布药粉于耳中,1 日 2 次。

【功效】 清热消疳。

【主治】 慢性化脓性中耳炎单纯型。症见耳内长期流脓不愈,鼓膜有中等大穿孔,症属肝肾阴虚者。

【来源】 南京中医学院附属医院名老中医许履和验方。

柴胡清泻汤

【组成】 柴胡、黄芩、半夏、甘草、生姜、龙胆草、山栀子、夏枯草、大青叶各适量。

【用法】 水煎服,每日 1 剂。

【功效】 清泻肝胆火热。

【主治】 急性化脓性中耳炎酿脓期,耳部炎症剧烈,红肿痛俱者。

【来源】 广州中医学院林先智教授验方。

清肺化浊汤

【组成】 黄芩 10 克,芦根 15 克,金银花 12 克,苍耳子 10 克,紫苏 10 克,白芷 10 克,辛荑 10 克,石菖蒲 6 克,生甘草 10 克。

【用法】 水煎服,每日 1 剂。

【功效】 清肺化浊、行气通窍。

【主治】 慢性化脓性中耳炎耳内流脓,色白或清或微黄,时轻时重,质黏如涕,无臭,伴鼻塞流涕,平素易感冒者。

【来源】 全国著名老中医徐鸿庆验方。

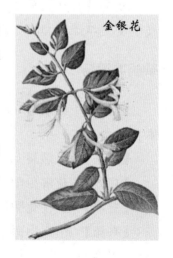

金银花

耳炎灵

【组成】 大黄、黄芩、黄连、黄柏、苦参各 20 克,冰片面 6 克,麻油 500 毫升,液体石蜡 1000 毫升。

【用法】 先将前 5 味药放入麻油锅内浸泡 24 小时,然后加热炸至药枯成黑黄色时,滤净药渣,再加石蜡、冰片面,搅匀过滤,分装于眼药水瓶内备用。用前以棉签拭净耳内积脓,然后滴入 1～2 滴药液,每日 1 次。

【功效】 清肺化浊。

【主治】 脓耳。

【来源】 河南中医学院蔡福养教授验方。

耳炎净

【组成】 全蝎(带尾)6 克,白矾 60 克,冰片 3 克。

【用法】 先将白矾盛铝勺煅制,研为细末;焙干全蝎,与白矾、冰片混合,再研细末置瓶备用。先用双氧水清洗患耳,以棉球拭干,然后药粉吹入耳道内。每日 2 次。

【功效】 清肺化浊。

【主治】 化脓性中耳炎。

【来源】 著名老中医李星朗验方。

急性喉炎

急性喉炎是指喉部黏膜的急性炎症。其主要临床症状为声音嘶哑。本病一般发病较急,可有畏寒、发热及周身不适,局部检查见声带红肿。与中医学之急性喉炎相类似。

清肺开音汤

【组成】 射干 3 克,马兜铃 6 克,冬瓜仁 9 克,蝉蜕 3 克,生牛蒡子 9 克,胖大海 9 克,空沙参 9 克,生甘草 3 克,枇杷叶 9 克,川贝母 3 克。

【用法】 水煎服,每日1剂。

【功效】 清肺开胸膈,宣气开音。

【主治】 外感风热、咳嗽、音哑,或小儿麻疹肺气未清。

【来源】 浙江中医院著名老中医魏长春主任医师验方。

咽喉消肿八味汤

【组成】 前胡、炙僵蚕、牛蒡子、杏仁各9克,生甘草3～5克,土牛膝根、野菊花各9～15克,鲜芦根30克。

【用法】 水煎服,每日1剂。

【功效】 清肺化浊。

【主治】 急性咽喉病。

【来源】 上海第一人民医院耳鼻喉科倪合也验方。

清肺蠲腐汤

【组成】 连翘15克,金银花15克,菊花20克,牛蒡子10克,芦根15克,黄芩10克,生地黄20克,玄参15克,寸冬15克,竹茹15克,栀子10克。

【用法】 水煎服,每5小时服1次,可连续服用,至痧透热解。

【功效】 滋阴消炎。

【主治】 烂喉丹痧。

【来源】 全国著名老中医高仲山教授验方。

加减养阴清肺汤

【组成】 生地黄12克,元参10克,麦冬10克,天花粉10克,瓜蒌15克,马勃3克,葛根6克,天冬10克,海蛤粉20克,甘草3克。

【用法】 水煎服,每日1剂。

【功效】 滋阴消炎。

【主治】 用于阴虚所致的喉痹。

【来源】 全国著名老中医干祖望教授验方。

加味阳和汤

【组成】 熟地黄、鹿角胶、白芥子、肉桂、炮姜、麻黄、甘草、细辛、射干、桔梗各适量。

【用法】 水煎服，每日 1 剂。

【功效】 滋阴消炎。

【主治】 急性喉炎、喉壁水肿。

【来源】 全国著名老中医胡翘武验方。

慢性喉炎

慢性喉炎是喉部黏膜的慢性炎症，多发生于成年人，是最常见的喉病，可分为单纯性慢性喉炎、肥厚性慢性喉炎、声带小结或息肉。临床以声音嘶哑为其主要症状，类似于中医学之慢性喉炎。

增损响声破笛丸

【组成】 生诃子 9 克，木蝴蝶 12 克，蝉蜕 6 克，桔梗 9 克，薄荷 6 克，川芎 6 克，连翘 9 克，甘草 6 克。

【用法】 水煎服，每日 1 剂。

【功效】 疏肝和胃，利气化痰。

【主治】 失音。

【来源】 云南著名老中医来春茂验方。

疏肝化痰汤

【组成】 柴胡、白芍、当归、白术、薄荷、生姜、茯苓、桔梗、川贝、天竺黄、硼砂、海浮石、僵蚕、蝉蜕、孩儿茶、昆布、海藻各适量。

【用法】 水煎服，每日 1 剂。

【功效】 疏肝和胃，利气化痰。

【主治】 声带小结之痰气郁结者。临床表现为声嘶逐渐加重，咽喉部常觉憋闷不适。喉部常觉有憋闷不舒堵塞,有时咳出块状顽痰,声带小结颜色灰白等。

【来源】 甘肃中医学院著名老中医华良才教授验方。

慢咽汤

【组成】 熟地黄 20 克,当归 10 克,法半夏 12 克,茯苓 15 克,桔梗 15 克,大力子 10 克,陈皮 10 克,皂刺 12 克,重楼 15 克,甘草 10 克。

【用法】 每日 1 剂,分 3 次煎服。

【功效】 养阴凉血、清热祛痰。

【主治】 虚火喉痹。

【来源】 昆明市中医学院著名中医刘崇达验方。

咽痹汤

【组成】 龙须草、人参叶、金果、榄荔枝草、柿霜、通天草、无花果各 9 克,桔梗 5 克,炙甘草 3 克。

【用法】 水煎服,每日 1 剂。

【功效】 祛风清热。

【主治】 慢性咽喉炎。

【来源】 上海中医学院著名老中医周光英验方。

急性扁桃体炎

本病为一种常见病,尤多发生于儿童和青壮年患者,类似于中医之风热乳蛾。主要表现为咽喉部疼痛,扁桃体肿大,表面可有脓性渗出物或黄白色脓点,常伴发热等。

咽喉消肿八味汤

【组成】 前胡、炙僵蚕、牛蒡子、杏仁各 9 克,生甘草 3～5 克,土牛膝根、野菊花各 9～15 克,鲜芦根 30 克。

【用法】　水煎服,每日 1 剂。

【功效】　祛风清热。

【主治】　急性咽喉病(包括急性咽喉炎、急性扁桃体炎、扁桃体周围脓肿等喉科常见病)。

【来源】　上海市第一人民医院老中医倪合也验方。

贴喉丸

【组成】　乳香 5 克,没药 5 克,血竭 5 克,全蝎 5 克,冰片 5 克,玄参 5 克,斑蝥 16 个,麝香 1 克,山豆根 5 克。

【用法】　上药除冰片、麝香外,共研为细末,加冰麝研匀,用生蜜少许为丸,如黄豆粒大,装瓶备用。用时取 1 粒用手揉捏发软,贴喉结凹陷处(甲状软骨切迹),胶布固定,5～8 小时取下,以发泡为度。水泡用消毒针刺破,盖以无菌纱布即可。

【功效】　祛风清热。

【主治】　急、慢性扁桃体炎、咽炎、喉炎。

【来源】　辽宁省著名老中医郑宝善验方。

去腐珍珠散

【组成】　淡秋石 80 克,飞滑石 30 克,珍珠粉 5 克,薄荷 6 克,生甘草、青黛、侧柏各 4 克,冰片少许。

【用法】　各药研成末和匀备用,用时将药粉吹于患部。

【功效】　祛风清热。

【主治】　咽喉腐烂。

【来源】　吴兴西阳查氏外治验方。

篱栏汤

【组成】　篱栏(又名过天芒)、生石膏、岗梅根、生地黄各 30 克,玄参 15 克,倒扣草 9 克。

【用法】　每日进 2 剂,早、晚分服。

【功效】 祛风清热。

【主治】 乳蛾（扁桃体炎）。

【来源】 著名老中医刘瑞霖验方。

慢性扁桃体炎

本病多由急性扁桃体炎转变成。平时有咽部不适、刺激性咳嗽、口臭或轻微疼痛、疲乏。检查局部暗红充血，扁桃体大小不定，上有黄白色脓点或有脓样物被挤出。类似于中医学之虚火乳蛾或慢性乳蛾。

山豆金莲汤

【组成】 山豆根 4 克，金莲花 9 克，马勃 5 克，浙贝母 10 克，甘草 4 克，玄参 10 克，橄榄 12 克，陈萝卜樱 12 克。

【用法】 加水 400 毫升，煎至 200 毫升，待稍凉时徐徐服下，6 小时后服 2 煎。

【功效】 降浮火、清浮热、消僵肿。

【主治】 乳蛾一侧或两侧，僵肿不消，时有疼痛或常常急性发作者。

【来源】 中国中医研究院耿鉴庭研究员验方。

凉血清气限蛾退热汤

【组成】 软白薇 10 克，地骨皮 10 克，粉丹皮 6 克，肥知母 6 克，甘草 5 克，金莲花 9 克，紫草 6 克。

【用法】 加水 400 毫升，如法煎汤煎至 200 毫升，并服 2 煎，频服。

【功效】 降浮火、清浮热、消僵肿。

【主治】 体虚儿童，乳蛾频频发作，有时高热，但长期有断续低热，往往不过半度，舌绛少苔、脉数、肌瘦，观其外形，呈质弱不健康现象者。

【来源】 中国中医研究院耿鉴庭研究员验方。

化痰散结汤

【组成】 当归 10 克，川芎 6 克，制香附 10 克，川贝母 10 克，山慈姑 10

克,僵蚕 10 克,昆布 12 克,桔梗 10 克。

【用法】 水煎服,每日 1 剂。

【功效】 行气解郁、化痰散结。

【主治】 慢性乳蛾属气郁痰结者,特点为双侧扁桃体明显肥大,但色泽不红甚至略现苍白,质地实而不柔,表面亦多光滑,无明显疼痛。

【来源】 北京中医医院著名中医徐鸿庆验方。

银花石膏汤

【组成】 石膏(先煎)30 克,板蓝根、龙胆草、瓜蒌皮、升麻各 3 克,马勃、马兜铃各 9 克,水牛角(先煎)24 克,腊梅花、生地黄、赤芍、黄芩、红条紫草各 12 克,银花 15 克,岗稔根 18 克。

【用法】 水煎服,每日 1 剂。

【功效】 行气解郁、化痰散结。

【主治】 慢性扁桃体炎。

【来源】 著名老中医王香石验方。

喉 痈

喉痈是发生于咽喉间及其附近部位的痈肿之总称,以喉关痈为多见,其生于喉关,相当于扁桃腺周围脓肿;生于喉底的叫里喉痈,相当于咽后壁脓肿;生于颌下的叫颌下痈,相当于咽旁脓肿;生于上腭者,称上腭痈,又称外喉痈。本病发展迅速、咽部疼痛剧烈、张口困难,患处红肿高突,伴高热恶寒等,可致吞咽呼吸受影响。

荆贝甘休汤

【组成】 紫荆皮 10 克,浙贝母 10 克,郁金 10 克,蚤休 10 克,防风 9 克,甘草 4 克,木芙蓉叶 10 克。

【用法】 取水 400 毫升,先将紫荆皮、郁金、蚤休 3 味浸泡 2 小时,然后入诸药,煎成 200 毫升,顿服。2 煎则加水 300 毫升,煎成 200 毫升,相距

6 小时再服。

【功效】 消散凝结。

【主治】 喉痈初起,红肿僵硬,身发寒热,有化脓之势者。

【来源】 中国中医研究院研究员耿鉴庭验方。

茅皂决痈汤

【组成】 茅针 10 克,皂角刺 10 克,连翘 10 克,甘草节 5 克,紫花地丁 10 克,七叶一枝花 10 克,磨金果榄 5 克(冲服)。

【用法】 加水 400 毫升,煎至 200 毫升,待稍凉服,并服 2 煎。

【功效】 排托穿透。

【主治】 喉痈发病 4～7 日,脓将成熟,壅肿并未聚头。

【来源】 中国中医研究院研究员耿鉴庭。

泻脓汤

【组成】 象贝母、皂角刺、炙山甲、银花、连翘、焦山栀、板蓝根、炒僵蚕、黄芩、天花粉、山豆根、芦根各适量。

【用法】 水煎服,每日 1 剂。

【功效】 清热解毒,破瘀消肿。

【主治】 急性扁桃体炎和扁桃体周围脓肿,无论脓肿形成与否,均可使用。

【来源】 上海老中医朱宗玄验方。

益气养阴汤

【组成】 党参 10 克,生黄芪 10 克,生山药 12 克,天花粉 10 克,金银花 10 克,石斛 12 克,生甘草 10 克。

【用法】 水煎服,每日 1 剂。

【功效】 益气养阴,托毒生肌。

【主治】 喉痈脓溃泄毒期。

【来源】 北京著名老中医徐鸿庆验方。

喉痈散

【组成】 制马钱子 12 克,青木香 15 克,白僵蚕 30 克,炮山甲 15 克,山豆根 15 克。

【用法】 共研成细末,过筛,贮瓶备用。每服 1～1.5 克,每日 2 次。

【功效】 祛风定闲,消毒消肿。

【主治】 喉痈,服药 5 天可愈。

【来源】 山东省莘县著名老中医谭之彬验方。

喉症散

【组成】 寒水石 30 克,白矾 15 克,西月石 10 克,川雅连、西中黄、青黛、冰片各 5 克,蚰蜒数条。

【用法】 将前 5 味药共研末,与蚰蜒拌和,捶捣如泥,置烈日暴晒干透,研细过筛,再放入乳钵内与青黛、冰片共研(至无声为度),封闭于瓶内备用。喉病者将药吹入咽部,外疡者将药撒点疮面,再以消毒敷料覆盖。

【功效】 清热解毒,破瘀消肿。

【主治】 白喉、喉痈、鹅口疮、痈疽发背等。

【来源】 全国著名老中医王道平验方。

白　喉

　　白喉是由白喉杆菌引起的急性传染病。成人和青少年儿童的白喉绝大多数是咽白喉;喉白喉、鼻白喉和其他黏膜上的白喉较多见于幼儿患者。临床表现有发热、疼痛、咽物困难,其病变部位多是在咽喉等黏膜处形成白色假膜,不易和黏膜下组织分离,若遇外毒素侵袭可引起中毒症状,严重者可致心肌炎和神经瘫痪。

养阴润燥清咽汤

【组成】 生地黄 12 克,玄参 10 克,麦冬 10 克,白芍 7 克,川贝母 10 克,磨金果榄 5 克(和服),甘草 4 克,陈萝卜樱 12 克。

【用法】 加水 400 毫升泡 20 分钟,用芦柴微火缓煎,沸后煎至 200 毫升,入磨药和匀,重煎一二沸,以布挤汁,待稍冷缓缓服。

【功效】 养阴润燥清咽。

【主治】 白喉,白腐生于咽部,里热重、现津液受灼之象,而无风痰哮吼等现象者。

【来源】 中国中医研究院研究员耿鉴庭验方。

龙牡射干汤

【组成】 黄厚、附片(先煎)9 克,牡蛎、龙骨各 30 克(均先煎),黑锡丹(包煎),巴戟天、黄芪皮各 12 克,射干、马勃(包煎)、甘草各 3 克,木蝴蝶 2.1 克。

【用法】 水煎服,每日 1 剂。

【功效】 清咽解毒、养阴润燥。

【主治】 白喉。

【来源】 近代名医徐小圃验方。

白喉汤

【组成】 天冬、甘草各 10 克,黄芩、连翘各 12 克,玄参、生地黄各 15 克。

【用法】 水煎服,每日 1 剂。

【功效】 清咽解毒、养阴润燥。

【主治】 白喉。

【来源】 广州市传染病医院刘芹验方。

口　疮

口疮是指口腔肌膜上发生的表浅、如豆大小的溃疡点,又称口疳。临床上分为实证与虚证两大类。与西医学阿弗他口炎(即复发性口疮)相类似。

养阴清热汤

【组成】 生地黄 15 克,熟地黄 15 克,白芍 12 克,天冬 10 克,麦冬 10 克,黄芩 12 克,丹皮 12 克,玄参 12 克,栀子 10 克,桔梗 12 克,山药 12 克,地骨皮 12 克,女贞子 12 克,生甘草 10 克。

【用法】 水煎服,每日 1 剂。

【功效】 滋阴清热。

【主治】 复发性口疮、扁平苔藓、舍格伦综合征(干燥综合征)、白塞综合征等疾病阴虚火旺型患者。

【来源】 北京医科大学口腔医学院教授徐治鸿验方。

复方连术汤

【组成】 川连 30 克,苍术 30 克,胡黄连 10 克,生甘草 10 克。

【用法】 水煎服,每日 1 剂。

【功效】 清热化湿、泻火解毒、健脾护中。

【主治】 复发性口疮。

【来源】 浙江省余姚市中医院赵炯恒主任医师验方。

清热降火汤

【组成】 生甘草 5 克,桔梗 3 克,黄芩 10 克,元参 10 克,薄荷 5 克,生石膏 18 克,芦根 30 克,连翘 10 克,竹叶 10 克,瓜蒌仁 12 克,生大黄 6 克。

【用法】 水煎服,每日 1 剂。

【功效】 清热化湿、泻火解毒。

【主治】 复发性口疮炎急性发作期,症见口腔内黏膜、上腭、牙龈及舌体糜烂、灼热疼痛、难以饮食等。

【来源】 江苏省中医院著名老中医许履和验方。

口疮方

【组成】 煅炉甘石 2 克,青黛 2 克,冰片 0.3 克,枯矾 0.5 克。

【用法】 上药共研为极细末,放瓶中收贮,盖严勿受潮湿。治疗时将药末搽于患处,每日 1 次。

【功效】 燥湿收敛,化腐生肌,清热止痛。

【主治】 口腔溃疡。

【来源】 山东中医学院著名老中医张玲玉教授验方。

口炎灵

【组成】 生石膏 30 克,银花 10 克,山豆根 10 克,生甘草 10 克,当归 10 克,沙参 15 克,麦冬 30 克,元参 30 克。

【用法】 水煎服,每日 1 剂。

【功效】 清热解毒、滋阴降火。

【主治】 急性感染性口炎。其中包括浆液性、卡他性、葡萄球菌、肺炎球菌、链球菌性口炎,急性舌炎、疱疹性口炎、雪口病和战壕口等。

【来源】 北京市口腔医院名医许姜泽验方。

滋阴解热汤

【组成】 生地黄 20 克,熟地黄 20 克,生首乌 15 克,玄参 20 克,射干 9 克,山豆根 6 克,蝉蜕 6 克,肉桂末 6 克。

【用法】 上药共研为细末,每服 6 克,1 日 2 次。

【功效】 滋阴补肾、引火归元。

【主治】 口腔糜烂。

【来源】 上海中医学院副教授凌耀星验方。

温中除火汤

【组成】 生黄芪 30 克,党参 20 克,白术 15 克,茯苓 12 克,炙甘草 6 克,肉桂 3 克,土茯苓 20 克。

【用法】 水煎服,每日 1 剂。

【功效】 补中益气,温中除火。

【主治】 元气亏虚,阴火上炎之口疮。

【来源】 宁波市第一医院著名老中医黄志强验方。

口疮散

【组成】 绿豆 7 粒,白矾 3 克,硼砂 2 克,青黛、冰片各 0.5 克。

【用法】 先将绿豆、白矾、硼砂装入一个蚕茧内,用镊子夹住,置麻油灯上燃烧,以蚕茧焦黑,白矾开花为度,掺入青黛、冰片。共研成细末,贮于瓶内备用。用时将上药吹于溃处,每日 3～4 次,1～2 日后可见效。

【功效】 补中益气,温中除火。

【主治】 口角、颊腭及舌面等处之口疮。

【来源】 张鹤一验方。

牙 痛

牙痛,是牙齿疼痛的简称。无论是牙体或牙周组织的病变均可引起该症,其仅是口腔科疾病的一种。

牙痛方

【组成】 生石膏(研末)30 克,薄荷叶 6 克,生赭石 30 克,牛膝 9 克。

【用法】 水煎服,每日 1 剂。

【功效】 清热解毒、凉血祛风。

【主治】 牙痛、龈肿之属火热上冲者。

【来源】 贵阳中医学院黄树曾验方。

牙痛灵

【组成】 金银花 4.5 克,双钩藤 6 克,粉丹皮 1.5 克,丝瓜络 9 克,连翘壳 6 克,生柏叶 4.5 克,生甘草 1.5 克。

【用法】 水煎服,每日 1 剂。

【功效】 清热解毒、凉血祛风。

【主治】 风热牙痛。

【来源】 贵州省著名老中医王聘贤验方。

加味滋肾丸

【组成】 知母 15 克,黄柏 15 克,肉桂 5 克,牛膝 30 克,骨碎补 30 克,地骨皮 30 克。

【用法】 水煎服,每日 1 剂,早、晚分服。

【功效】 清热解毒、凉血祛风。

【主治】 肾精亏损,虚火上炎之齿松龈痛等症。

【来源】 自贡市第一人民医院著名中医彭志聪验方。

牙痛安

【组成】 升麻 3 克,葛根 3 克,生甘草 1.5 克,赤芍 3 克。

【用法】 用清水煎汤约 300 毫升,日服 2 次。

【功效】 清热宣散消肿。

【主治】 牙痛及牙龈肿胀等症。

【来源】 上海中医学院教授张赞臣验方。

齿灵汤

【组成】 生地黄 12 克,丹皮 10 克,青皮 6 克,石膏 12 克,荆芥 6 克,防风 6 克,甘草 6 克。

【用法】 水煎服,每日 1 剂。

【功效】 清肝泻火、凉血疏风。

【主治】 对虚实牙痛、龋齿疼痛皆有效果。

【来源】 此方系著名老中医苗守章验方。

美容科

减肥轻身

茶消脂健美

【组成】 茶叶适量。

【用法】 沸水冲沏,待茶浓时饮用。

【功效】 消脂去腻,提精神。肥胖欲减肥之人,常饮有效。

乌龙茶消脂益寿

【组成】 乌龙茶 3 克,槐角 18 克,首乌 30 克,冬瓜皮 18 克,山楂肉 15 克。

【用法】 将后 4 味中草药共煎,去渣,以其汤叶冲泡乌龙茶。代茶饮用。

【功效】 消脂祛肥。适于肥胖患者饮用。

玉米须利湿消胖

【组成】 玉米须适量。

【用法】 以开水冲沏,代茶饮。

【功效】 对慢性肾炎、膀胱炎、胆囊炎、风湿痛、高血压、肥胖病等均有疗效。

注:玉米须应在受粉前摘下,阴干存放,可加少许白糖,代茶饮。

绿豆海带祛脂减肥

【组成】 绿豆、海带各 100 克。

【用法】　煮食。每日 1 剂,连服见效。

【功效】　对肥胖人有减肥作用。

荷叶饮减肥轻身

【组成】　荷叶 1 张,生山楂、生薏苡仁各 10 克,橘皮 5 克。

【用法】　洗净,切细,共放入杯中,开水冲沏。代茶饮用,连用 3 个月。

【功效】　健脾除湿,轻身减肥。治肥胖。

粉　刺

薏米粥治青春疙瘩

【组成】　薏苡米 50 克,白糖 15 克。

【用法】　薏苡米洗净,加水煮作粥,调白糖服食。每日 1 次,连用 1 个月。

【功效】　健脾,利湿,清热。用治青春疙瘩。

丝瓜水治粉刺

【组成】　丝瓜水适量。

【用法】　丝瓜藤生长旺盛时期,在离地 1 米以上处将茎剪断,把根部切断部分插入瓶中(勿着瓶底),以胶布护住瓶口,放置 1 昼夜,藤茎中有清汁滴出,即可得丝瓜水涂擦患处。

【功效】　清热,润肤。用治粉刺。

枇杷叶汤美容祛粉刺

【组成】　枇杷叶适量。

【用法】　煎汤。擦洗面部及患处,每日 2 次或 3 次。

【功效】　用治颜面粉刺。

杏花桃花水除粉刺

【组成】　杏花、桃花各适量。

【用法】 用矿泉水或经过滤化的井水浸泡 2 种花 7 天以上。用其浸液洗脸。

【功效】 散滞血,润肌肤。用治粉刺。

橙子核除粉刺

【组成】 橙核适量。

【用法】 晒干,研成极细末,以水调,临睡前涂抹面部,次晨洗掉。

【功效】 润肌祛痣。用治粉刺。

肤生赘物

黄豆芽除瘊子

【组成】 黄豆芽适量。

【用法】 加水煮熟。连汤淡食,吃饱为止。服用期间,每日 3 餐都以黄豆芽充饥,不吃其他任何粮食及油料。3 天为 1 个疗程,至第 4 天改为一般素食,仍以黄豆芽为菜,1 周内可愈。

【功效】 去黑痣,润肌肤。用治瘊子。

注:黄豆发芽后,可产生大量维生素 C 和维生素 P,这些维生素有促进皮肤正常发育的功效,可维持皮肤健康。

醋鸡蛋治瘊子

【组成】 鲜鸡蛋 2 个,陈醋适量。

【用法】 将鲜鸡蛋煮熟,敲碎去皮,浸入陈醋中 24 小时。于每日晨空腹吃 2 个,并饮陈醋 50 毫升,连服 10～20 天。瘊疣一般在 10 天左右自行脱落。

【功效】 消积散瘀。用治瘊子。

荸荠液治瘊子

【组成】 鲜荸荠 1 个。

【用法】 将荸荠切开。用荸荠肉摩擦疣子。每日不少于 5 次,每次擦至疣体角质发软、脱掉,微有疼痛感觉并露出针尖般的血点为止。连用 10 日可除。

【功效】 用治寻常瘊子。

苦瓜治面部扁平疣

【组成】 鲜苦瓜 1 个。

【用法】 将苦瓜剥开去子,放入酸菜水或泡菜坛内浸泡 1 周,取出切碎,在花生油锅中爆炒片刻,盛盘。佐餐,每日 2 次或 3 次,每次 100～150克,连续食用 15 日。

【功效】 用治扁平疣。

注:扁平疣,是由病毒引起的皮肤赘生物。这种病多发在青年人的面部,形如芝麻大小的扁平丘疹,呈淡褐色或灰色,少数呈暗褐色,分布疏密不匀,严重影响美容。

茄子治疣

【组成】 茄子 1 个。

【用法】 选用秋天鲜嫩紫皮茄子,剖开。手持茄片推擦疣表面,直至有微热感,再推擦 4～5 分钟。每日 2 次,坚持推擦,7～10 日脱落,愈后不留疤痕。

【功效】 用治疣。

荸荠方治脚鸡眼

【组成】 荸荠 1 枚,葱头 1 个。

【用法】 将荸荠、葱头去皮,捣烂如泥。敷于鸡眼处,用卫生布包好。每晚睡前洗脚后换药 1 次。

【功效】 用治脚鸡眼。

葱白液治鸡眼

【组成】 葱白液(即葱叶内带黏性的汁液)适量。

【用法】 取鲜大葱,将葱叶头割断,用手挤其液。缓慢涂擦数次可愈。

【功效】 用治鸡眼。

生芋艿治皮生赘物

【组成】 生芋头1个。

【用法】 芋头洗净,切片。摩擦患部,每日3次,每次擦10分钟(注意勿擦健康皮肤)。

【功效】 用治赘疣、鸡眼。

注:如此方引起皮肤炎肿反应,以生姜捣汁,轻轻擦拭可解。

无花果治赘疣鸡眼

【组成】 未成熟的无花果1枚。

【用法】 捣烂,敷于患处,每日换药2次,数日见效。

【功效】 治赘疣、鸡眼。

祛斑洁面

丝瓜络汤治蝴蝶斑

【组成】 丝瓜络10克,僵蚕、白茯苓各10克,白菊花10克,珍珠母20克,玫瑰花3朵,大枣10枚。

【用法】 将上述各味加水煎煮浓汁2次,混合。分2次饭后服用,每日1剂,连服10天见效。

【功效】 通经活络,清热,和血脉。有消斑的功能,用治蝴蝶斑。

注:在采用此法治疗蝴蝶斑期间,应做到四避免:避免使用化妆品及刺激性强的肥皂,避免强烈的阳光照射,避免食用有刺激性的、温热性的姜、葱、胡椒、辣椒等食物,避免忧思、抑郁。

杏仁蛋清美面消斑

【组成】 杏仁、鸡蛋清、白酒各适量。

【用法】 杏仁浸泡后去皮，捣烂如泥，加入蛋清调匀。每晚睡前涂搽，次晨用白酒洗去，直至斑退。

【功效】 杏仁含杏仁苷、脂肪油、杏仁油及葡萄糖等，蛋清含多种维生素，都有促进皮脂腺分泌，滋润皮肤之作用。适于治面部黑褐斑及面暗无光泽。

注：据《海上方》介绍，李子核仁去皮，研细，以鸡蛋清调匀，每晚睡前涂面，次晨洗去，连用1周，对治疗黑褐斑及妊娠蝴蝶斑有效。

蜂蜜养肤化斑

【组成】 蜂蜜（以天然的未经加工的为佳）适量。

【用法】 搅匀涂于斑点处。

【功效】 蜂蜜含有蛋白质、多种矿物质、天然香料、色素、有机酸、多种酶、多种维生素等，对治疗面部皮肤粗糙、黄褐斑、老人斑有一定的作用。

香菜水治雀斑

【组成】 香菜（即芫荽、胡荽带根的全草）适量。

【用法】 洗净后加水煎煮。用香菜汤洗脸，久用见效。

【功效】 用治雀斑。

赤鼻白瘢

茭白治酒渣鼻

【组成】 生茭白适量。

【用法】 茭白捣烂。每晚睡前敷于患部，次日晨洗去。同时，每日用茭白100克，煎水服饮。

【功效】 利小水，解酒毒。用治酒渣鼻（赤鼻）。

注：酒渣鼻是一种常见的慢性皮肤病。祖国传统医学认为是久食膏粱厚味，湿热内蕴于肺，肺开窍于鼻而致本病。另外，肠胃消化不良、长期便

秘、妇女内分泌失调等也会导致本病。此外,毛囊虫寄生也与本病有关。应用本方时,要求饮食清淡,少吃或不吃鱼虾、酒等厚味食品。

硫黄酒治酒渣鼻

【组成】 硫黄 120 克,烧酒 1500 毫升。

【用法】 将硫黄放砂钵内,以烧酒煮,煮干为度,取起备用。每用少许,放手内化开敷涂。

【功效】 方出《疡医大全》,具有解毒、化瘀、止痒之功效,治疗酒渣鼻有效。

橘核核桃仁治赤鼻

【组成】 橘核(末)3 克,核桃仁 1 个。

【用法】 将橘核微炒至黄,晒干,研为末,核桃仁也研碎为末,共调以温酒。敷于鼻子上。

【功效】 养血生津。用治赤鼻。

银杏酒糟治赤鼻

【组成】 银杏(又名白果)3 枚,酒糟适量。

【用法】 银杏去壳,与酒糟共捣烂如泥状。每晚睡前涂鼻,次晨洗去。

【功效】 解毒杀菌。用治赤鼻。

枇杷叶方解毒凉血

【组成】 枇杷叶、栀子仁各等分。

【用法】 枇杷叶去叶背之绒毛,同栀子仁捣碎研成末。每服 6 克,温酒10 毫升送服,日 3 次。

【功效】 清热。用治赤鼻。

焙牛胎盘治白癜风

【组成】 牛胎盘 1 具,黄酒适量。

【用法】 将牛胎盘洗净,用瓦焙干存性,研为细末。黄酒送服,分 3 次服完。

【功效】 据《山东省中医验方汇编》介绍,此方治白癜风有一定的疗效。

炙热鲇鱼肉治白癜风

【组成】 鲇鱼、食盐、醋各适量。

【用法】 鲇鱼勿洗,连滑涎皮肉切剁细,加食盐和醋拌匀。用时先以布擦患部至发赤,即以此鱼肉炙热,用布包之熨患处,每日 1 次,以愈为度。

【功效】 补中,益阴。用治身、面部白癜风。

酒浸猪胰治白癜风

【组成】 猪胰(又名肾脂,生两肾中间,在猪胃的后下方,形如牛舌)1 具,白酒适量。

【用法】 猪胰放入酒内浸泡 1 小时,然后取出放在米饭上蒸熟。食之,连续吃 10 具。

【功效】 用治白癜风。

无花果叶治白癜风

【组成】 无花果叶、烧酒各适量。

【用法】 将果叶洗净,切细,用烧酒浸泡 7 日。以此酒涂擦患处,每日 3 次。

【功效】 用治白癜风。据苏联乌兹别克科学院植物化学研究所报告,从无花果叶子里分离出的呋喃氧杂萘邻酮能加强紫外线对皮肤的作用,使皮肤恢复因患白癜风而丧失的本来颜色。因此,涂擦此方后晒太阳半小时,疗效更好。

生芝麻油治白癜风

【组成】 生芝麻油、白酒各适量。

【用法】 每次用白酒 10～15 毫升,送服生芝麻油 10～15 毫升。每日 3 次,连服 2 个月以上。

【功效】 润燥,祛瘢。用治白癜风。据《备急千金要方》介绍,此方尤对面部白癜风有效。

美泽容颜

酒浸猪胰美容颜

【组成】 猪胰 5 具,芜菁子 100 克,杏仁 50 克,土瓜根 50 克。

【用法】 将以上 4 味用白酒浸泡 1 周。每晚睡前涂之。

【功效】 润肤美容。皮肤粗糙、面黑者涂擦有益。

桂圆肉泡酒美容颜葆青春

【组成】 白酒 1 瓶,桂圆肉 100 克。

【用法】 将桂圆肉泡在酒瓶内封存 1 个月后可饮。

【功效】 调理肌肤,滋养面容,效果颇佳。

大豆猪肝使面容滋润光洁

【组成】 大豆、猪肝各 50 克,盐少许。

【用法】 加适量水共煮,后下盐。吃肝饮汤,每日 1 次,连服 2 周。

【功效】 滋容养颜,使面色红润。用于治维生素 B_3 缺乏所致的皮肤粗糙症。

当归黑芝麻美容焕发

【组成】 当归、黑芝麻各 250 克,红糖少许。

【用法】 将当归、黑芝麻炒熟,研成细末,拌以红糖,搅匀。每次饭后吃 10 克,每日食 3 次,连续吃 2 个月。

【功效】 滋阴补血,养荣润肌。使人面色红润,促使脱发重新生长。

黄瓜汁抗皱美容

【组成】 鲜黄瓜1条。

【用法】 将黄瓜洗净,捣烂取汁。脸用温水洗净,将黄瓜汁涂于面部,每日1次,很快见效。

【功效】 养荣润肤,抗衰老,是有效的美容佳品,它可以收敛及消除皮肤皱纹,使皮肤光洁、润泽。

冬瓜仁美泽面容

【组成】 冬瓜子(去皮)500克,白酒1000毫升。

【用法】 将冬瓜子仁装入纱布袋,扎紧,放入沸水中浸泡10分钟,捞出晒干,再浸入沸水中浸泡,晒干,如此共浸晒3次。将瓜仁泡入酒中3日,捞出晒干,研成细粉。每日早、晚1次,每次白水送服6克。

【功效】 光泽皮肤,延年不衰。用治面色萎黄,皮肤粗糙、起皱纹,未老面先老。

桃花美酒红润容颜

【组成】 鲜桃花15朵,白酒(50度左右)500毫升。

【用法】 用酒浸泡桃花3~5日。每日饮1盅。

【功效】 脱泽容颜,使面如桃花。

注:据《图经本草》载,桃花有峻泻作用,不宜多服。腹泻患者禁用。

乌须美发

黑豆治青年白发

【组成】 黑豆150克,盐少许。

【用法】 遵古法炮制,即经9蒸9晒,口嚼后淡盐水送服。每次服6克,每日服2次。

【功效】 乌须黑发,益寿延年。

芝麻油治发落不生

【组成】 生芝麻适量。

【用法】 榨取其油。涂抹头皮,每日数次。

【功效】 润燥,泽肤。用治头发枯干、脱落不生。

乌发蜜膏滋润须发

【组成】 何首乌 200 克,茯苓 200 克,当归 50 克,枸杞子 50 克,菟丝子 50 克,牛膝 50 克,补骨脂 50 克,黑芝麻 50 克,蜂蜜适量。

【用法】 将何首乌等前 8 味加水适量浸泡,再放锅内煎煮。每煎至 20 分钟取汁液 1 次,加水再煎,其煎取汁液 3 次。然后将 3 次汁液合并,再以大火煎沸,改用小火煎熬,浓缩稠黏如膏时,加蜂蜜 1 倍,调匀,加热至沸,停火,待冷装瓶备用。每次 1 匙,以沸水冲沏饮用,日服 2 次。

【功效】 补血养阴。用治须发早白、头发枯干、脱发不生症。

黑芝麻粥使发乌须黑

【组成】 黑芝麻 25 克,大米 50 克。

【用法】 将大米洗净,与黑芝麻按常法煮作粥。经常佐餐食用。

【功效】 补肝肾,养血脉。用治须发早白。

桑椹膏治疗须发早白

【组成】 桑椹、蜂蜜各适量。

【用法】 用纱布将桑椹挤汁,过滤,装于陶瓷器皿中,文火熬成膏,加适量蜂蜜调匀,贮存于瓶中备用。每服 1～2 汤匙,每日 1 次,开水调服。

【功效】 养血脉,乌须发。用治头发早白。

酥黑豆治脱发

【组成】 黑豆 500 克,水 1000 毫升,盐少许。

【用法】 将黑豆加水文火煮熬,以水浸豆粒饱胀为度。取出放盘内潮干,然后撒上细盐,贮于瓶内。每次 6 克,饭后吃,每日 2 次,温开水送服。

【功效】 对油风脱发(圆形脱发)、发蛀脱发(脂盗性脱发)、产后脱发及病期脱发以及白癜风均有效。

核桃冰水防脱发

【组成】 核桃 2 个,榧子 3 个,侧柏叶 30 克,冰水适量。

【用法】 前 3 味共捣烂,用冰水(或雪水)浸泡 3 周即成。梳洗时,用梳子蘸冰水梳头。

【功效】 防脱发,令发不落。据《太平圣惠方》介绍,久用则"发水不落且润也"。

柚子核治发黄脱落

【组成】 柚子核 25 克。

【用法】 将柚子核用开水浸泡约 1 昼夜。用核及核液涂拭患处,每日 2 次或 3 次。

【功效】 用治头发枯黄、脱发及斑秃。

牛骨头汤治中老年早秃

【组成】 牛骨头 250 克。

【用法】 将牛骨头洗净,砸碎,加水 1 升,用文火煮 4 小时,使骨髓溶解。然后滤浓汁,除去碎骨头,冷却后置于瓷瓶中沉淀,最底层的一层黏性物质是能延缓头发衰老的。每天以适量涂于馒头或面包上吃。

【功效】 健发强身。用治缺乏类黏蛋白和骨胶质所致的早秃。

韭菜大葱抑制头皮刺痒

【组成】 韭菜、大葱各适量。

【用法】 将两种菜洗净,切段,上锅加油爆炒。佐餐。

【功效】 抑制头皮发痒和多屑。

米醋润头皮防白屑

【组成】 米醋适量。

【用法】 头用洗头剂洗后,再以清水加少许醋洗涮 1 次。如头皮屑过多,用醋涂抹头皮,每晚 1 次,数次即效。

【功效】 消脂止痒,养发护发。用治头发枯干易脱,头皮多屑。久用可使头发柔软光泽,不掉白屑。

爽口香身

杏仁膏使齿洁口香

【组成】 生杏仁 50 克,食盐 100 克。

【用法】 杏仁浸泡后去皮尖,食盐上锅炒至变色,共捣成膏状。刷牙时使用。

【功效】 洁齿,爽口,消炎。据《太平圣惠方》载,清末文人李慈铭满口牙齿黄黑,经用此方数日黄黑渐退,半载余满口牙白。

丁香除口臭

【组成】 母丁香适量。

【用法】 洗净,含于口中 1 粒。

【功效】 除口臭,令口香。用治湿热或秽浊之气,舌苔黄腻或白腐腻苔之口臭,龋齿食滓腐烂之口臭等。

注:丁香主产于广东。丁香之大者,称为母丁香,一般的称公丁香,总称丁香。

松树皮丸美容香身

【组成】 松树皮(取第二层白皮)500 克,大枣(去核)100 克,肉桂 50克,冬瓜子(去皮)100 克,蜂蜜 600 毫升。

【用法】 先将枣捣成泥,再将松树皮、肉桂、冬瓜仁研成细末,过筛,与枣泥拌匀,加蜂蜜调作蜜丸,如枣般大。每日早、晚各服 3～5 丸,可坚持服用,见效。

【功效】 松树白皮是常绿大乔木油松的根皮,含有挥发油,能直接产生,发散芳香气味。其他药可能是通过人体内分泌的代谢作用使皮肤散发香气。此种美容香身之方,在古医籍中,如《食疗本草》《千金翼方》里都有记载,据称有"香身辟秽"之功,久服"百日衣被皆香"之妙。

竹叶桃树皮爽体香身

【组成】 鲜竹叶、桃树皮(取第二层白皮)(2∶1用量)。

【用法】 以清水煮至剩余一半汤。用此汤沐浴。

【功效】 据《千金翼方》介绍,常用此方能除汗臭,无汗能除身上的秽气,有香身爽体之效。

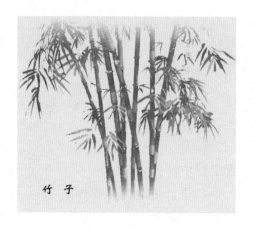

竹子

长寿滋补食谱

补 阴

竹荪银耳汤滋阴养肾

【组成】 干竹荪(以白色者为佳)10 克,银耳 5 克,冰糖 20 克。

【用法】 用冷水将竹荪、银耳分开泡发,摘脚去泥洗净。将竹荪切成长段,混合银耳用开水余洗。将冰糖置锅中用水溶化,撇去浮沫,倾入竹荪、银耳煮熟,装碗即成,汤汁清亮。

【功效】 清心明目,滋阴养肾,止咳润肺,提神益气,还有润肤及恢复肌肉疲劳之功效。

注:竹荪,又名"僧竺蕈",贵州俗称"笋菌"。竹荪主要产于我国四川、云南和贵州,其他省区也有分布。古今中外都把竹荪视为珍品,据日本《菌蕈》1978 年第 8 期介绍,每 100 克竹荪,含粗蛋白 19.4 克,粗脂肪 2.6 克,可溶性无氮化合物(糖)60.4 克,粗纤维 8.4 克,灰分 9.3 克。由于竹荪营养丰富,味道鲜美,在封建社会是御膳上品,现为国宴佳肴,同时也是食疗佳品。

双耳汤治血管病

【组成】 白木耳、黑木耳各 10 克,冰糖 30 克。

【用法】 将 2 种木耳用温水泡发,摘去杂质,洗净,放入碗内,再放入冰糖,加水适量,置于蒸锅中,盖上碗盖,蒸约 1 小时即成。

【功效】 滋阴补肾,润肺,适于肾阴虚的血管硬化、高血压、眼底出血,肺阴虚的咳嗽、喘息。

酿百合滋补益身

【组成】 百合、白糖、猪油各适量。

【用法】 百合洗净,在鳞片上放入适量白糖,顶端加少许猪油,置锅内蒸 10 分钟。

【功效】 润肺祛痰,补虚强身,老少皆宜。

冬瓜鳖裙羹滋补清热

【组成】 鳖 1 只(选裙边肥大者,最好是春秋季节壮实的鳖鱼),冬瓜 500 克,葱、姜、盐、食用油、味精、鸡汤各适量。

【用法】 将鳖宰杀,洗净,去内脏,取裙边切成块在旺火中煸炒断生,加葱、姜、盐、食用油,放入鸡汤稍加焖煮,盛入炖盆,加冬瓜清炖而成,吃时加味精调味。此汤汤清汁醇,裙边柔糯,冬瓜糜烂,营养丰富。

【功效】 滋补肝肾,利尿,清热。是中老年人食用的保健佳肴。

鸭汤补虚除热和脏腑

【组成】 鸭 1 只,盐、味精各适量。

【用法】 将鸭开膛去肚内杂物,切成大块,放入锅内,加适量水,先用大火烧开,改用中火煨炖,待鸭熟烂可食,再下盐和味精。吃肉饮汤,每日用 2 次。

【功效】 适于体内有热、有火的患者,症见低热、虚热、食少、便干、水肿、盗汗、遗精及月经少。

注:体虚寒或受凉而引起的不思饮食、腹部冷痛、腹泻、腰痛及痛经的患者暂不宜食用。

猪肉鸭蛋汤滋阴清热

【组成】 瘦猪肉 50 克,鸭蛋 2 个,盐适量。

【用法】 先将肉切片放入锅内加水煮约 20 分钟,后打入鸭蛋 2 个煮熟,加盐即成。吃肉饮汤。

【功效】 补气阴,治虚损。

虫草酒理诸虚百损

【组成】 冬虫夏草、白酒各适量。

【用法】 取上等白酒,放入冬虫夏草(分量不拘)浸泡,密封,至酒气消尽、味醇色美后即可服。宜每夜服,每次不超过 50 毫升。

【功效】 冬虫夏草是名贵的滋补品,素与人参、鹿茸齐名。它有益肺肾、补精髓、疗劳嗽、理诸虚百损的作用,具有显著的医疗价值。

炖虫草鸭治头晕目眩耳鸣耳聋

【组成】 冬虫夏草 4 枚,雄鸭 1 只,姜、盐、酱油、味精各适量。

【用法】 将鸭开膛洗净(不要内脏),整只鸭放入锅中,下冬虫夏草及姜、盐、酱油、味精,加水适量,先用武火烧开,改用中火炖至鸭熟为止。吃肉饮汤,日用 2 次。

【功效】 滋阴补肾。适于头晕目眩、耳鸣耳聋、齿痛或失眠、口干、腰腿酸痛症。对于神经衰弱、肺结核、糖尿病、尿崩症、红斑性狼疮等也有疗效。

“寿”字虫草润肺益肾

【组成】 冬虫夏草 5～10 枚,鹌鹑 12 只,肉料(山奈、砂仁、豆蔻、肉果、丁香)15 克,料酒、麻油、酱油、味精各适量,花生油 100 毫升,葱、姜、盐少许。

【用法】 鹌鹑宰杀后去毛,开膛洗净,砸断主骨,用沸水煮烫,捞出放碗中,加入冬虫夏草、肉料、料酒、麻油、酱油、味精、葱、姜、盐及汤等,上锅蒸4～5 分钟取出待用。锅油热至 70℃左右时,将鹌鹑滗出汤汁,入油锅炸 1 分钟捞出盛盘即成。

【功效】 润肺益肾,理气和中。鹌鹑有益肺气、补五脏、实筋骨、消热结等作用,冬虫夏草则主要有益肺肾、补精髓、疗劳咳、理诸虚百损之功效。

注:据《食品科技》介绍,本菜系听鹂馆寿膳堂滋补药膳之一,冬虫夏草是供慈禧太后用的“延年益寿”席中的一道菜。

牛膝粥滋阴清热除烦

【组成】　牛膝苗叶、龙葵叶、生地黄（切焙）各 10 克，粳米 100 克。

【用法】　先煎 3 味中药，去渣取汁，后入粳米煮粥。空腹服食。

【功效】　治热病后期，虚劳羸瘦，四肢烦痛，口干壮热。

芝麻糖调补抗早衰

【组成】　芝麻 500 克，白糖适量。

【用法】　将芝麻用文火炒香，凉凉，捣碎，装入瓶内，吃时加白糖。用开水冲服，每日早、晚各 1 次，每次 2 汤匙。

【功效】　补阴血，养肝肾，乌须发，长肌肉，填精髓。用治肺燥咳嗽、皮肤干裂，肝肾阴虚的头发早白及老年人便秘等症。本方适于平时调补，有抗早衰、强身体之功效。

首乌煮鸡蛋治血虚体弱

【组成】　首乌 100 克，鸡蛋 2 个，葱、盐、姜、料酒、味精各适量。

【用法】　将首乌切成长方条块，把鸡蛋、首乌放入铝锅内，加水适量，再放入葱、姜、盐、料酒等调味。将铝锅置旺火上烧沸，以文火煮至蛋熟，将蛋取出用清水泡一下，将蛋壳剥去，再放入铝锅内煮 2 分钟，食时加味精。吃蛋饮汤，每日 1 次。

【功效】　补肝肾，益精髓，抗早衰。适用于血虚体弱、头晕眼花、须发早白、未老先衰、遗精、脱发及血虚便秘，最适于虚不受补的患者。

玉竹猪心养阴生津

【组成】　玉竹 50 克，猪心 500 克，姜、葱、盐、花椒、白糖、味精、麻油、卤汁各适量。

【用法】　玉竹拣去杂质，切成小节，用水稍润，煎熬 2 次，收取药液约 1.5 升，生姜切片，葱切段，备用。将猪心破开，洗净，玉竹液与葱、姜、花椒同猪心共煮，至六成熟时，捞出凉凉。将猪心入在卤汁锅内，用文火煮熟捞出,揩去浮沫。在锅内加卤汁适量,放入盐、白糖、味精和麻油,加热成浓汁放入猪心滚炒即成。

【功效】 安神宁心。用治热病伤阴的干咳烦渴,或心血不足、心阴亏损的心烦不眠。

百合鱼丸润肺清热

【组成】 草鱼1千克,百合(干品)100克,盐、味精、水淀粉、鸡蛋、肥膘、猪肉、葱、姜、鸡油各适量。

【用法】 草鱼去皮去骨取其净肉,用刀背砸成鱼蓉,加入葱、姜、水调匀,用细箩滤去骨刺及筋皮,放置一容器内加入盐、肥膘肉蓉(肥膘肉蓉同鱼蓉砸做法相同),搅拌上劲,再加入少许蛋清,再搅。锅内加适量清水置于火上烧沸,改用中文火把鱼蓉挤成鱼丸至锅中氽熟,添入鸡汤泡上。百合用温水泡软,上笼蒸透备用。将锅上火注入鸡油,待热,下葱姜煸炒出香味时下入鸡汤,挑出葱姜,再倒入鱼丸子、百合,调以盐、味精,用水淀粉勾芡盛盘即可。

【功效】 润肺清热,止嗽化痰。适用于肺热肺燥咳嗽、劳嗽咳血、低热虚烦、惊悸失眠、高血压、二目昏花。

橘红清炖鸡消痰止嗽

【组成】 雏母鸡1只,橘红(干)25克,油菜心100克,盐、味精、葱、姜各适量。

【用法】 橘红用温水浸软,洗净泥沙。油菜取其嫩心修整后洗净,用沸水氽烫后过凉待用。葱切段,姜切片。母鸡开膛去五脏,净鸡毛,清洗干净。取砂锅一个,注清水放入鸡,烧沸打去血沫,再下入橘红、葱、姜,改用文火炖至3~4小时,视鸡烂时下入盐、味精和烫过的油菜心,挑出葱姜,待2次烧沸便可上桌食用。

【功效】 止咳化痰,清肺抑火。用治老年人陈年气喘、肺热咳嗽。

枸杞子凤尾菜心滋阴强身

【组成】 鸡脯肉350克,油菜300克,枸杞子25克,盐、味精、胡椒粉、清汤、葱、姜、淀粉、鸡油、鸡蛋、玉米粉各适量。

【用法】 枸杞子用温水泡胀。油菜取其嫩心,修整洗净,一破两开,沸水氽烫后过凉水凉凉捞出,用干布蘸净水分待用。鸡脯肉放在墩子上用刀背砸成茸状,加入葱、姜、水调匀,再加盐搅拌上劲待用。将油菜心整齐地摆在案子上,菜头部分抹上蛋清糊(用蛋清和玉米粉调成),再将鸡茸抹在菜心上,撒上少许盐、味精,上笼蒸透蒸熟,取出码在菜盘中。锅上火,注入清汤和鸡油,加入盐、味精、胡椒粉、枸杞子,用水淀粉勾芡,浇在菜心上即成。

【功效】 降血糖、平血压,滋阴强身。适用于糖尿病、高血压患者食用。

补　阳

生地黄鸡治骨髓虚损

【组成】 生地黄 500 克,饴糖 250 克,乌鸡 1 只。

【用法】 先将乌鸡去毛、肠、肚洗净。细切地黄与糖相和匀,内置鸡腹中,再放入铜器中,复置甑中,蒸熟。食时不用盐、醋,惟食肉尽,却饮汁。

【功效】 治腰背疼痛、骨髓虚损、不能久立、身重气乏、盗汗,少食时,复吐利。

当归羊肉羹补

【组成】 当归、黄芪、党参各 25 克,羊肉 500 克,葱、姜、盐、料酒、味精各适量。

【用法】 将上述 3 味中药用纱布包扎紧,同切块的羊肉一起放入锅内加水,同时把葱、姜、盐、料酒投入锅内,然后置于炉上烧沸,改用火煨炖至肉烂即成。食时加味精更鲜。

【功效】 适用于血虚及病后气血不足和贫血。

母鸡汤温中益气

【组成】 母鸡 1 只,盐、味精各适量。

【用法】 将母鸡开膛去内脏杂物,放入锅内加水 3 大碗(使水淹没鸡),先用大火烧开,改用中文火煨炖,待鸡肉熟烂下盐,吃时下味精。食肉饮汤,日用 2 次。

【功效】 对畏寒怕冷、虚劳羸瘦、中虚胃呆食少、腹泻下痢、糖尿病、水肿、小便频多而清、经血色淡、带下清稀、产后乳少,病后虚热,神疲体乏无力及阳痿,有较好的效果。

故纸核桃膏补

【组成】 破故纸(补骨脂)50 克,蜂蜜 250 毫升,核桃仁 100 克。

【用法】 先用开水将核桃仁浸泡,撕去外衣,捣烂,然后连同破故纸放砂锅内,注入 2 碗半清水(饭碗般大小),以大火烧沸,改用小火煎煮至剩多半碗汤液时,滤去药渣,调入蜂蜜,搅匀,再以小火煎至黏稠如膏时为止。装在盛器内,每晨以开水冲沏 10 毫升,连服 7～10 天即有显效。

【功效】 用于命门火衰引起的功能退化、面青唇白、形寒肢冷、自汗泄泻、腰膝酸软、头晕耳鸣。

鹿尾羊肉治肾阳亏损

【组成】 鹿尾 25 克,熟附子 25 克,马戟 25 克,杜仲 15 克,羊肉 300 克,生姜 2 片,盐适量。

【用法】 羊肉洗净,切成小块,同时加入三味中药及生姜、盐,加开水适量,用炖盅隔水炖 3 小时即成。

【功效】 温肾扶阳。用治男子肾阳亏损、肾功能退化、骨痛腰酸、夜尿频多。本品集补虚之大成,故为肾阳不足者之有效食物,疗效甚佳。

韭菜炒虾仁壮阳强身

【组成】 鲜虾 250 克,韭菜 100 克,酱油、盐、味精、食用油各适量。

【用法】 先将鲜虾洗净去壳,再将韭菜洗净切成寸段,先将虾放油锅内大火急炒,随即放入韭菜同炒,下酱油、盐、味精适量即成。

【功效】 此方 1 次吃完,对补肾强身,阳痿、遗精、腰膝酸软、自汗盗汗有一定的疗效。

狗肉汤

【组成】 狗肉 250 克,菟丝子 10 克,附片 15 克,盐、生姜、葱、料酒、味精各适量。

【用法】 将狗肉洗净,整块放入开水锅内汆透,捞入凉水或洗净血沫。切成 3 厘米长方块,将狗肉放入砂锅内煸炒。加料酒及姜、葱、盐、再改换砂锅放水煨炖。同时,将菟丝子、附片用纱布包扎紧下锅,炖时先武火后文火,待肉熟烂即成。服用时加味精,食肉饮汤。

【功效】 补肾温阳,填精益髓。用于阳气虚衰、精神不振、腰膝酸软。

鹿髓汤理虚强身

【组成】 鹿髓 100 克,党参、菟丝子、熟地黄各 5 克,盐及味精适量。

【用法】 取鹿的骨髓(一种呈豪状或长条状的胶浆物),与党参、菟丝子、熟地黄 3 味中药同放入炖盅内,注下八成满的开水,盖上盅盖,隔水炖 4 小时,便可调入盐、味精吃饮。

【功效】 补阳益阴,生精润燥。

鹿鞭鸡治虚损

【组成】 鹿鞭 10 克,枸杞子 15 克,肉苁蓉 20 克,巴戟天 15 克,杜仲 15 克,熟地黄 20 克,龙眼肉 15 克,姜 2 片,陈皮 10 克,鸡 1 只。

【用法】 将鹿鞭切成片,用酒浸泡 1 夜,然后将鸡入锅,下枸杞子、肉苁蓉、巴戟天、杜仲、熟地黄、龙眼肉、姜、陈皮炖煮至熟即成。

【功效】 补肾壮阳。用治男子房事过度,致使阳事不兴、夜尿频数,以及眼花、耳鸣、腰膝酸痛。